U0263905

广州市科技进步基金会　资助出版

【黄氏治伤丛书】

黄氏筋伤针法荟萃

●主审　黄崇侠　黄崇博　●主编　胡凤军　姜迎萍　黄天纵

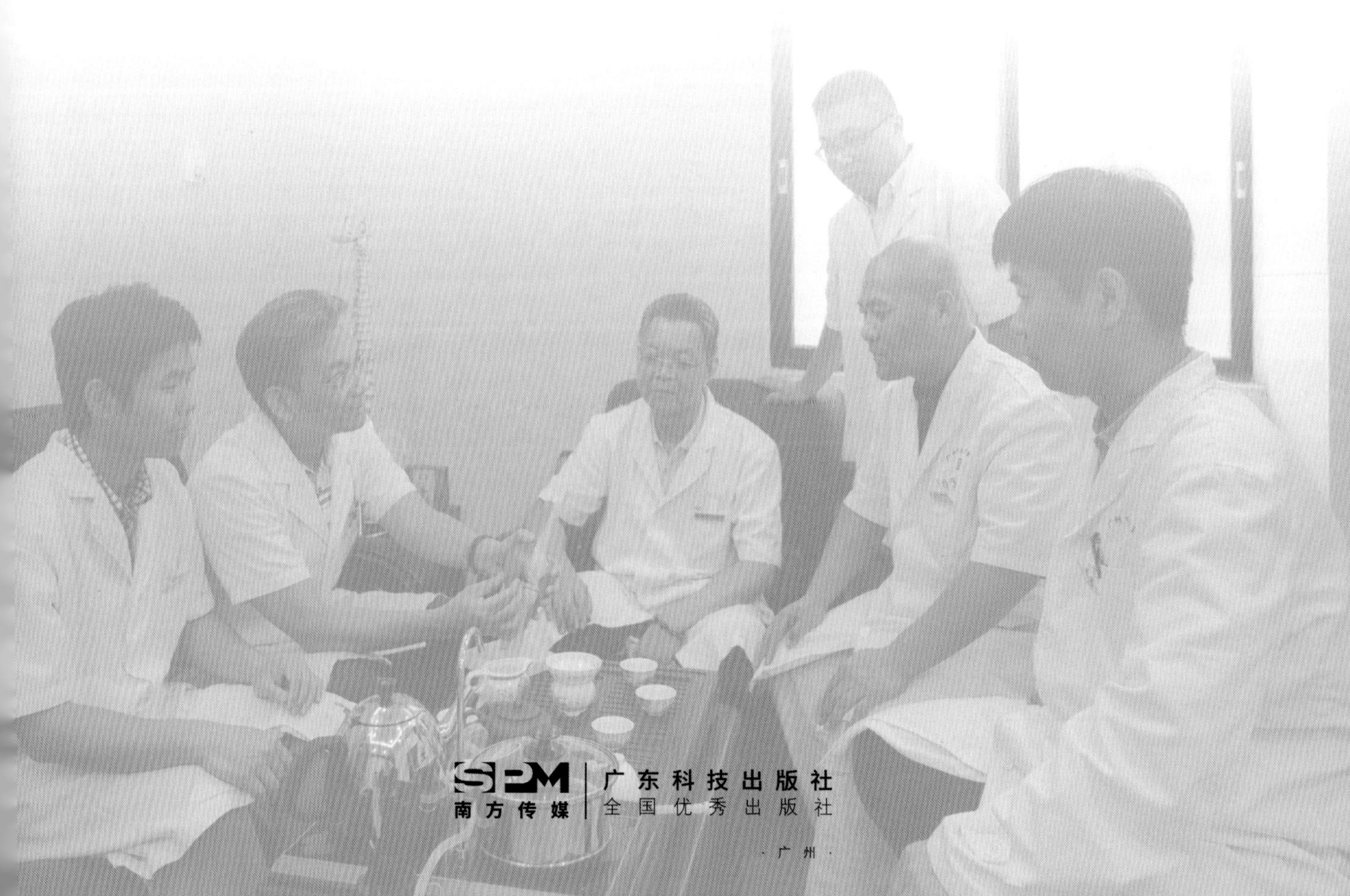

SPM 南方传媒 | 广东科技出版社
全国优秀出版社
·广州·

图书在版编目（CIP）数据

黄氏筋伤针法荟萃 / 胡凤军，姜迎萍，黄天纵主编. —广州：广东科技出版社，2022.7 （2024.4重印）
（黄氏治伤丛书）
ISBN 978-7-5359-7823-3

Ⅰ. ①黄⋯ Ⅱ. ①胡⋯ ②姜⋯ ③黄⋯ Ⅲ. ①筋膜疾病—针灸疗法 Ⅳ. ①R246.9

中国版本图书馆CIP数据核字（2022）第034990号

黄氏筋伤针法荟萃

Huangshi Jinshang Zhenfa Huicui

出 版 人：严奉强
特邀编辑：邓　彦
责任编辑：马霄行
封面设计：林少娟
责任校对：李云柯　廖婷婷
责任印制：彭海波
出版发行：广东科技出版社
（广州市环市东路水荫路11号　邮政编码：510075）
销售热线：020-37607413
https://www.gdstp.com.cn
E-mail：gdkjbw@nfcb.com.cn
经　　销：广东新华发行集团股份有限公司
排　　版：广州市友间文化传播有限公司
印　　刷：广州市彩源印刷有限公司
（广州市黄埔区百合三路8号　邮政编码：510700）
规　　格：889mm×1 194mm　1/16　印张17.5　字数350千
版　　次：2022年7月第1版
2024年4月第2次印刷
定　　价：168.00元

針法如神

黎子流 书 藏

壬寅虎年夏月

广州市原市长黎子流为本书题词

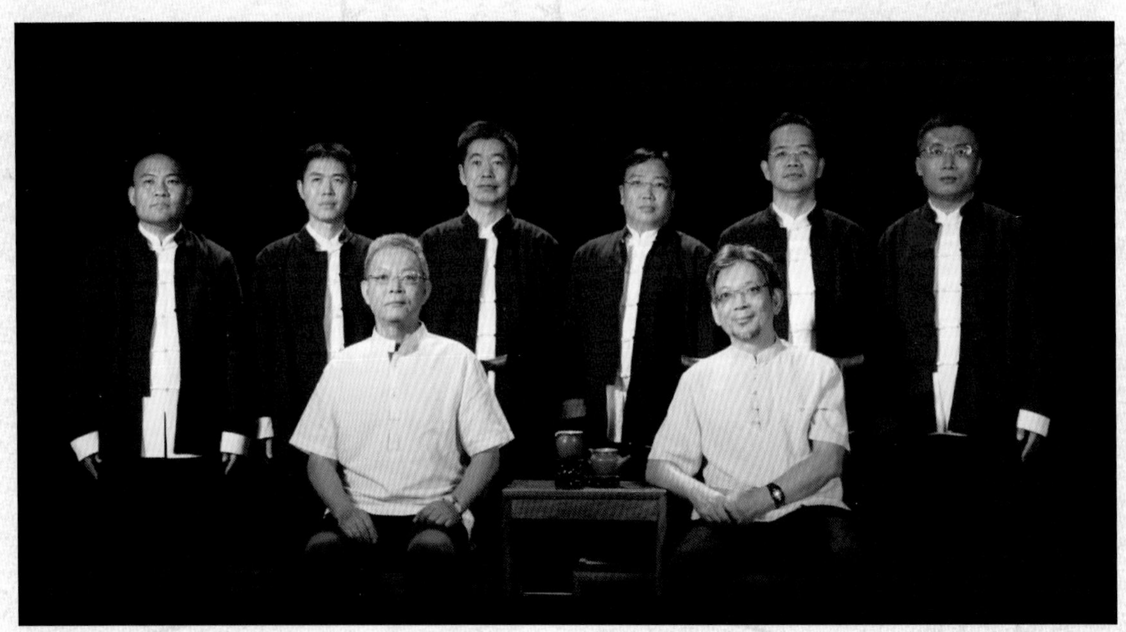

“岭南黄氏正骨”学术传承人代表

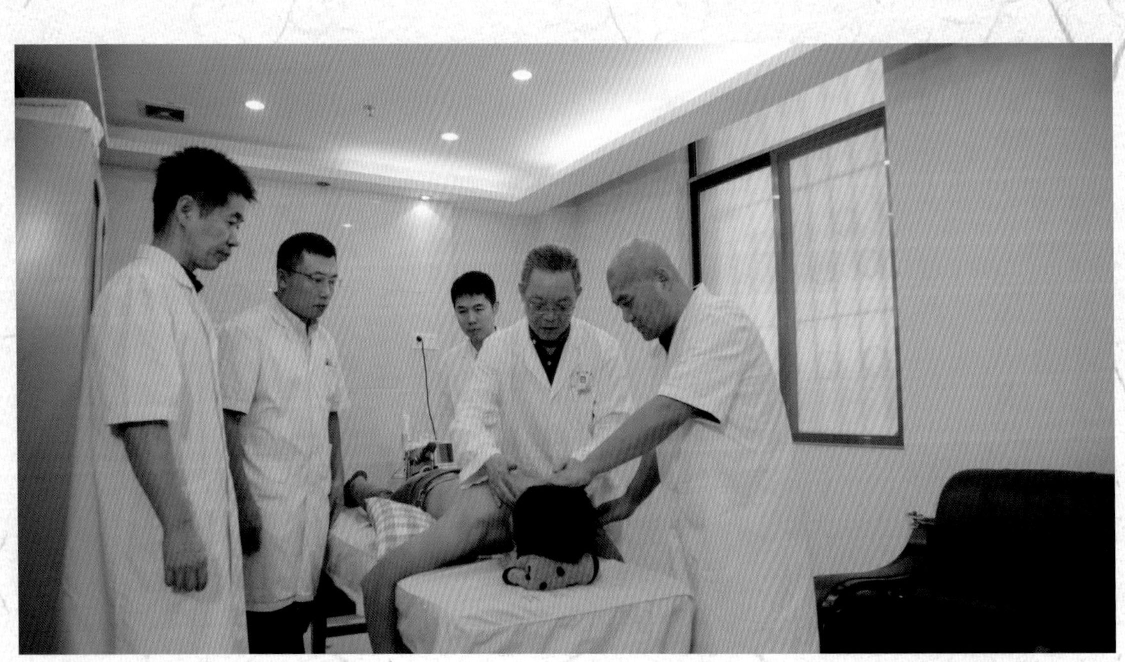

黄崇侠主任讲解黄氏筋伤针法（一）

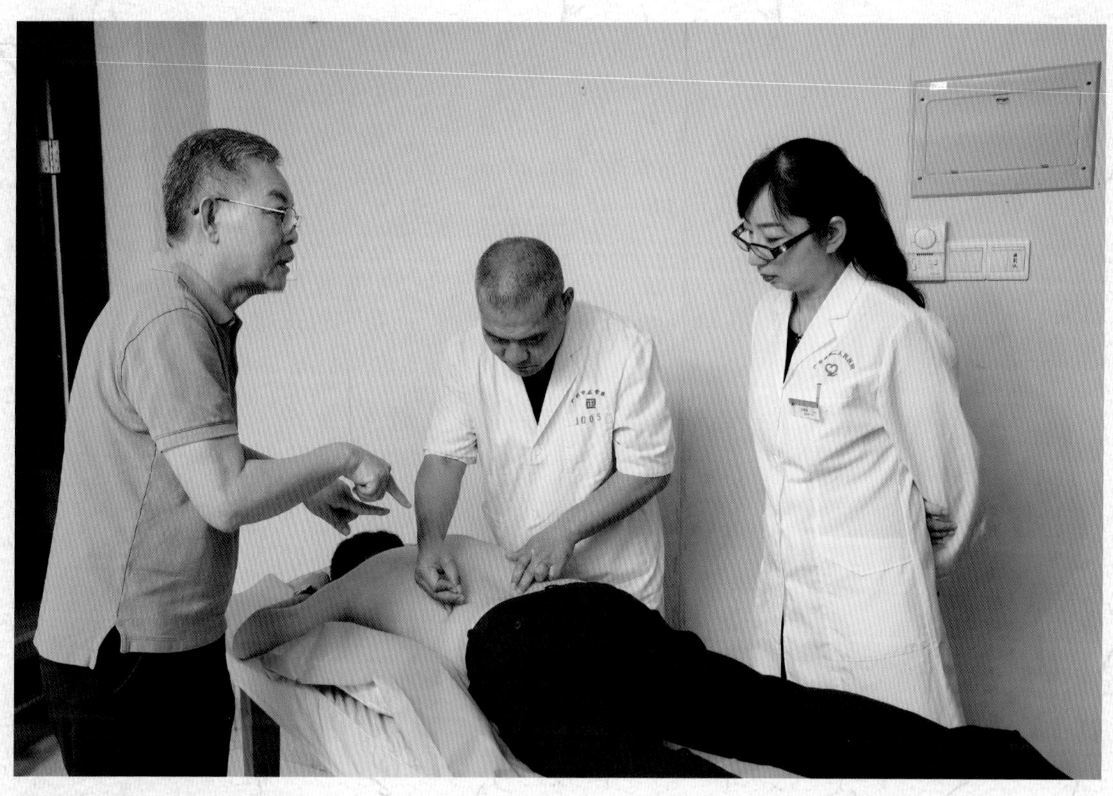
黄崇侠主任讲解黄氏筋伤针法（二）

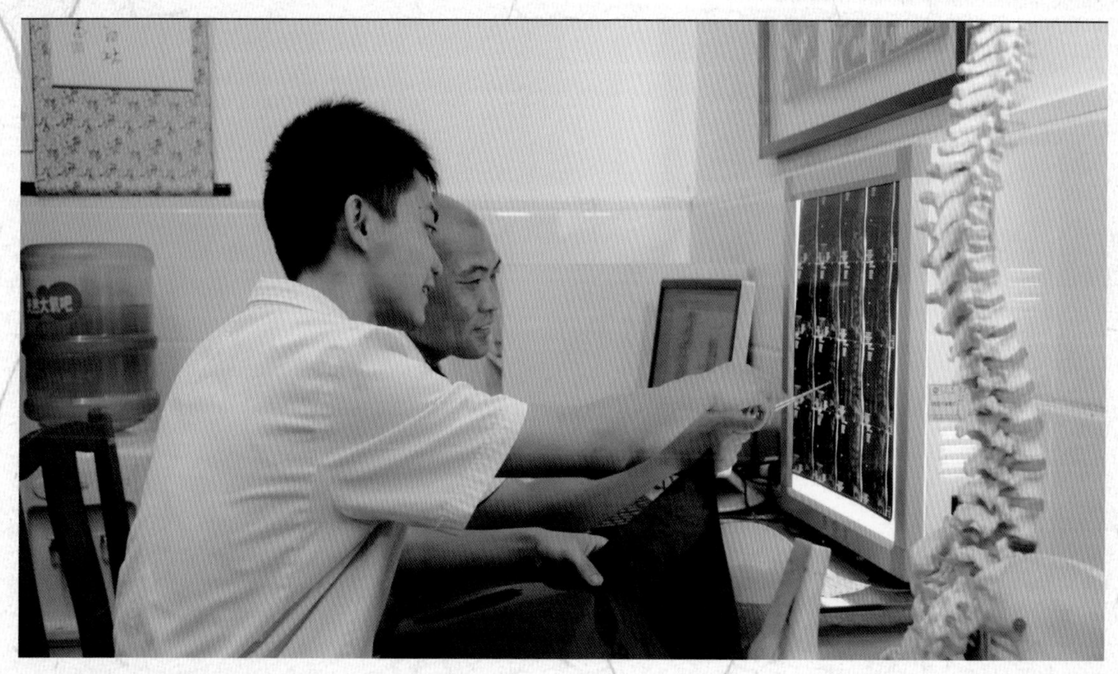
胡凤军主任对病例进行分析

编委会名单

内容简介

黄氏筋伤针法是以广东省名中医黄敏老先生的学术思想为根本，由黄老先生长子、广州市正骨医院康复科原主任黄崇侠先生及黄老先生次子、广州市正骨医院原院长黄崇博先生传承与发展，并由黄崇侠先生嫡传弟子胡风军赓续与创新，经几代人60余年临床实践总结形成的以经筋理论、现代解剖学、生物力学为核心，古典针法与现代针具相结合，专治肌肉、韧带、筋膜等软组织损伤的针法。“筋”的概念较为广泛，人体的四肢、躯干中除骨骼以外的软组织皆可称为“筋”。由此可见，“筋伤”即为现代医学所讲的软组织损伤。本书是继《黄氏理伤手法荟萃》一书后对黄氏治疗筋伤病的思路的又一次阐述，是从针灸的角度讲解筋伤病的诊治方法。

本书包括理论编、应用编、诊疗编三部分。理论编讲述黄氏筋伤针法的理论基础、针具针法、治疗特点、诊断体系及适应证与禁忌证；应用编分别对脊柱、上肢、下肢各部分肌肉的解剖、损伤机制特点及急、慢性期的治疗康复进行详细论述；诊疗编对临床常见的筋伤病进行论述，并讲解针法治疗的过程及思路。

黄氏筋伤针法的特点是“立足中医，西为中用”，运用中医辨证思维及经筋理论，根据病情的不同，结合西医解剖特点及运动功能康复理念来指导临床诊疗，以针灸为手段来治疗筋伤疾病，从而有效缓解疼痛，改善关节运动功能，缩短康复时间，为广大患者解除疾病困扰。

序

读了胡凤军医师大作《黄氏筋伤针法荟萃》，开卷有感，草拟几句，以为序。

祖国传统医学是一个巨大无比的医疗宝藏，对人类的健康无论是过去还是将来，都起着无可替代的作用。她不能，也不会被否定。君不见，汉代张仲景的《伤寒论》，清代叶天士的《温热论》，在抗击疫情中的作用就毋庸赘述。但也需知道，祖国医疗体系成型是在古代，所以不可避免地掺杂一些糟粕。作为从事此专业的同道们一定要注重去其糟粕，取其精华，推陈出新。每位从事中医者，毕生做出哪怕一点改进，集腋成裘，这个体系就会更加完满。屠呦呦的成果，虽然包含众多参与者历经二十多年的努力，但终究修成正果。

科学的发展离不开百家争鸣、百花齐放。尊重不同意见者，而始终求同存异是我大中华人的风范。可惜少数人把有些学术上的争论政治化，上纲上线，最后形成以权势压人、万马齐喑的局面，这是历史的悲哀。

医者关乎人之生命，宜专心致意，忌心有旁骛。笔者有幸与原广州中医学院内科教研室的钟耀奎大师、罗元恺大师、李仲守大师、刘赤选大师共事一年多，我们多次讨论，认为不应中西医结合，而应提倡中西医配合，也认为中医体系需与时俱进，求得中医现代化。几位大师不幸仙逝，作为存世之人，应将这些大师的卓越见解示之于人，成为那百花丛中一点绿。

胡凤军医师大作在前辈的基础上有所发明，有所创新。他书中引用前辈之伟论“古法今用”而“不拘泥于古”，确实值得赞扬。

广东省医师协会会长 林曙光

2022年元旦于广东广州

“岭南黄氏正骨”创始人及部分传承人简介

黄敏　“岭南黄氏正骨”创始人。20世纪50年代，黄敏在广州市越秀区正骨医院（广州市正骨医院前身）开始从事中医骨伤科临床工作。他拜学于多位流派名医，纳百家之所长，加之勤于归纳，善于总结，苦于钻研，因此结合长期临床实践，逐渐总结出一套行之有效的正骨思路和方法，从此开创“岭南黄氏正骨”流派。后被广东省人民政府授予“广东省名中医”称号，历任广州市越秀区正骨医院院长、中国人才研究会骨伤人才分会理事、中医骨伤科学报编委会委员、广东省中医外科学会委员、广州中医学会常务理事、广州市骨伤科学会主任委员、广州市越秀区中医学会理事长、广州中医学院（广州中医药大学前身）大专及中专兼职教师等职务。

黄崇侠　黄敏先生之长子，“岭南黄氏正骨”第二代传承人，广州市正骨医院康复科原主任，广州中医药大学、广东食品药品职业学院、澳门大学教授。师从其父行医40余年，对骨关节损伤、颈肩痛、腰腿痛、膝关节痛、青少年脊柱侧弯的治疗与姿势纠正及骨科康复等有丰富的临床经验。他在继承的基础上形成了自己独特的黄氏筋伤针法和黄氏理伤手法，并成立了黄氏筋伤针法研究室和黄氏理伤手法研究室，以师带徒的形式传承“岭南黄氏正骨”。先后担任中国卫生信息与健康医疗大数据学会健康服务与技术推广专业委员会副主任委员、中国研究型医院学会冲击波医学专业委员会副主委、广东省冲击波医学会主委、广东省医学会物理医学与康复分会副主委及关节康复学组组长、广东省医院协会康复专业委员会副主委、广东省中西医结合学会治未病专业委员会副主委、广东省康复医学科质控中心专家组副组长、广东省康复医学会脊椎伤病康复专业委员会副主委、广东省康复医学会社区康复专业委员会常委、广东省康复医学会中西医结合学组组长、广州市医学会物理医学与康复分会副主委。

黄崇博　黄敏先生次子，“岭南黄氏正骨”第二代传承人，广州市正骨医院原院长。他在继承的基础上不断结合现代医学技术开展临床实践，改良和研发医院新型自制剂，并成立了黄氏正骨手法研究室，授权异姓师带徒，弘扬和传承黄氏正骨手法。先后被评为全国基层优秀名中医、广东省名中医，先后担任粤港澳大湾区创伤骨科联盟副主席、广东省医学会创伤骨科专业委员会副主委、广东省中医药学会骨伤科专业委员会副主委、广东省中西医结合学会骨伤科专业委员会常务委员、中国医药教育协会骨科专业委员会广东骨科分会第一届副主委、广东省康复医学会第二届理事会常务理事、广州市越秀区中医药学会理事长、全国院内制剂名方验方开发应用专家委员会评审专家。

胡凤军　“岭南黄氏正骨”第三代传承人，广州市正骨医院黄氏筋伤针法研究室主任。擅长运用黄氏筋伤针法治疗颈椎病、腰椎间盘突出、肩周炎、膝痛症等各种运动损伤性疾病，能够运用多种特种针法治疗各科疑难杂症。担任广州市医师协会理事、广州市康复医学会理事、广州市中医药学会针灸专业委员会副主任委员。荣获2020年度“广州医师奖”，获得广州市越秀区政府颁发的“越秀好人”称号。

姜迎萍　“岭南黄氏正骨”第三代传承人，广东省第二人民医院康复医学科主任，主任医师，针灸推拿学博士，副教授，博士生导师。担任中国残疾人康复协会康复教育专业委员会副主任委员、中国康复医学会中西医结合康复专业委员会常委、中国医疗保健国际交流促进会康复分会常委、中国研究型医院学会冲击波医学专业委员会广东冲击波学会副主任委员、广东省中医药学会筋膜学分会副主任委员等。多年来从事中医医疗、康复医学的临床、教学和科研工作，获得立项并主持国家自然科学基金等多项不同级别科研课题，发表学术论文二十余篇，并参与编写高校康复教材。主要研究方向为神经系统疾病、肌骨关节疼痛等的中西医结合康复。对神经系统疾病、肌骨疼痛、产后盆底障碍、痛经、月经不调、失眠等病症的评估及针灸康复治疗均有丰富的经验。

黄天纵　“岭南黄氏正骨”第三代传承人，韩国大田大学物理治疗学博士，广州市慈尚肌骨康复研究所副所长，大湾区康复医学会足踝康复专业委员会常委。专长：运用黄氏筋伤针法结合悬吊治疗下背部疼痛及进行核心肌群训练；运用功能性贴扎技术舒缓肌肉过度紧张，治疗髌骨疼痛综合征、肩峰撞击综合征、肱骨外上髁炎等；运用Mulligan关节松动术治疗关节疼痛、功能障碍，增强关节活动范围；运用肌肉能量技术舒缓肌肉紧张，治疗关节功能障碍，舒缓激痛点痛症，以及进行肌筋膜拉伸等。

黄氏筋伤针法发展历史

根据史料记载和文物考证，针灸最早可追溯至原始社会氏族公社时期。人们偶然发现，使用尖锐的石头、荆棘等物体按压、点刺人体的特定部位时，身上某处的疼痛即会有所缓解。后来随着生产力的发展，治疗的器具慢慢从石头变为铜针、铁针、金针、银针等。而根据治疗目的的不同，针具也逐渐发展出不同的形状，用于治疗不同的疾病。最早记载针灸的著作是长沙马王堆汉墓出土的《足臂十一脉灸经》和《阴阳十一脉灸经》，反映了经络学说的雏形。战国末期的《黄帝内经》是中医学奠基性著作，包括《素问》《灵枢》两部分，而《灵枢》以论述针灸为主，故又称《针经》，是对战国及以前针灸学术的一次总结，建立了经络学说，记载了九种针具的形状及用法，论述了针灸的治疗原则、治疗手法及治疗处方，创立了针灸理论体系。黄氏筋伤针法的针具也是起源于此。

东汉时期张仲景主张针药并用，其著作《伤寒杂病论》中关于针灸的条文有60多条。魏晋时期皇甫谧所著《针灸甲乙经》是现存最早的针灸学专著，是继《黄帝内经》后对针灸学术的又一次总结。晋代葛洪的《肘后备急方》中收录了针灸医方109条，广泛应用于多种病症，其妻鲍姑是我国历史上第一位女针灸医家。隋唐时期针灸学继续得到发展，唐太医署设有针灸医学专业，唐代孙思邈绘制了历史上最早的彩色经络腧穴图。北宋时期王惟一重新考订经穴并主持铸造了两具铜人孔穴针灸模型，供教学和考试使用。明代杨继洲汇集历代医家学说和经验，编撰《针灸大成》，是针灸学术史上的第三次总结。到了清朝及民国时期，由于受封建思想影响、列强入侵、社会动荡等原因，针灸的发展进入低谷时期。新中国成立后，党和政府高度重视针灸事业的发展，在各地建立中医医院并设有针灸科，成立针灸研究机构，开展针灸文献、临床和机制的研究，并在各地陆续成立了中医学院，针灸学成为主要课程之一。21世纪以来，针灸进入了新的发展阶段，国家重大的基础研究计划、应用研究计划、支撑计划等均大力资助针灸研究，制定了一系列针灸标准化研究方案及研究项目，有力推动了针灸的现代化。临床研究表明，针灸对内、外、妇、儿、骨伤等各科300多种病症有着一定的疗效，对其中100多种病症有着较好的疗效。

自古以来，岭南又称岭表、岭外，地处五岭之南。北与中原有五岭相隔，南临大海。独特的地域环境形成了别具特色的岭南文化。黄氏筋伤针法源于岭南针灸，岭南针灸最早可以追溯到晋代，当时著名的医家葛洪和其夫人鲍姑曾客居于此。葛洪在其《肘后备急方》中记载了大量的针灸资料，使得这部著作在针灸学领域具有重要的学术价值。其夫人鲍姑是一位有名的针灸家，其一生行医、采药，足迹遍及广州所属南海郡的番禺、博罗等县，为百姓解除病痛，被尊称为“女仙”“鲍仙姑”。原存于广州市三元宫的“鲍姑艾灸穴位图”，对人体骨节经络、五脏六腑均有详细叙述，大致符合现代医学原理，是中医学的宝贵遗产。中医学与岭南文化相结合形成了具有岭南特色的中医流派，而广东厚重的文化积淀和浓郁的中医药氛围又使得广东中医药成为岭南中医的优秀代表。此外，广州长期以来作为对外贸易港口，最早接触外来医学文化，不断吸收外来医学的精髓，兼收并蓄，为中医和针灸的传承与发展做出巨大的贡献。而黄氏筋伤针法又以其独特的理论、方法，为岭南针灸医学界写下了浓墨重彩的一笔。

黄氏筋伤针法继承了岭南针灸千百年来的精髓，不断吸收、汲取各类针灸流派所长。同时，广州长期作为对外文化交流的窗口，使黄氏筋伤针法在成形、发展当中也融合了部分西医的理论，通过结合现代医学研究的成果，形成了一套以经筋理论、现代解剖学、生物力学为核心，古典针法与现代针具结合，专治肌肉、韧带、筋膜等软组织损伤的针法。该针法的形成具体可追溯到20世纪初，当时广州华林寺有一位著名的少林僧人启恩禅师，为远近闻名的跌打医生，其武艺超群、医术精湛，名噪一时。后经结缘，启恩禅师将其治疗手法及内功功法传授于廖垣前辈，廖垣又传于廖凌云等人。20世纪50年代，广州成立了一个医疗联合机构（广州市正骨医院前身），以廖凌云为首的民间中医骨科医生自愿到该联合机构行医，1959年该医疗联合机构正式改制为广州市越秀区正骨医院，为当时广州地区最早成立的中医骨伤科专科医院。廖凌云及众民间中医在积极开展临床工作的同时，通过师带徒的形式将临床经验传授于后人。作为正骨医院首批学徒的黄敏，在继承廖垣、廖凌云等前辈经验的基础上，拜学于多位流派名医，纳百家之所长，结合长期的临床实践，总结出一套行之有效的治疗骨伤及筋伤的理论与方法，创立“岭南黄氏正骨”流派，并应用针灸治疗筋伤病，使黄氏筋伤针法得以成形。后由黄敏院长的儿子黄崇侠、黄崇博继承和发展，他们精研针法奥秘，将中医经筋理论和西医肌筋膜链理论有机结合，应用经络传导、解剖、生物力学等多种角度分析、阐述疾病的病因病机，进一步丰富了针法的理论。

经历几代人的不懈努力和实践，黄氏筋伤针法在羊城这片沃土上得以生根、发芽和壮大。不仅造福了广东的一方百姓，也为全国各地的病患带来了福音。黄氏筋伤针法虽萌发于近代，却后起而勃发，经历代的传承和发展，在中医针灸体系中别具一格，其独特的疗效在岭南地区享负盛名。广州市正骨医院一直重视中医传统疗法的发展，成立了黄氏筋伤针法研究室，通过结合现代科学技术手段，积极开展针法临床研究，不断进行探索、总结，同时注重培养新的继承人，以使黄氏筋伤针法代代相传，继续造福百姓。

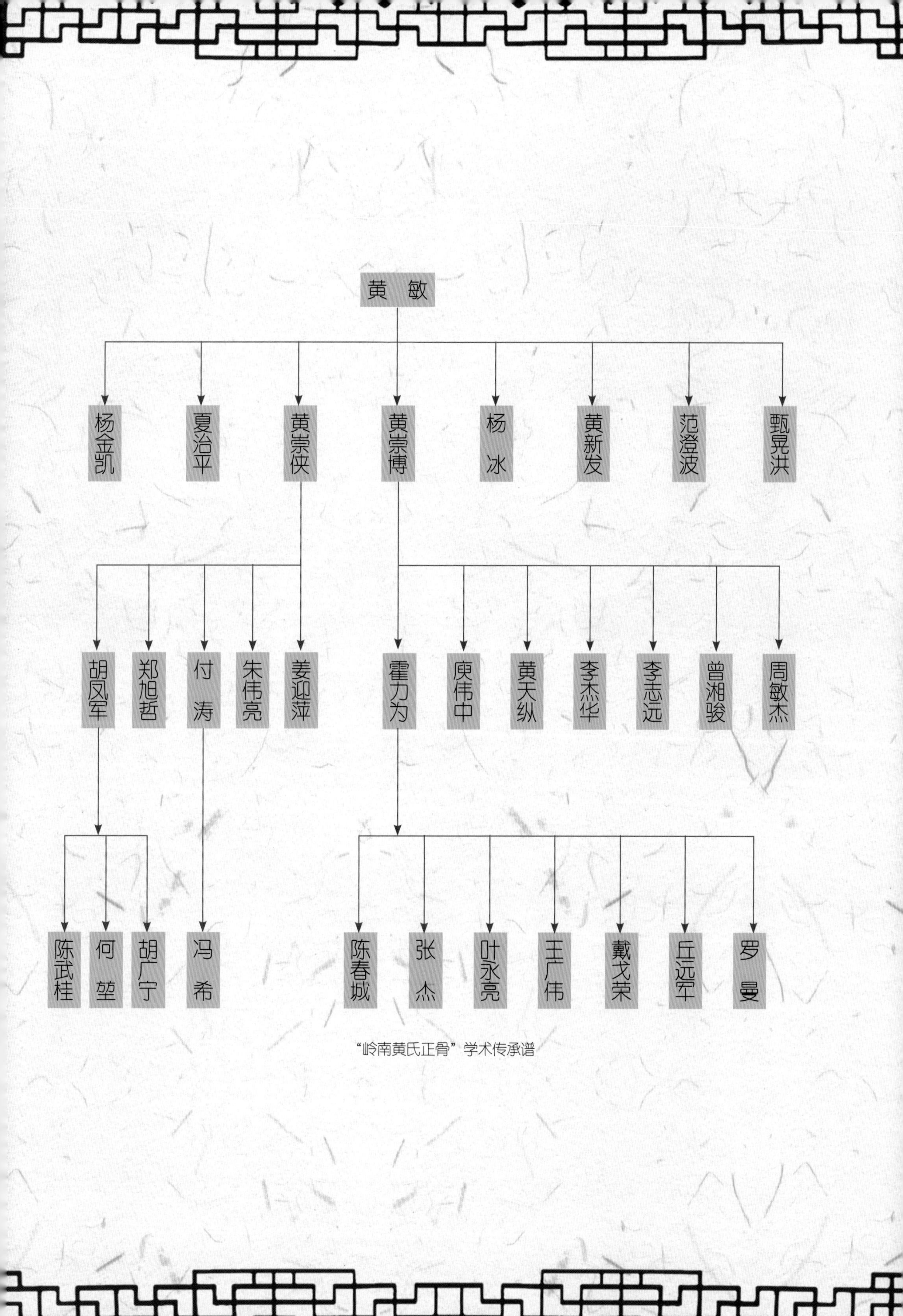

"岭南黄氏正骨"学术传承谱

目录

第一编 理论编

CONTENTS

目录

第二编 应用编

目录

目录

CONTENTS

第三编 诊疗编

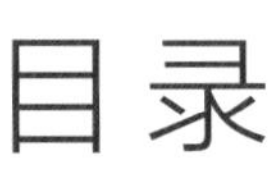

目录

目录

CONTENTS

目录

CONTENTS

目录

目录

CONTENTS

第一编

理论编

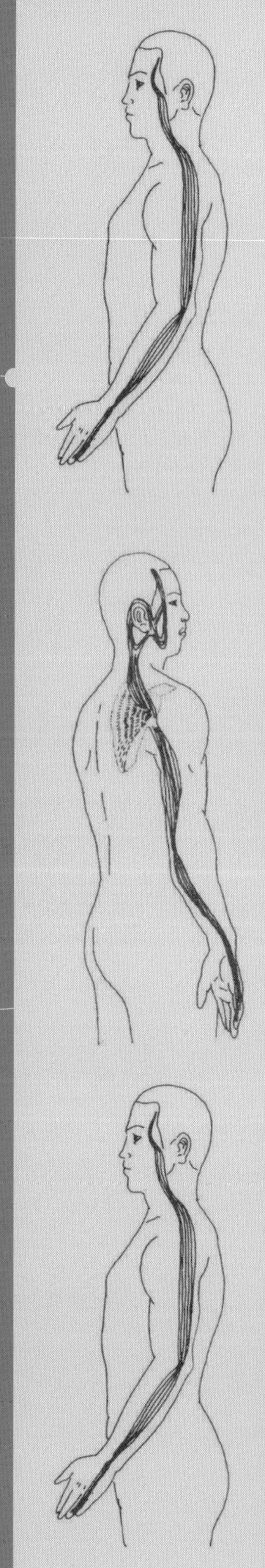

第一章 经筋理论

黄氏筋伤针法是“古法今用”的一种针法。其理论基础主要来源于针灸中的经筋理论。该针法根据十二经筋的走行分布特点，结合中医辨证思维及现代人体解剖理论对筋伤病进行系统分析，辨明病因病机，以便对病灶进行有针对性的治疗。

一、经筋理论概述

《说文解字》中“筋”解为“肉之力也”，说明“筋”是产生力量的肌肉。经筋的概念最早见于《十一脉灸经》和《阴阳十一脉灸经》，而“经筋”一词最早见于《灵枢》。《灵枢》指出经筋是十二经脉的附属部分，是十二经脉之气“结、聚、散、络”于筋肉、关节的体系，包括肌肉、筋膜、肌腱、韧带及关节等处结缔组织，是十二经脉在肢体外周的附属部分。关于经筋，明朝张介宾提出：“十二经脉之外而复有经筋者，何也？盖经脉营行表里，故出入脏腑，以次相传；经筋联缀百骸，故维络周身，各有定位。虽经筋所盛之处，则唯四肢溪谷之间为最，以筋会于节也。筋属木，其华在爪，故十二经筋皆起于四肢指爪之间，而后盛于辅骨，结于肘腕，系于关节，联于肌肉，上于颈项，终于头面，此人身经筋之大略也。”说明经筋与十二经脉有着不同的作用。经脉联系脏腑，依次相接，而经筋则联系全身四肢筋肉、关节。

经筋理论是对人体肌肉、韧带分布的规律性总结。在中医经脉系统中，十二经脉是经络系统的“主体”，又称为“正经”。而经筋则是经脉所对应的人体筋肉部分，是经脉之气“结、聚、散、络”于筋肉、关节的体系，并受十二经脉的气血濡养。其起于四肢末端，结聚于关节，布散于胸背而终于头身，多呈向心性循行。在经筋理论中，除了十二经筋，中医理论中还有许多关于“筋”的描述，如大筋、小筋、宗筋、膜筋、缓筋、维筋、膂筋等。

大筋：粗大的肌肉，盛于辅骨之间，有约束关节的作用，多分布于手足项背。

小筋：细小的肌肉，是大筋支别横络的部分，有维系诸筋的作用，多分布于胸腹头面。

宗筋：是大筋与诸筋交汇的地方，有“束骨而利机关”的作用。又有一说专指前阴。

膜筋：即现代解剖中的深筋膜，有保护、约束肌肉的作用，可减少肌肉与周围组织间的摩擦。

缓筋：位于膂筋、肠胃膜原之间，是腹后壁的筋肉，即现代解剖中的腰大肌、腰方肌、髂肌等。

维筋：是维系、网络之筋，即现代解剖中的腱膜组织。

膂筋：脊柱两旁的肌肉，即竖脊肌。

经筋的作用是约束骨骼，活动关节，保持人体正常的运动功能，维持人体正常的体位姿势。《素问·痿论》有曰：“宗筋主束骨而利机关也。”说明经筋有“束骨”和“利机关”的作用。“束骨”即将骨约束、联结在一起的意思，骨之间通过关节联结在一起，因此经筋“束骨”的作用即是通过关节在骨与骨之间联结，使关节联结牢固、运动灵活。“利机关”中的“机关”亦解为关节的意思，关节的活动通过骨骼肌的收缩与舒张来完成，而“筋”可解为“产生力量的肌肉”，因此“利机关”即通过肌肉的收缩、舒张，使关节活动有序而流利。此外，《灵枢·经脉》中提到“骨为干，筋为刚，肉为墙”，说明筋肉对人体有保护作用。经筋强健者，可有效抵御外力侵袭，并且通过关节活动，趋利避害，减少人体受到的伤害；反之经筋柔弱，则动作迟缓，容易受到伤害。

经筋还可反映人体的病候情况。外力打击或者自身劳损等不仅可造成人体局部的损伤，导致局部气血瘀滞、经脉不通而产生疼痛，还会沿十二经筋走行影响远端而产生症状。如踝关节扭伤的患者若久病失治可影响膝、髋关节的功能进而产生症状，而臀中肌损伤的患者往往会伴随膝关节外侧及外踝的疼痛。此外，经筋强健有赖于经脉气血的濡养，脏腑失调、气血运行失常也可反映在经筋体系上。如中老年人脏腑功能开始衰退，若失于调摄，导致肝肾不足、气血虚弱，加之长期劳损累积，则可见腰膝酸软无力、疼痛、板直僵硬等症状。

二、十二经筋循行

人体共有十二经筋，分别与十二经脉相对应，是十二经脉的筋肉部分，其分布范围与十二经脉大体一致，同样分为手足三阴三阳。其循行只在四肢、躯干、头部，并不进入内脏。十二经筋的分布有“结、聚、散、络”的特点，“结”是指经筋在关节、肌肉部位结合，“聚”是指经筋在肌腱部位聚拢，“散”是指经筋在肌肉纹理部位散布，

“络”是指经筋联络、约束四肢关节，以利于关节活动。十二经筋均起于四肢末端，盘旋结聚在四肢关节，然后分布于胸背，最后止于头部（表1-1-1）。

表1-1-1　十二经筋分布表

经筋	四肢分布	躯干分布	头部分布
足太阳之筋	足小趾，外踝，小腿，膝	臀，脊柱两旁，肩峰前下方，锁骨上窝	颈项，舌根，枕骨，头，鼻，上眼睑，鼻旁，耳后乳突
足少阳之筋	足第四趾，外踝，膝外侧，腓骨，大腿外侧，大腿前部	骶部，肋部，腋窝前，胸外侧部，乳部，锁骨上窝	耳后，额角，头顶，下颌，鼻旁，眼外角
足阳明之筋	足中间三趾，足背，膝外侧，股骨大转子，胫骨，腓骨，大腿前部，大腿外侧	肋部，脊柱，生殖器，腹，锁骨上窝	颈，口，鼻旁，鼻上，下眼睑，耳前
足太阴之筋	足大趾内侧，内踝，胫骨内侧髁，大腿内侧，大腿前部	生殖器，腹，脐，腹里，肋部，胸部，脊柱	
足少阴之筋	足小趾下方，内踝下方，胫骨内侧髁下方，大腿内侧	生殖器，脊柱	颈项，枕骨
足厥阴之筋	足大趾上方，内踝前，小腿内侧，胫骨内侧髁下方，大腿内侧	生殖器	
手太阳之筋	手小指上方，腕，肱骨内上髁，腋下	肩胛	颈，耳后乳突，耳中，耳上，下颌，眼外角，耳前，额角
手少阳之筋	无名指，腕，肘	肩	颈，下颌骨角，舌根，耳前，眼外角，额角
手阳明之筋	食指，腕，肘外，肩峰前下方	肩胛，脊柱	颈，面颊，鼻旁，额角，下颌
手太阴之筋	大拇指，掌桡侧，腕桡侧，肘，腋下	锁骨上窝，肩峰前下方，胸部，横膈膜，肋部	
手少阴之筋	小指内侧，腕尺侧，肘内侧，腋下	乳部，胸部，横膈膜，脐	
手厥阴之筋	中指，肘内侧，上臂内侧，腋下	肋部前后，胸部，横膈膜	

三、病因病机

中医认为，疾病的发生离不开正气与邪气，疾病是正邪斗争的结果，当人体正气不能抵御邪气侵害时，疾病就会发生。因此，在中医病因病机理论当中，不能孤立地研究各种致病因素，还应认识到人体正气的盛衰对疾病发生、发展的影响。不同的致病因素作用于人体不同的部位，其反映出来的证候也各有不同。因此在临床上应仔细辨证，了解正邪的盛衰、脏腑气血的强弱及疾病的传变，以准确诊断、治疗疾病。临床上，中医病因可分为外因、内因及不内外因三种。

（一）外因

外界有六气，包括“风、寒、暑、湿、燥、火”。当人体正气虚弱，或六气变化失常时，会使人体阴阳失衡而发病，此时致病的邪气称为“六淫”。六淫之为病，多与季节、地域、周围环境相关，且六淫除了可单独侵犯人体外，还可杂合而致病，如风寒湿痹、湿热痹阻等。六淫还可在体质不同或治疗失当等情况下相互影响和转化，如暑湿日久可化燥伤阴、寒邪内郁可化热。除了外感六淫致病外，还有疠气致病。疠气是瘟疫病的致病因素，其致病能力及毒性较强，病情凶险、传变急剧，多挟湿毒秽浊之气。

（1）风：多发于春季。风为阳邪，其性开泄，易袭阳位；风性善行数变，行无定处，病位游移；风性主动，有善动不居的特点；风为百病之长，最易兼他邪合而伤人，且袭人致病最多。

（2）寒：多发于冬季。寒为阴邪，易伤阳气；寒邪凝滞，易使人体气血津液运行迟缓，凝滞阻塞而不通；寒性收引，可使机体的气机收敛，腠理闭塞，经络筋脉收缩而挛急。

（3）暑：仅发于夏季。暑为阳邪，其性炎热；暑性升散，易伤津耗气扰神；暑多挟湿。

（4）湿：多发于长夏多雨之时。湿邪为阴邪，易阻滞气机，损伤阳气；湿性重着、黏滞，病程缠绵难愈；湿性趋下，易袭阴位。

（5）燥：多发于秋季。燥性干涩，易伤津液；燥易伤肺。

（6）火：火热为阳邪、炎上，燔灼向上，易耗气伤津，侵袭人体上部；火热易生风动血，易引起肝风内动及各种出血的病症；火热易扰心神，易致疮痈。

（二）内因

内因有“七情”，即“喜、怒、忧、思、悲、恐、惊”。情志活动由脏腑精气应答外在环境因素的作用所产生，脏腑精气是情志活动产生的内在生理学基础。当七情适度、调节有常、气血运行通畅时，并不会致病。但当七情过度、调节失当时，则会导致脏腑失调、气血紊乱而致病。《素问·举痛论》云：“怒则气上，喜则气缓，悲则气消，恐则气下……惊则气乱……思则气结。”《素问·阴阳应象大论》云：“怒伤肝，喜伤心，思伤脾，忧伤肺，恐伤肾。”

若是外界刺激情志而发病，会首先扰乱五脏气机，导致气机逆乱；若是人自身发生情志病变，则一般是因气血阴阳亏虚、神气失藏而产生病变。七情发病，首伤属脏或属脏先伤而发病。情志病在临床上有较强的反复性、兼夹性和周期性，即情志病容易复发，且往往两种或两种以上情绪夹杂在一起发病，很难截然分开。而且，七情发病与自然气候变化相关，与六淫致病往往有密切联系，外界的变化会直接影响人的情绪，导致发病。同时，七情发病在每种情绪的传变上都有一定的规律性。如大怒伤肝，肝怒传子，《灵枢·本神》云："盛怒者，迷惑而不治。"肝怒传母，《灵枢·本神》云："肾盛怒不止则伤志。"肝怒乘土，《素问·玉机真脏论》云："怒则肝气乘矣。"肝怒侮金，《素问·宣明五气》云："精气并于肺则悲。"七情发病与郁证关系非常密切，情绪不快往往会导致气机郁滞发病；气机郁滞亦易扰乱五脏，导致五神不宁，情志病变发生。七情还可以加重痼疾。

（三）不内外因

不内外因包括饮食、劳逸、外伤、瘀血、痰饮和毒等。

（1）饮食不洁、暴饮暴食、过食生冷、嗜肥甘厚腻辛辣等，均会损伤脾胃，影响脾胃功能，使气血运化失常而致病。

（2）过劳则耗气，损伤人体气机，同时长期劳作还可使慢性细小的劳损累积而致病；过度安逸，则会使气血运行不畅，筋骨柔弱无力。因此过劳过逸皆会致病。

（3）外部损伤，包括金刃、跌打、扭挫、烫烧、虫兽叮咬等均可致病。

（4）有形或无形之痰饮、瘀血、毒均会引起气血运行不畅，其所在部位不同则发为不同的疾病。

病机是疾病发生、发展、变化的机理，能够涵盖各类疾病的病机变化，主要包括阴阳失调和邪正盛衰两方面。阴阳协调平衡则人体无病，所谓"阴平阳秘，精神乃治"。而阴阳失调，是任何疾病过程中都必然存在的病理变化，故《素问·阴阳应象大论》说："善诊者，察色按脉，先别阴阳。"邪是指各类致病因素，因邪伤正，正邪交争以致邪正盛衰变化，则是从正邪交争的角度探讨疾病病机虚实变化的纲领。因此，临床辨证的首要任务就是要分析探求阴阳失调和邪正盛衰的具体情况，进而掌握疾病的寒热虚实，从而做出准确的辨证，成为论治的基础和指导。

经筋的病变基础主要为经筋受到损伤后，局部组织痉挛、扭转，导致经筋产生粘连、牵拉，以及瘢痕组织的形成，使局部循环产生障碍，致使筋脉不通、气滞血瘀等病理状态形成，进而产生一系列的症状。古人云"有诸内者，必形诸外""病藏于内，证形于外”。薛己的《正体类要·序》指出：“肢体损于外，则气血伤于内，营卫有所不贯，脏腑由之不和。”说明形体内外之间，在生理上是相互联系、相互协调的，在病理上是相互传变、互以影响的。经筋性病症会影响内脏功能活动，内脏病变也会表现在体表经筋之上。这就是筋性内脏病产生的重要机制。

四、现代研究

经筋主束骨而利机关，说明经筋与人体的关节运动密切相关。而在日常生活中，人体完成一组动作往往需要运用相关的肌肉群。例如完成一个投掷动作，不仅有握肌肌群和屈肌肌群的参与，还与屈肩、收腹、弹跳等一系列动作肌群相关。因此在出现病理损伤时，除了需要治疗局部损伤以外，还需注意有无其他损伤的存在。这些肌群和运动力线，与十二经筋的走行描述大体一致，有一定的参考作用。而近年来，国外开始流行肌筋膜链理论，其与中医传统的经筋理论也有一定的相似之处。

肌筋膜链理论首先是由著名手法治疗师Ida Rolf 提出的，由其学生Thomas W. Myers通过解剖手段证实，并在实践中得到验证。目前，较为人们所认可的肌筋膜链模型是由Thomas W. Myers在*Anatomy Trains*（《解剖列车》）一书中提出的。

在传统解剖理论中，每块肌肉都有特定的起止点，如胸大肌起于锁骨内侧半、胸骨体和第一至第六肋软骨以及腹直肌鞘前壁，止于肱骨大结节。然而实际上每块肌肉都不是孤立的，肌肉只有一部分起于或止于骨膜上，还有一部分是以筋膜的形式与相邻的特定肌肉相连，如髂胫束与股外侧肌、髂肌与股内侧肌之间均有大片附着。多块相关肌肉通过肌筋膜连接，以肌筋膜链的形式联合多块肌肉来共同完成人体的运动功能。肌筋膜链是由肌肉、韧带及其相关软组织按照特定的层次和方向，以筋膜直接相连，或以力学形式间接相连，对维持身体姿态和产生运动起重要作用的结构。人体的筋膜分为浅筋膜、深筋膜和内脏筋膜，其中浅筋膜有维持体温和保护深部结构的作用，深筋膜又称肌筋膜，其包被着每块肌肉，深入各肌层之间，遍布全身且相互连续。肌筋膜不仅可以维持浅层筋膜和深层筋膜的张力，还有保护浅层静脉、神经、淋巴循环等功能。肌筋膜链理论将人体分为七对躯干链和四对手臂链，详细阐述了肌筋膜链对人体运动功能的作用和影响。

肌筋膜链理论提出人体肌肉虽然独立存在，但通过肌筋膜的串联而成为一个整体，打破了过去每块肌肉都有特定起止点的观念。而十二经筋是我国古人运用当时有限的解剖知识、条件及医学术语，以运动力线为纲，对人体韧带、肌肉及其附属组织的生理、病理规律进行总结形成的理论。由后人逐渐将其完善，逐步补充了组织学、生理学、病理学等内容，并将其规律化、系统化，最终上升为经筋理论。肌筋膜链的走行与中医经络系统十二经筋均有相似之处，如前侧线与足阳明之筋、后侧线与足太阳之筋、侧部线与足少阳之筋、手臂线与手三阴三阳之筋等，均有相似之处，但并不完全等同。近年来，有关的数字人研究结果显示，人体筋膜三维重建经线体表分布与我国古代文献记载的经络走行路线基本一致，提示两者之间存在密切的解剖学位置关系。此外，经络腧穴中部分腧穴的位置即为肌筋膜链上的筋结点，而经筋的功能及病理情况均与肌筋膜链理论有部分关联之处。如《灵枢·经筋》中记载的足阳明经筋病“髀前肿，伏兔转筋”与阔筋膜张肌、髂胫束的紧张，肌筋膜增生、损伤以及肌痉挛大致对应，“胫转筋”与胫前肌、腓骨长肌中的肌筋膜紧张相关，足太阳经筋病中“腘挛”与股二头肌肌筋膜功能异常相关。由此可见，现代的肌筋膜链理论与古人的经筋理论有一定的关联之处，虽然其理论机制仍需进一步研究证实，但在临床上治疗筋伤病时，其理论思维有一定的借鉴意义。肌筋膜链理论为进一步揭示经筋理论的原理提供了科学依据。

（姜迎萍）

第二章 针法概述

黄氏筋伤针法的“古法今用”特点除了体现在理论方面外，还体现在针法的操作方面。黄氏筋伤针法所采用的针具在《灵枢》中有相关记载，而其针法的操作思路亦继承于《灵枢》中的理论思想。因此，黄氏筋伤针法是一种“古法今用”的针法，其理论继承于传统针灸理论经典，同时辅以现代医学理论，由两者相互结合而成。

一、针具选用

黄氏筋伤针法强调治神与治气的结合，传统与现代的结合。远在石器时代，人们就可制作形式不一的针具进行治疗，有的一端磨尖，有的两端均磨尖。而针具的材质也从骨针、竹针，发展至后来的陶针、石针，以及后来的铜针、铁针乃至现代的不锈钢针。随着制作工艺的改进，针具的形式也变得多样。在《灵枢》中详细论述了九针的形状及其用途。九针即九种不同形状和用途的针具，包括镵针、员针、鍉针、锋针、铍针、圆利针、毫针、长针和大针（图1-2-1、表1-2-1）。黄氏筋伤针法所采用的针具均源于《灵枢》九针，在临床上根据自身的针法特点及治疗需要，选用不同的针具，结合芒针、火针及三棱针三种不同针具的操作方法，可对筋伤病的疾病特点起到不同的治疗效果，其中火针法及三棱针法刺激较强，患者接受程度较低，故临床上以芒针法为主要治疗手段，再根据病情辅以火针法及三棱针法。

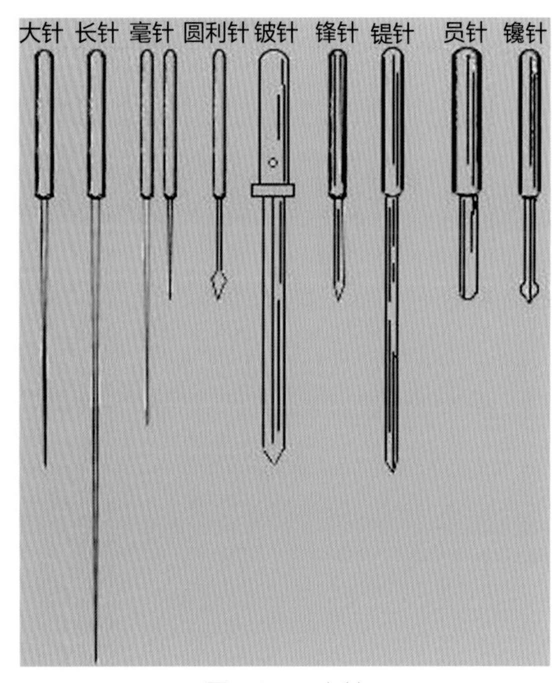

图1-2-1 九针

表1-2-1 九针形状及其作用

名称	尺寸	形状	作用
镵针	1.6寸	针头大，针尖锐利，形如箭头	浅刺泻热
员针	1.6寸	针身粗大如圆柱，针尖呈椭圆形	按摩体表
鍉针	3.5寸	针身较大，针头钝圆而微尖，形如黍粟	按摩经脉，按压穴位，不入皮肤，可导气和血、扶正祛邪
锋针	1.6寸	针身为三棱形，针尖锋利、三面有刃	刺络放血
铍针	长4寸、宽2.5分	针形如宝剑，针尖如剑锋，两面有刃	治疗痈疽脓疡，可切开排脓放血
圆利针	1.6寸	针体细小，针尖稍大且锐利	治疗急性痹痛
毫针	1.6寸（一说3.6寸）	针身纤细如毫毛，针尖如蚊虻的口器一样尖锐	治疗经络的寒热痹痛，可扶正祛邪
长针	7寸	针身最长、细薄，针尖锐利	治疗病变部位较深、日久不愈的痹病
大针	4寸	针身粗，针尖微圆	治疗关节水肿

注：1寸约为3.3厘米。

（一）芒针法

现代的芒针是从《灵枢》九针中的长针演变而来，由于其针身细长如麦芒，因此得名。《灵枢·九针十二原》中载：“八曰长针，长七寸……长针者，锋利身薄，可以取远痹。”又《灵枢·九针论》中载：“八曰长针，取法于綦针，长七寸，主取深邪远痹者也。”黄氏筋伤针法中，芒针法多采用长度为5~8寸的不锈钢针。其操作较为复杂多样，一般辅以黄氏理伤手法以行气。操作前要求施术者必须凝神静气，辨明病变筋结之处，并且熟悉针下经络、穴位的解剖结构。进针需快速穿皮，手法敏捷熟练，以减少患者的痛感。穿皮后缓缓进针，细心体会针下感觉，双手协调运针，根据病情、证候及时调整针刺的方向和深度，直至气至病所后，使用较强刺激手法进行运针，务求松解病灶筋结之处，并使患者出现较强的胀、麻感，以达到治疗的目的。

黄氏筋伤针法中的芒针法适用于治疗各种筋伤病证，特别是筋伤病中出现的疼痛和肢体活动障碍等情况。《灵枢》中记载长针可治疗“深邪远痹”，对筋伤病中深层的疼痛、肢体功能障碍有治疗效果。芒针治疗可直达筋伤病灶，并且通过运针可进行解结镇痛，松解粘连的组织，调节肌肉的兴奋性，疏通经络，调理气血。芒针法针刺并运针调气催气后，便可将针取出，不需留针即可达到治疗效果，具有治疗时间短、起效迅速、疗效持久的特点。

（二）火针法

火针法是指用火将针身烧红后刺入穴位以治疗疾病的一种方法。最早关于火针的记载是《灵枢·官针》，其中提到“淬刺者，刺燔针则取痹也”，说明火针可用于治疗痹病。后至唐代孙思邈在《千金翼方》中才正式提出“火针”的名称。火针所用针具一般为较粗的毫针或圆利针，或用特制的耐高温合金材料制作的针具，如弹簧式火针、三头火针等。火针具有温经散寒、通经活络的作用，可有效治疗风寒痹病、痿病等筋伤病。

黄氏筋伤针法中的火针针法用途有三：一是治疗风寒顽痹，对于筋伤病中辨证为风寒湿邪侵袭而致病的痹病，经芒针治疗效果不显者，可在阿是穴处运用火针法进行治疗，以达到温经通络、散寒止痛的目的；二是治疗顽固性疼痛，针对痛点及其所属神经节段进行火针治疗，可刺激其痛觉及温度觉感受器，抑制疼痛信息的传导，从而达到止痛的作用；三是治疗肢体活动功能受限明显者，通过分析其关节运动的动力肌和拮抗肌的肌力、肌张力等状况，运用火针松解拮抗力过高的肌肉、刺激动力不足的肌肉，可使其肌力情况趋于平衡，从而恢复肢体关节的活动功能。施术时，将针烧至通红、白亮后，对病灶迅速进行针刺，根据病情来选择针刺的深浅及角度，并留针片刻，待其温热感消失后再取出，若针感较强，可辅以黄氏理伤手法进行推按，以缓解患者的不适。

（三）三棱针法

三棱针即九针中的锋针。《灵枢·九针十二原》云：“锋针者，刃三隅以发痼疾。”又《灵枢·九针论》云：“四曰锋针，取法于絮针，筒其身，锋其末，长一寸六分，主痈热出血。”三棱针法是运用三棱针刺破皮肤，放出血液、挤出少量液体或挑破皮下纤维以治疗筋伤病的一种针法。临床上多用于局部痛点瘀络明显或辨证为瘀血致病的病证。

黄氏筋伤针法中的三棱针法主要用于治疗筋伤病中辨证为瘀血阻络致病的疾病。对于各种原因导致的瘀血在经络局部形成、积聚，形成瘀阻，使气血运行不畅，可在病变局部寻找瘀络进行浅刺，深浅要适宜，针尖应刺中血管，挤出或拔罐吸出瘀血。若辨证为瘀阻而局部经络瘀象不显，说明瘀血停滞部位较深，或瘀入脏腑，则需根据脏腑、经络辨证，对其所属背俞穴及局部阿是穴行针刺拔罐放血或挑破皮下纤维。用三棱针法疏通经络，去其病变基础，可达到治病求本、事半功倍的效果。

黄氏筋伤针法包括芒针法、火针法和三棱针法，其中芒针法适用于治疗各种筋伤病证，而火针法主要适用于寒证，三棱针法主要适用于瘀证，且芒针法的刺激强度较其他两种针法轻，患者较容易接受，因此临床上以应用芒针法为主，再根据病情需要添加火针法或三棱针法。因本书篇幅有限，且临床上火针法和三棱针法应用范围较小，因此本书在治疗方面只探讨芒针法，敬请读者见谅。

二、治疗特点

黄氏筋伤针法是“西为中用”的一种针法，在临床上主要运用西医解剖理论来辅助中医筋伤病的诊断和治疗。黄氏筋伤针法在治疗中不拘泥于穴位的定位，而是讲究针法针感的“到位”，即针法治疗需直接刺激病灶所在之处，务求“气至病所”而产生治疗效果。针法中对病灶的直接刺激，需要的强度比较大。通过强而直接的刺激，可有效治疗筋伤病的“深邪远痹”，松解筋结，产生直接、持久的疗效。此外，黄氏筋伤针法强调医者自身功法的锻炼，通过锻炼了解气机的运行，在治疗时才能清楚针下的感觉、气机的升降浮沉，才能有效地治疗疾病。黄氏筋伤针法具体包括以下四大特点。

（一）功法

黄氏筋伤针法的最大特点是内功心法与针法的统一。针灸的主要目的在于调气，通过调理气机的运行，疏通经络，调理脏腑，从而达到治病的目的。《灵枢·九针十二原》指出：“以微针通其经脉，调其血气，营其顺逆出入之会。”而治疗的效果，则以“气至”为佳。因此医者在针灸时必须先了解气，学会体会针下气机的运行。而要理解气的运行，医者就需要行功法锻炼，在锻炼过程中体会、了解气机的运行。黄氏筋伤针法要求以意领气，以气运针，以针通经。《灵枢·小针解》曰：“粗守形者，守刺法也。上守神者，守人身之气血，有余、不足可补泻也。”医者需注重治神与治气，注重自身的修为。“能治神者可治针，治身之要在修身”，通过功法锻炼治神、练气，在治疗过程中守神、运气，细心体会针下感觉及患者的信息反馈，及时调整针法，才能使治疗事半功倍。

（二）取穴

黄氏筋伤针法并不讲究“治病取穴”。杨继洲的《针灸大成·卷二》中云：“宁失其穴，勿失其经。”意为只要辨明本经经脉的病变，在其经脉上针灸即可收效，不必拘泥于穴位的选取。《灵枢·经筋》云“以痛为腧”，为后世医家治疗经筋病指明了基本原则，也说明在治疗中应该根据疾病的表现、性质进行取穴，不必强调取穴的分寸、定位。“穴无定处，法无定法”，医者在治疗时应根据病证灵活施针，穴位是“神气之所游行出入也，非皮肉筋骨也”（《灵枢·九针十二原》），在病理状况下，患者的精、气、神必会受到影响，其经气出入的位置也同样会受到影响，因此在治疗时需辨明患者的病证，分析其病机变化。在治疗过程中，黄氏筋伤针法要求医者对患者的疾病有准确的诊断、辨证。若证属经络、经筋病变，其反应点也在穴位上或穴位附近，针刺时当取穴位；若其病变范围较大，或游移不定，或其反应点不在穴位上，则应当随机应变，选择病变部位或经络、经筋上的阿是穴或筋膜反应点进行针刺。

（三）“霸道”

黄氏筋伤针法的治疗理念可概括为“霸道”。针对不同的病灶、病变区域，根据病因病机的不同，运用针法对其直接施以较强刺激，可疏通经络、散寒、祛瘀止痛。施术部位以局部、近端为主，根据其辨证、归经，对其所属经络进行刺激，同时要求刺激以强为佳，针感直抵病灶，从而刺激、松解筋结，对筋伤病中的“深邪远痹”产生良好的疗效。现代研究表明，局部的强刺激可兴奋人体深部的感受器，并通过外周神经传递信号至脊髓相应节段，激活控制疼痛信息传导的闸门控制机制，抑制疼痛信息向中枢系统的传导，从而达到镇痛的效果。而刺激达到一定强度时，可兴奋外周神经中的细纤维神经，从而产生全身性的镇痛效应（弥漫性伤害抑制性控制）。由此可见，在筋伤病的治疗中，对病灶直接行强刺激治疗可有效缓解肢体疼痛的症状。

（四）到位

筋伤病多有实质性的筋结，或深或浅，或大或小，其中浅表者可以手触之。黄氏筋伤针法的治疗理念强调松解筋结，针刺需直达筋结病灶，“直捣黄龙”才能松筋解结，达到治疗目的。医者需要通过临床的望闻问切，分析病变所在的部位、层次，并进行辨证、归经，结合现代医学中解剖结构与运动的关系，在脑海中对疾病形成一个较为全面、科学、立体的认识。同时医者需要全神贯注、专心致志，仔细体会针下的感觉，耐心候气、调气、行气，做到手随心转，意到针到，使针至病处。若病灶较深，则需耐心运针，务求使针感直达病灶，才能达到松筋解结、针到病除的效果。《灵枢·九针十二原》云：“刺之要，气至而有效。”说明针刺感应到达病变部位才能产生疗效。

三、治疗思路

黄氏筋伤针法结合了传统中医的辨证思维和现代西医的解剖及功能康复理念，通过对患者的经络、脏腑进行辨证，对病变部位肌肉筋膜的解剖结构、功能障碍情况进行诊断，分析患者的病因病机，从而运用不同的针法操作治疗疾病。治疗时需仔细辨证，辨明疾病的寒热、表里，以及脏腑功能的盛衰、经脉经气的虚实，方能达到“针到病除”的疗效。根据施针治疗的原则，黄氏筋伤针法总结出以下四条治疗思路。

（一）苍龟探穴

苍龟探穴是《金针赋》“飞经走气”四法中的一种：“苍龟探穴，如入土之象，一退三进，钻剔四方。”其操作像乌龟入土探穴，钻剔四方，因而得名。一个“探”字，表明手法重点在于探寻，通过向不同的深度即“三进”和不同的方向即“四方”刺入，去搜寻最佳针感。当针刺破皮后即应行此法去搜寻针感，以准确定位机关要害之处，然后一边进针一边行针，以催气行气。此针法有松解挛缩之肌筋的作用，使筋结自散，同时可催经引气，行气活血，通经活络，使上下经脉气血流畅，阴阳平衡，诸证皆除。

（二）直捣黄龙

直捣黄龙一词出自岳飞的“直抵黄龙府，与诸君痛饮尔”。针法如兵法，古有“用药如用兵”之论：“用药如用兵，在精不在多。用之得当，旗开得胜，药到病除；用之不当，损兵折将，贻误病情。”运针与用药同理。此法为黄氏筋伤针法中“霸道”特点的直接反映。如针对腰椎间盘突出症，用直捣黄龙之法，行霸道之术，直捣病灶之所在，施以强刺激，则疗效快速、显著、持久。直捣黄龙法为黄氏筋伤针法中至关重要的一环，体现了针法中“直接、强刺激”的特点，如高武在《针灸聚英》中所云：“任君疼痛诸般疾，一插须臾万病休。”

（三）功能解剖

黄氏筋伤针法以运动功能解剖学为理论基础，结合生物力学，运用中医针灸的方法来进行治疗，体现了传统中医现代化的特点，是一种中西结合、西为中用的方法。该针法可有效治疗运动性损伤，包括但不仅仅限于“以痛为腧”，而是通过一系列严密复杂的诊断分析得出治疗方案。通过询问了解患者的运动功能障碍，配合望诊、触诊或动诊等，利用运动功能解剖学和生物力学知识仔细分析，寻找患者运动障碍或病理姿势的原因、病变的部位及层次深浅，了解与该运动障碍有关的肌肉韧带、主动肌和拮抗肌肌力、肌张力的情况。当病变部位较广泛时，需分清病变肌肉的主次、因果关系，或同块肌肉上主要的和次要的病灶点，以确保治疗的全面、到位、有序，从而有效松解病变肌肉的粘连，松弛紧张的肌肉，并通过刺激局部产生的神经反射，促进血液循环，消除无菌性炎症，缓解肌筋膜的增厚，恢复肢体的运动功能。

（四）推针布气

针灸治疗是通过刺激经络系统对患者的精、气、神进行调节的一种治疗，因此若医者对功法有一定了解，则较容易了解、观察患者的针灸得气情况，进而可根据患者的情况及时调整针法，从而提高临床的治疗效果。自古就有“医武同源”一说，通过练习武术、气功，可以使医者加深对“气”的概念的认识，在治疗时掌握患者经络、气血情况，使治疗更有针对性。推针，与黄氏理伤手法中的推法一脉相承，是黄氏筋伤针法中的一种。运用推针可以理伤顺筋，疏通气血。右手推针、左手布气，是为推针布气。施针时要做好站桩姿势，推针要“慢”，重在推而不在提，刺手握针缓缓推进，仔细体会针下的感觉，及时根据病情调整针法；布气要“明”，重在明察病情的变化，押手运用黄氏理伤手法，顺经、顺筋慢推，意在布气、催气、行气，引导刺手的进针，事先探明病情的虚实以备应对。操作时，应做到以意领气，以气运针，以针通经。

（胡风军）

第三章 刺法操作

黄氏筋伤针法在临床上的操作主要以芒针刺法为主，可具体分为透穴刺法、单针刺法和多针刺法，这三种针法可根据患者病情灵活选择、配合运用。因火针法及三棱针法刺激强度较大，患者接受程度较低，故临床上应用较少，只针对部分病情复杂或单纯芒针刺法效果不显者使用。以下只探讨黄氏筋伤针法中芒针刺法的操作，暂不详述火针法及三棱针法的操作。

一、芒针透穴刺法

透刺针法即用一针透达两个或两个以上穴位，其特点为取穴精简，可同时刺激多个穴位，获得较强的针感。需要注意本法应因人施术，避免针感过强引起患者不适，同时应注意进针的方向及深度，避免伤及脏器。透穴刺法应以穴位得气为度，针尖不必透达穴位表皮。

1. 直刺深透

用直刺法进针，由一侧腧穴向其对侧相应腧穴透刺，如内关透外关，阳陵泉透阴陵泉。常用于涉及表里、阴阳两经的病变。

2. 斜刺平透

用斜刺法进针，由一穴向另一穴斜向深透，针体与皮肤呈45°，如阳陵泉透足三里，手三里透曲池。常用于涉及相邻经脉的病变，也可透刺同一经脉的相邻穴位。

3. 沿皮刺透

针体与皮肤呈10°~15°、紧贴皮肤进针，由一穴向另一穴透刺，如髀关透伏兔（治疗股外侧皮神经痛）、天宗透臑俞（治疗风寒束表的肩背部疼痛）。此法用于治疗病位浅表的病变。

4. 多向刺透

一针由一穴向另一穴透刺后，提针至皮下，再向其他穴位分别多向透刺，如肩髃透刺极泉后，可提针至皮下，再向臂臑、肩贞分别透刺。

5. 弧形透刺

进针后针身由一穴沿经脉走行呈弧形向另一穴透刺，弧度的大小不等，视具体情况而定，如天枢透带脉、神庭透百会。

二、芒针单针刺法

单针刺法即在病变局部或腧穴处用一支针刺入，其特点为取穴少，针法操作灵活，适用部位较多。

1. 弯刺针法

一手持针直刺进针，另一手手指按住针体使其呈弧形刺向肌肉对侧，用此法可沿肌肉肌腱弯刺。

2. 浮刺针法

斜刺或沿皮进针后刺入穴位皮下的浅筋膜层，在浅筋膜层进行横向针刺。《灵枢·官针》曰："浮刺者，傍入而浮之，以治肌急而寒者也。"为十二刺法之一，治疗肌肉因寒邪凝滞而挛急者。

3. 分刺针法

直刺进针至穴位肌肉层后，在肌肉的间隙内行针，并根据病变部位深浅和症状缓解情况，调节针刺方向与深浅，可深刺达深部近骨的肌肉。《灵枢·官针》云："分刺者，刺分肉之间也。"用于治疗肌肉痹病、痿病。

4. 合谷刺针法

直刺进针至穴位肌肉深层，然后退至浅层，依次分别向左右两旁斜刺，使针刺的穴位呈鸡足状，反复多次行针，直至疼痛缓解。此法为《灵枢》五刺之一。《灵枢·官针》云："合谷刺，左右鸡足，针于分肉之间，以取肌痹，此脾之应也。"此法用于治疗肌肉痹病。见图1-3-1。

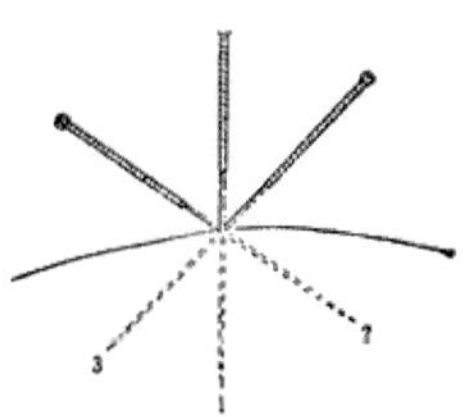

图1-3-1　合谷刺针法

三、芒针多针刺法

多针刺法即在病变局部或腧穴处用多支针刺入，用于增强局部针感，提高疗效。

1. 对峙针法

在同一经络上，用针从相反两个方向向同一处或向病灶进针，针尖达到几乎相接的对峙程度，用于治疗正虚之筋伤病。

2. 分流针法

在同一经络上，用针从靠近病灶处，向相反方向进行针刺，达到分流的程度，用于治疗邪实之筋伤病。

3. 集束针法

在病灶一侧选定多个穴位，于穴位斜刺或沿皮刺进针后，均指向病灶处行针，呈集束之势。此法由古之毛刺、杨刺发展而来。《灵枢·官针》云："毛刺者，刺浮痹皮肤也。"又云："杨刺者，正内一，傍内四，而浮之，以治寒气之博大也。"用于治疗筋伤病之寒痹顽症。

4. 齐刺针法

于病灶中央刺入一针，然后在两旁各刺入一针，为十二刺法之一。《灵枢·官针》云："齐刺者，直入一，傍入二，以治寒气小深者。或曰三刺，三刺者治痹气小深者。"用于治疗病变范围较小而部位较深的痹病。见图1-3-2。

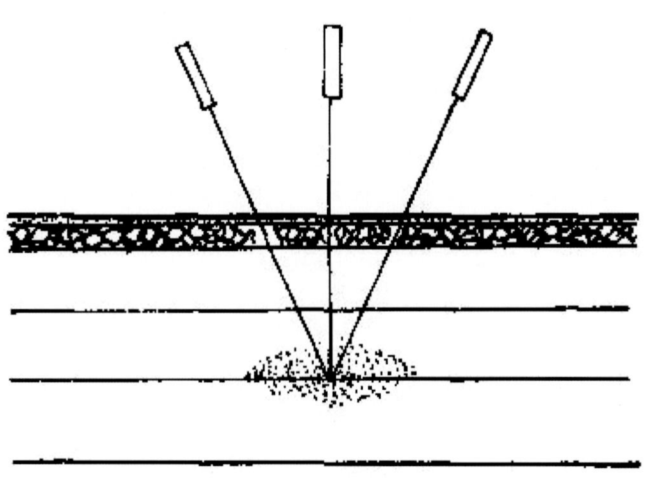

图1-3-2　齐刺针法

（胡风军）

第四章 黄氏筋伤针法的适应证及禁忌证

一、适应证

（1）一切闭合性的急、慢性软组织损伤且无软组织完全断裂者。

（2）急性软组织损伤日久失治或治疗不当而引起的后遗症。

（3）骨折、脱位后期关节功能受限或肌肉失用性萎缩者。

（4）骨关节病变而导致肢体疼痛、关节功能受限者。

二、禁忌证

（1）开放性损伤。

（2）诊断尚未明确的脊柱外伤且伴有脊髓症状者。

（3）凝血机制障碍。

（4）严重心、脑、肺及代谢疾病等内科疾病。

（5）精神病患者发作期，不配合治疗者。

（6）传染病。

（7）患者有恶性肿瘤病史或可疑骨、软组织肿瘤病变者。

三、注意事项

（1）饥饿、饱食、醉酒、过度疲劳、精神紧张者，不宜立即进行针刺；体质虚弱者，其针感不宜过重，行针时尽量取卧位。

（2）针刺时应避开大血管，腧穴深部有脏器时，针刺不宜过深，切不可伤及脏器。

（3）孕妇不宜刺下腹部、腰骶部和三阴交、合谷、至阴等对胎孕反应敏感的腧穴。

（胡凤军）

第五章 筋伤的临床表现及诊断

经筋病变的病因相对繁多，经筋的损伤形式多种多样。《医宗金鉴·正骨心法要旨》中指出：“筋之弛、纵、卷、挛、翻、转、离、合，虽在肉里，以手扪之，自息其情。”经筋受伤后有多种表现形式，但可以归纳为四个方面：疼痛，功能障碍，肿胀，畸形。

一、经筋受伤后的表现形式

（一）疼痛

经筋的损伤包括急性损伤和慢性损伤两种。急性损伤一般包括急性外伤和慢性劳损的急性发作。其疼痛的形式多为剧烈疼痛、锐痛。慢性损伤包括劳损和急性病变失治久而成疾，其疼痛多为钝痛、胀痛、酸痛等。

（二）功能障碍

由于疼痛，患者会产生痛性保护，从而使肢体或关节处于痛性固定的状态。因此，检查患侧关节的活动度及肌肉的肌力对确切诊断有重要意义。如果主动运动和被动运动都受到限制，则可能是关节周围的软组织粘连所致。

（三）肿胀

急性损伤一般会出现不同程度的肿胀，其肿胀的程度一般与受伤的部位、致伤外力的大小及损伤的程度有关系。受伤部位血管较少、外力不大的情况下，肿胀不明显。反之肿胀会相对严重。临床还常见一种慢性弥散性的肿胀，多表现为肢体末端肿胀、发绀、皮温下降，主要由经络受损，气血运行不畅，或包扎太紧，影响血液回流导致，老年人静脉回流功能衰退也可导致。关节红肿则多数见于关节炎。

（四）畸形

暴力致伤可出现肌肉断离或撕裂等情况从而导致畸形，此畸形与骨折之畸形有明显区别。肌肉断离一般会表现为肌肉近端隆凸，肌肉功能丧失，撕裂者可在撕裂处出现凹陷。慢性劳损者可以在肌腹触及结节。

二、临床诊断检查

六淫之邪，尤其是风、寒、湿邪易致肌筋痉挛收缩，发生“筋”性疼痛；外力如挫、擦、撞、击等作用于机体筋肉，可导致不同程度的肌筋受伤，发生“瘀积”之症，严重者，损筋削肉，可致骨折或损及脏腑。机体自身动态活动中的动静力学因素，离不开肌、筋、膜、带的参与。任何肢节、肌筋的活动，都会受到活动度、活动量及活动方向等生理因素的制约，凡超过生理负荷的活动，皆可致肌筋损伤。

临床诊断检查时为了发现客观的体征来判断就诊者有无疾病及疾病的部位和性质，医者要认真仔细，要有整体观念，不可只注重局部或一侧肢体。由此黄氏筋伤针法提出要六诊合参：望、闻、问、触、动及辅助检查。

（一）望诊

1. 望神情

首先要观察患者是否神清，思维反应是否敏捷。再观察其情绪是否稳定，其面部表情如何，从而判断患者状态。急性重大损伤患者往往面部表情痛苦、大汗淋漓，若神志昏迷、神昏谵语、目暗睛迷、瞳孔缩小或散大、面色苍白、形羸色败、呼吸微弱或喘急异常，多属危候。

2. 望步态

（1）痛性跛行：在疼痛性疾病中，可出现保护性的痛性跛行，表现为患侧足着地后迅速更换健侧足，患侧迈步小，健侧迈步大，行走急促不稳。

（2）短缩跛行：见于一侧下肢短缩3厘米以上者，表现为骨盆及躯干倾斜，行走时身体左右摇摆。

（3）剪刀步态：见于大脑中枢性瘫痪。

（4）关节强直：①一侧髋关节强直，需要转动骨盆来代偿患侧下肢向前迈步；②膝关节强直，需要患侧骨盆升高或患肢向外绕弧形前进。

（5）间歇性跛行：多见于椎管狭窄综合征。

（6）跨阈步态：多见于跟腱损伤或不完全断裂。

3. 望形态

（1）望畸形：畸形往往说明有骨折或脱位存在，可通过观察肢体标志线或标志点的异常改变来进行判断。关节脱位后，原关节处可出现凹陷，而其附近则出现隆起，同时患肢可有长短粗细等变化。如肩关节前脱位有方肩畸形。四肢完全性骨折因重叠移位可出现不同程度的增粗和缩短，在骨折处出现高凸或凹陷等。股骨颈和股骨转子间骨折多有典型的患肢缩短与外旋畸形，桡骨远端骨折可有“餐叉”样畸形等。

（2）望肿胀、瘀斑：患处损伤后因气滞血凝，多伴有肿胀、瘀斑，故需要观察其肿胀、瘀斑的程度及色泽的变化。肿胀较重而肤色青紫者为新伤，肿胀较轻而肤色青紫带黄者多为陈伤。红肿者可见于痛风、骨髓炎或骨性关节炎。

（3）望肢体功能：①观察上肢是否能上举，下肢能否行走；②根据不同的关节，观察肢体内收与外展、前屈与后伸、内旋与外旋等活动是否正常；③结合其他检查，对比关节主动活动和被动活动的范围。

（二）闻诊

闻诊在筋伤诊断方面主要是以听觉来辨患者肢体发出的声音，如关节弹响声、肌肉及腱鞘之间的摩擦音、关节的摩擦音等。

1. 关节弹响声

关节腔内有游离体时，随着关节的活动，可出现弹响声。如膝关节半月板损伤者，当膝关节做屈伸动作时，可发出清脆的“嗒嗒”声。

2. 肌腱及腱鞘的摩擦音

肌腱周围炎的患者在活动时，可听到弹响声。一般见于有渗出的病变，如前臂屈肌腱的狭窄性腱鞘炎。皮下组织有大片不相称的弥漫性肿胀时，轻轻按揉患部，如有捻发音，说明皮下组织内有气体存在，多见于肋骨骨折断端穿破肺脏、开放性损伤并发气性坏疽等疾病。

3. 关节的摩擦音

一手放在关节上，另一手移动关节远端的肢体，可检查出关节的摩擦音。退行性关节炎患者特别是骨质增生比较严重的患者，在活动关节时可听到关节面相互摩擦而发出的声音。

4. 骨擦音

常见于新鲜骨折，是指无嵌插的完全性骨折摆动或触摸骨折肢体时，两骨折端相互摩擦所发出的响声。

（三）问诊

1. 主诉

问主要症状及发病的时间。知道什么症状迫使患者来就诊，是辨证论治的要点。

2. 病史

问外伤史及致伤体位，可推断出受伤机制。无外伤史者询问其日常生活工作的姿势习惯。

3. 疼痛

询问疼痛的部位、时间、性质、程度，是否有放射痛，疼痛时是剧痛、酸痛还是麻木，是持续性疼痛还是间歇性疼痛，麻木的范围是缩小还是扩大，痛点是固定的还是游走性的，负重、咳嗽或体位改变时疼痛是否会改变等。如腰椎间盘突出症有下腰痛，单侧或双侧下肢放射痛，第四至第五腰椎间盘突出可放射至小腿外侧及足部。第五腰椎至骶椎间盘突出可放射至小腿后侧及足底，椎间盘向后方突出者可见鞍区麻木及大小便障碍。

4. 肿胀

询问肿胀出现的时间、部位、范围、程度，是先有肿胀还是先有疼痛，肿胀物的增长速度，是否因体位改变而肿胀，肿胀是否与病变部位一致，如下肢深静脉栓塞可引发下肢弥漫性肿胀及膝关节或踝关节刺痛，但非关节病变，检查患者末梢循环可予鉴别。

5. 畸形

询问畸形出现的时间及演变过程，是伤后立即出现还是多年后才出现，是与生俱来的还是后天成长中出现的。

6. 功能障碍

询问功能障碍是受伤后即刻发生的还是伤后一段时间才发生的。一般骨折、脱位的患者患侧肢体功能会即刻丧失，筋伤随着肿胀加重而逐步加重。有些患者的功能障碍长期存在且间歇性出现，这主要是软组织多处受伤后失治导致的。

（四）触诊

触诊是利用手的感觉触摸病变局部以进行诊断的一种方法。外科疾病大多在体表有形态异常，可触及，如肿胀、脓肿、包块、血肿，因此通过触诊检查可以确定疾病的性质。黄氏筋伤针法对软组织病变的触诊首先是将患处分为浅、中、深三层，根据其关节的功能障碍判断受累的软组织是动力肌动力不足还是拮抗肌肌张力高导致的功能活动受限。然后再将受累的软组织分层次，触诊的力度由小到大，由浅及深，逐一检查，常可触及条索状或豆状结节。以枕后区疼痛为例，枕后区疼痛，前屈功能受限，前屈肌群肌力正常，可判断其主要病变区域在枕后肌群。该区域浅层包括皮肤、浅深筋膜、斜方肌、胸锁乳突肌，中层包括头夹肌、头半棘肌，深层包括头上斜肌、头下斜肌、头后大直肌、头后小直肌及上段的多裂肌、回旋肌。最后对触诊中可能存在问题的肌肉进行特殊体位的抗阻试验。如胸锁乳突肌受伤，一般可在其肌腹中触及条索状结节。试验时令患者头后仰，下巴偏向健侧，与此同时，对该动作进行抗阻。抗阻中胸锁乳突肌疼痛加剧，且抗阻试验后前屈功能改善为阳性。

（五）动诊

1. 关节活动度检查

关节的运动分为自主运动和被动运动，被动运动的幅度要大于主动运动。关节活动度的检查主要用于测量关节或躯体某些部位的活动范围，检查时根据关节的特点选择所需要的运动平面，按常规可选择额状面、矢状面及水平面。临床上常取中立位进行检查。

（1）颈部活动度（图1-5-1）。

（A）被检查者取中立位，面向前，眼平视，下颌内收。

（B）颈部活动度为前屈35°~45°，后伸35°~45°，左右侧屈各45°，左右旋转各60°~80°。

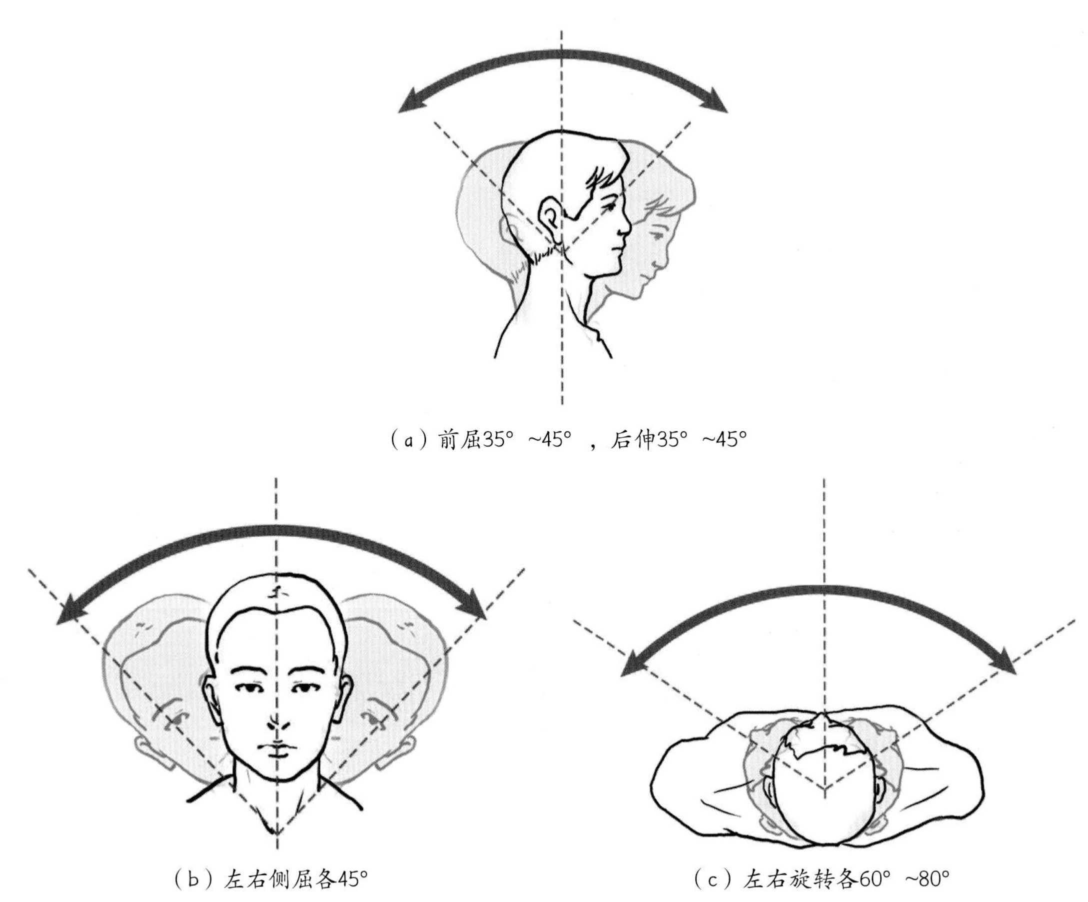

（a）前屈35°~45°，后伸35°~45°

（b）左右侧屈各45°

（c）左右旋转各60°~80°

图1-5-1　颈部活动度示意图

（2）腰椎活动度（图1-5-2）。

（A）由于腰椎中立位不易确定，因此前屈测量数值不易准确。嘱被检查者直立，向前弯腰，正常时中指尖可达足面，腰椎呈弧形，一般此时称前屈90°，后伸一般为30°。

（B）侧屈左右各30°。

（C）侧旋指固定骨盆后脊柱左右旋转的程度，应依据旋转后两肩连线与骨盆横径所成角度计算，正常为30°。

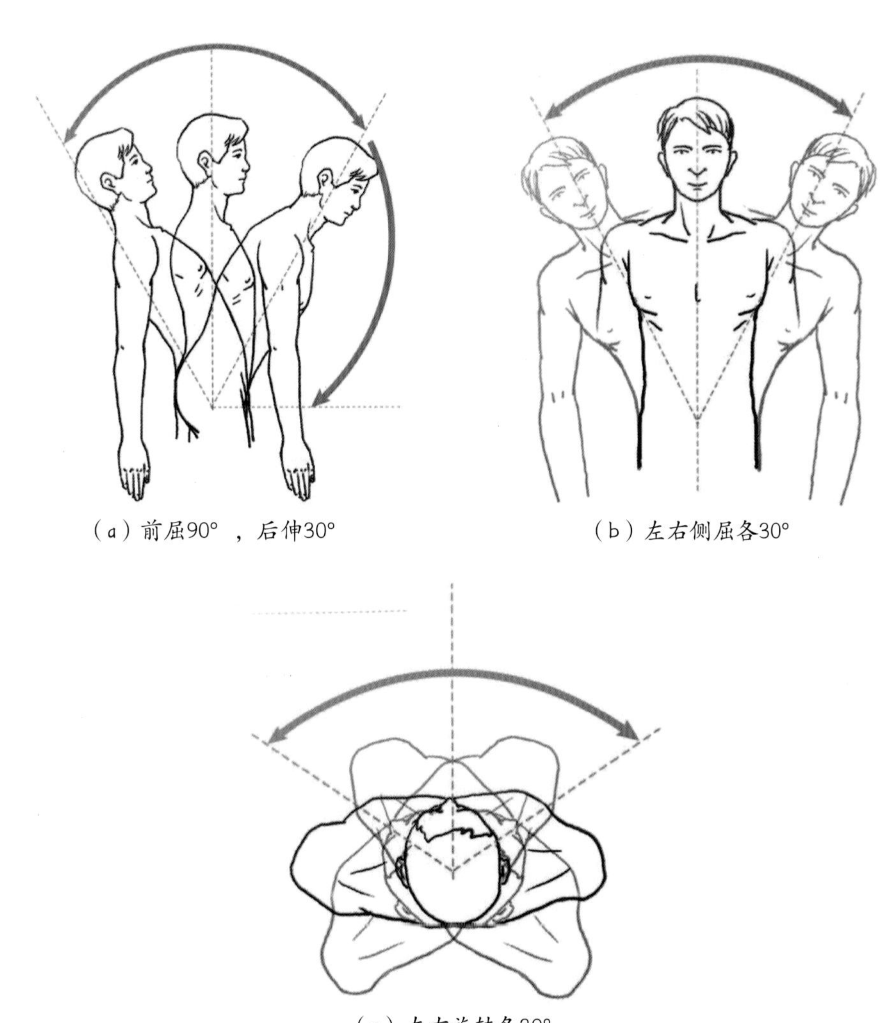
（a）前屈90°，后伸30°

（b）左右侧屈各30°

（c）左右旋转各30°

图1-5-2　腰椎活动度示意图

（3）肩关节活动度（图1-5-3）。

（A）被检查者取中立位，上肢自然下垂于身体两侧，肘部伸直，肌肉放松，肩胛骨轴线与身体冠状面呈30°，肩胛盂面向前外方，肱骨与重力线平行。

（B）肩关节活动度为前屈90°，后伸45°，内收30°~45°，外展90°，内旋80°，外旋30°。

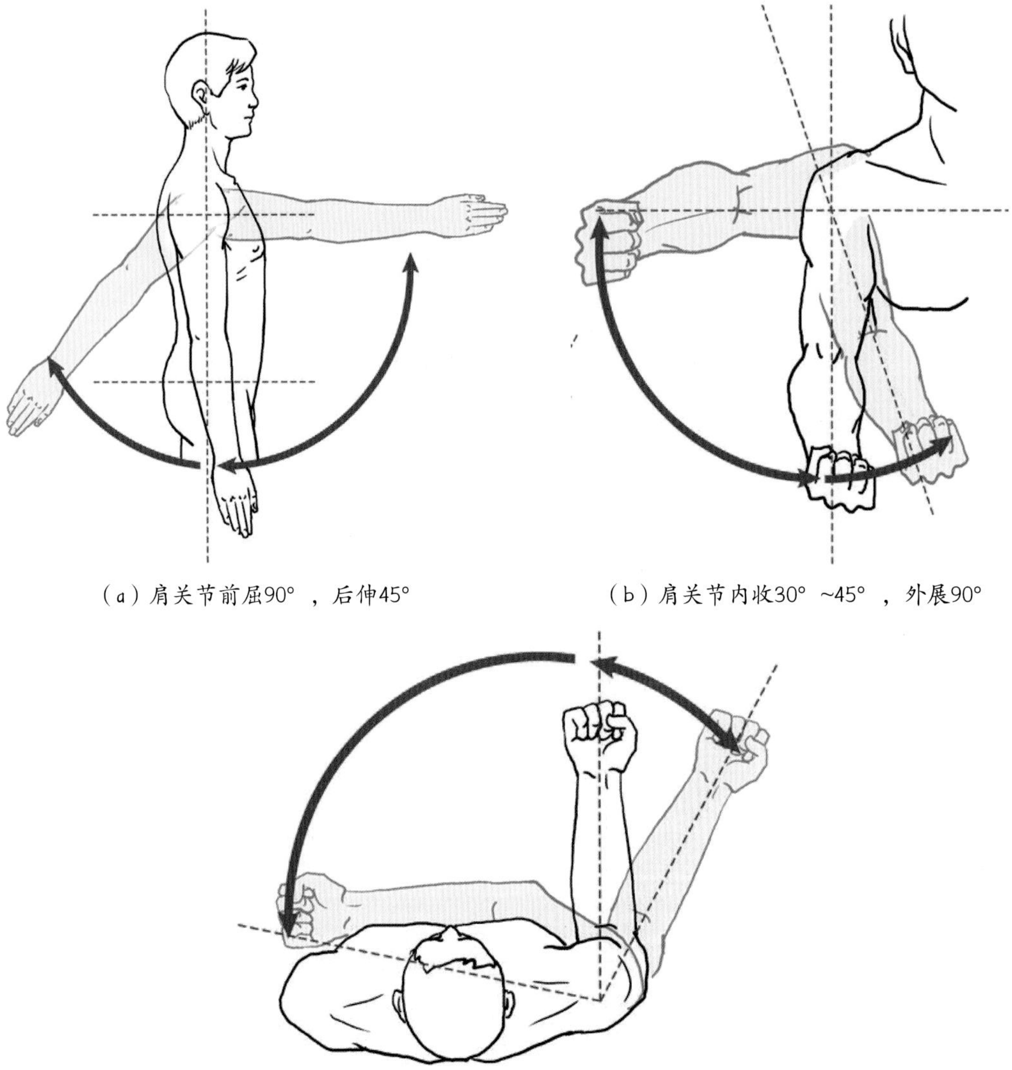

（a）肩关节前屈90°，后伸45°

（b）肩关节内收30°~45°，外展90°

（c）肩关节内旋80°，外旋30°

图1-5-3　肩关节活动度示意图

（4）肘关节活动度（图1-5-4）。

（A）被检查者平躺，肘关节自然伸直，活动度为屈曲135°~150°，伸展10°。

（B）肘关节伸直，拇指向上为中立位。此时旋前80°~90°，旋后80°~90°。

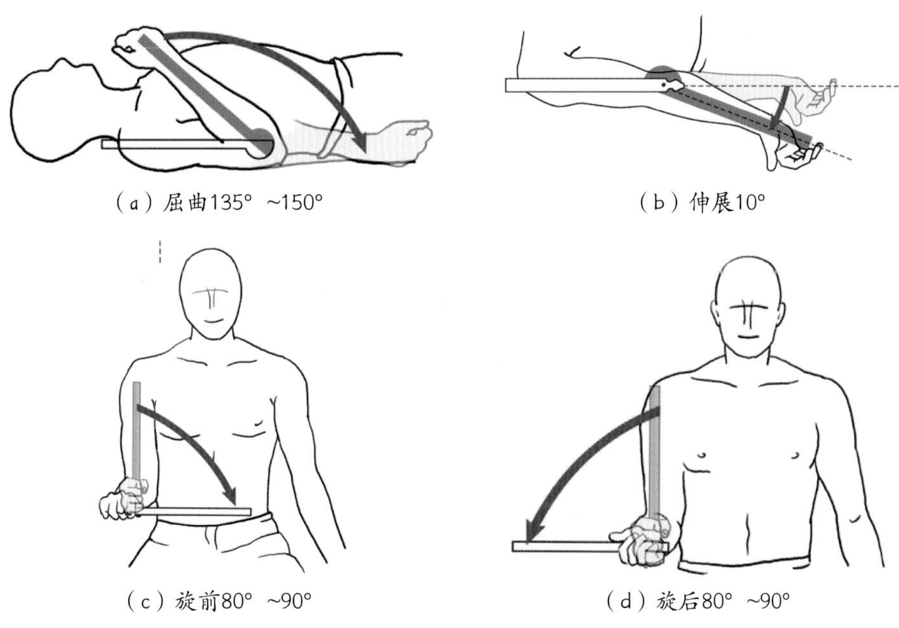

图1-5-4 肘关节活动度示意图

(5) 腕关节活动度（图1-5-5）。

手与前臂呈直线，手掌向下为中立位，此时腕关节活动度为掌屈50° ~60° ，背伸30° ~60° ，桡屈25° ~30° ，尺屈30° ~40° 。

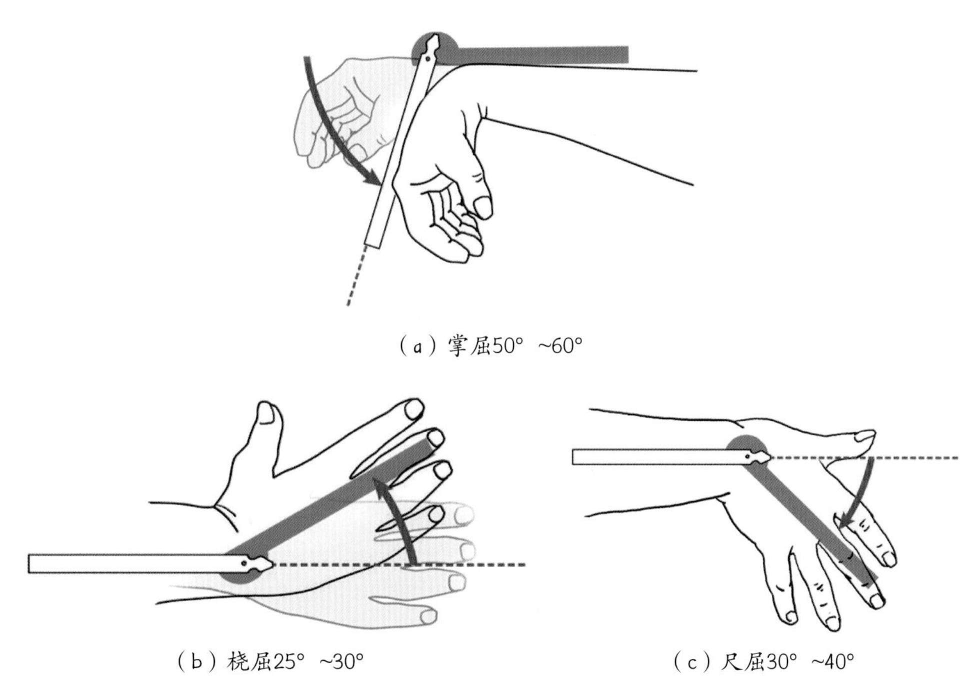

图1-5-5 腕关节活动度示意图

（6）髋关节活动度（图1-5-6）。

髋关节自然伸直，髌骨向上为中立位。此时髋关节活动度为前屈130°~140°，后伸5°~10°，外展30°~45°，内收20°~30°。

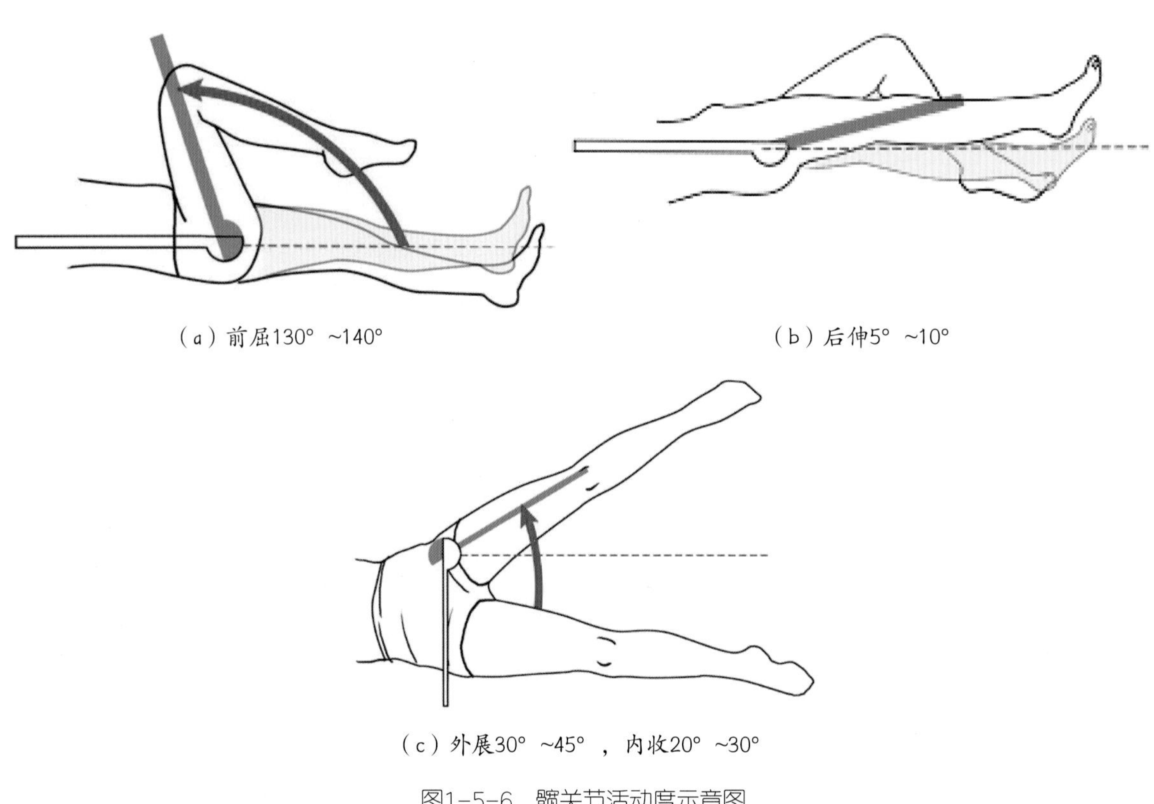
（a）前屈130°~140°

（b）后伸5°~10°

（c）外展30°~45°，内收20°~30°

图1-5-6　髋关节活动度示意图

（7）膝关节活动度（图1-5-7）。

膝关节自然伸直为中立位，此时膝关节活动度为内旋10°，外旋20°，屈曲120°~150°，过伸10°。

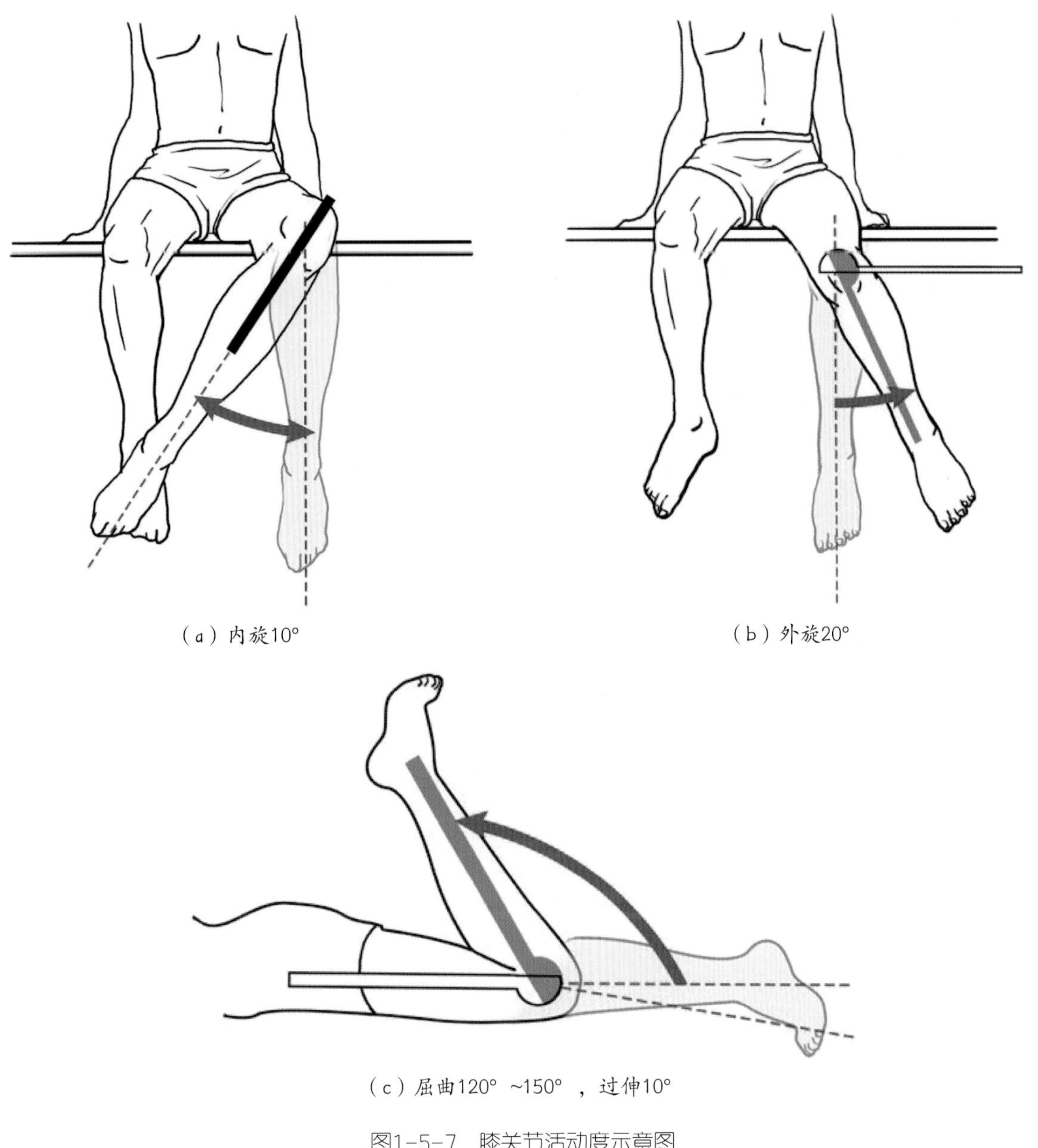

（a）内旋10°

（b）外旋20°

（c）屈曲120° ~150° ，过伸10°

图1-5-7 膝关节活动度示意图

（8）踝关节活动度（图1-5-8）。

（A）踝关节中立位不易确定，一般取小腿和足部呈90° ，且踝关节无足内翻和足外翻为中立位。

（B）屈膝与伸直膝关节的情况下（可减少小腿后侧肌群紧张引起的误差）分别测量踝关节的背屈活动度为20° ~30° 。踝关节的其他活动度为跖屈40° ~50° ，内翻30° ，外翻30° 。

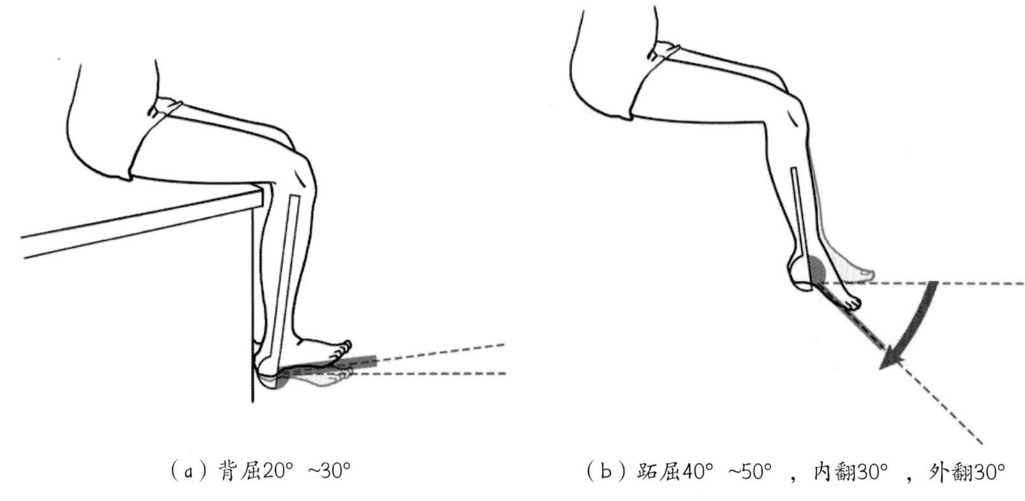

（a）背屈20° ~30°　　（b）跖屈40° ~50° ，内翻30° ，外翻30°

图1-5-8　踝关节活动度示意图

2. 肌力及肌张力的评定

黄氏筋伤针法对软组织的检查注重结合关节功能活动度进行动力肌和拮抗肌两方面的检查。当关节某个方向的活动功能受限时，可能有两方面的原因：一是提供该关节功能活动的动力不足，二是拮抗该关节功能活动的肌肉肌张力过高。如肩关节外展功能受限，可能是冈上肌及三角肌中的纤维受伤导致肌肉动力不足，也有可能是肱三头肌长头及胸大肌、胸小肌肌肉挛缩，肌张力过高而导致的。

（1）动力肌检查（即肌力检查）。

肌力是指肌肉兴奋后收缩所产生的动力和张力，而肌肉维持一定时间的收缩或多次反复收缩的能力称为肌耐力。对肌力的评定一定要在病患关节的现有功能范围之内进行。根据徒手肌力评定（manual muscle testing，MMT）分级方法可将肌力分为六级。

0级：肢体完全瘫痪，肌力完全丧失。

Ⅰ级：可见到或触摸到肌肉轻微的收缩，但无肢体运动。

Ⅱ级：肢体可在床上移动，但不能抬起。

Ⅲ级：肢体能抬离床面，但不能对抗阻力。

Ⅳ级：肢体能做对抗阻力的运动，但肌力减弱。

Ⅴ级：肌力正常。

当肌力≥Ⅳ级时，临床上先判断患者所患病症是否在黄氏筋伤针法治疗范围内，再进行下一步治疗。人体各部位主要肌肉肌力评定的功能抗阻活动如下。

A. 躯干部：

胸锁乳突肌肌力评定：嘱患者头向同侧倾斜，下颌转向对侧，然后头摆向中立位，医者给予阻力，并触摸胸锁乳突肌肌腹。

斜方肌肌力评定：嘱患者做耸肩动作，然后医者给予阻力。

胸大肌、胸小肌肌力评定：嘱患者肘关节稍屈曲，上肢外展，在此基础上做上臂内收动作，医者给予阻力，并触摸胸大肌、胸小肌肌腹。

肩胛提肌肌力评定：嘱患者做提肩动作，医者双手下压肩部给予阻力，并触摸肩胛提肌肌腹。

菱形肌肌力评定：嘱患者双手叉腰，双侧肘关节向后用力，医者给予阻力，并触摸菱形肌肌腹。

冈上肌肌力评定：嘱患者做肩外展60° ~120° 的动作，医者在此角度内给予阻力，同时触摸冈上肌肌腹。

冈下肌肌力评定：嘱患者肘关节屈曲，做上臂外旋的动作，医者给予阻力，并触摸冈下肌肌腹。

肩胛下肌、小圆肌肌力评定：嘱患者肘关节屈曲，做上臂内旋动作，医者给予阻力，并分别触摸肩胛下肌、小圆肌肌腹。

背阔肌肌力评定：嘱患者上臂外展至90° ，上臂做内旋动作，医者给予阻力，并轻触背阔肌肌腹。

三角肌肌力评定：嘱患者上肢外展15° ~90° ，医者给予阻力，并触摸三角肌各纤维束。

骶棘肌肌力评定：嘱患者俯卧，做躯干后伸动作，医者给予阻力。

B. 上肢部分：

肱二头肌、肱肌、喙肱肌肌力评定：嘱患者前臂置旋后位，然后屈肘，医者对此动作给以阻力，并分别触摸肱二头肌及肱肌之收缩。

肱三头肌、肘后肌肌力评定：嘱患者肩外展，肘屈曲，做抗阻力伸肘动作，医者触摸患者肱三头肌、肘后肌之收缩。

旋前圆肌、旋前方肌肌力评定：嘱患者肘伸直，前臂旋后位，前臂旋前时，医者给以阻力。

桡侧腕屈肌肌力评定：嘱患者腕关节背伸，然后做屈腕动作，医者对此给以阻力，并触摸桡腕关节处紧张的肌腱。

掌长肌肌力评定：嘱患者握拳，并尽量屈腕，可见掌长肌突于皮下，医者对屈腕动作给以阻力。

指浅屈肌肌力评定：嘱患者屈曲食指至小指中任一手指的近端指间关节，其余手指由医者固定于伸直位，并对屈指动作给以阻力。

拇长屈肌肌力评定：医者固定患者拇指近端指节，嘱其屈拇指末节，并给以阻力。

指深屈肌肌力评定：患者手指伸直，医者固定患者手指中节，嘱其屈手指末节，并给以阻力。

拇短展肌肌力评定：嘱患者拇指做外展动作，医者对此动作给以阻力，并触摸拇短展肌的收缩。

拇指对掌肌肌力评定：嘱患者拇指向小指做对指动作，医者对此动作给以阻力。

拇短屈肌肌力评定：嘱患者屈曲近节拇指，医者在拇指近节掌面给以阻力。

尺侧腕屈肌肌力评定：嘱患者腕关节呈内收位，在此位置上做屈腕动作，医者对此动作给以阻力。

拇收肌肌力评定：嘱患者做拇指内收动作，医者给以阻力。

小指展肌肌力评定：嘱患者手指伸直，小指做外展动作，医者对此动作给以阻力。

小指短屈肌肌力评定：嘱患者拇指、食指、中指、无名指伸直，然后小指的掌指关节屈曲，医者给以阻力。

小指对掌肌肌力评定：嘱患者小指伸直，然后小指向拇指方向对合，医者对此动作给以阻力。

蚓状肌、骨间肌肌力评定：嘱患者食指、中指、无名指、小指在近端和远端指间关节伸直时屈曲掌指关节，医者对此动作给以阻力。

骨间背侧肌肌力评定：以患者中指为中心，嘱患者将食指、无名指、小指分开，医者对此动作给以阻力。

骨间掌侧肌肌力评定：以患者中指为中心，先将患者食指、无名指和小指伸直并分开，再嘱其将食指、无名指、小指向中指靠拢，医者给以阻力。

肱桡肌肌力评定：患者前臂置于中立位与旋后位之间，嘱其前臂旋前并屈肘，医者对此动作给以阻力。

桡侧腕长伸肌、桡侧腕短伸肌肌力评定：嘱患者腕关节外展，并做伸腕动作，医者对此动作给以阻力。

旋后肌肌力评定：患者前臂置于旋前位，嘱其做旋后动作，医者对此动作给以阻力。

指总伸肌肌力评定：嘱患者掌指关节伸直，中节、末节手指屈曲，然后做伸直手指的动作，医者给以阻力。

尺侧腕伸肌肌力评定：嘱患者腕关节内收，并做腕背伸动作，医者对此给以阻力。

拇长展肌肌力评定：嘱患者拇指外展并稍伸直，医者对此动作给以阻力。

拇长伸肌肌力评定：嘱患者拇指末节伸直，医者对此动作给以阻力。

拇短伸肌肌力评定：嘱患者伸直拇指近端指节，医者对此动作给以阻力。

C. 下肢部分：

长收肌、短收肌、大收肌肌力评定：患者仰卧位，先将双下肢伸直外展，然后做夹腿动作，医者对此动作给以阻力。

股薄肌肌力评定：嘱患者股内收，膝关节屈曲，小腿内旋，医者触摸该肌肉的收缩。

髂腰肌肌力评定：患者坐位或仰卧位，先屈曲膝关节，再做屈髋动作，医者给以阻力。

缝匠肌肌力评定：患者坐位，膝关节半屈曲，嘱其外旋大腿，医者对此动作给以阻力，并触摸该肌肉的收缩。

股四头肌肌力评定：患者坐位或仰卧位，膝关节屈曲，嘱其伸直膝关节，医者给以阻力。

梨状肌、闭孔内肌、上孖肌、下孖肌、股方肌肌力评定：患者仰卧位，髋关节、膝关节伸直，下肢外旋，医者给以阻力。

臀中肌肌力评定：患者侧卧位，下肢伸直内旋，大腿做外展动作，医者给以阻力，并触摸该肌肉的收缩。

阔筋膜张肌肌力评定：患者俯卧位，膝关节屈曲，小腿向外移动，医者对此动作给以阻力，并触摸该肌肉的收缩。

臀大肌肌力评定：患者俯卧位，小腿屈曲，大腿后伸，医者给以阻力。

半腱肌、半膜肌、股二头肌肌力评定：患者仰卧位，髋关节、膝关节屈曲至90°，在此位置上嘱患者屈曲膝关节，医者给以阻力，并分别触摸股二头肌、半腱肌、半膜肌的收缩。

腓肠肌肌力评定：患者俯卧位，膝关节伸直，嘱其踝关节跖屈，医者给以阻力，并触摸该肌肉的收缩。

比目鱼肌肌力评定：患者俯卧位，膝关节屈曲至90°，使踝关节跖屈，医者给以阻力，并触摸肌肉的收缩。

胫骨前肌肌力评定：嘱患者足背伸、内翻，医者给以阻力，并触摸该肌肉的收缩。

胫骨后肌肌力评定：嘱患者足部跖屈，同时做足的内收、内旋动作，医者对此动作给以阻力，并在足舟状骨结节的后下方触及该肌肌腱。

趾长屈肌肌力评定：患者近端趾节伸直，嘱其屈曲第二至第五趾之末节，医者在其趾端跖面给以阻力。

拇长屈肌肌力评定：将患者拇趾的跖趾关节固定在伸直位，嘱其屈曲拇趾末节，医者在其拇趾端跖面给以阻力。

趾短屈肌肌力评定：医者将患者的第二至第五趾跖趾关节固定于伸直位，嘱其屈曲2～5趾近端趾间关节，并对此动作给以阻力。

拇短屈肌肌力评定：患者拇趾趾间关节保持伸直，嘱其屈曲拇趾跖趾关节，并给以阻力。

拇趾展肌肌力评定：嘱患者用力将拇趾与第二趾分开，医者对此动作给以阻力。

跖方肌、小趾展肌、小趾短屈肌肌力评定：嘱患者外展小趾，医者对此动作给以阻力。

足蚓状肌肌力评定：嘱患者跖趾关节屈曲，近端和远端趾间关节伸直，医者对此动作给以阻力。

足骨间肌肌力评定：嘱患者做足趾的分开与合拢动作，医者对此动作给以阻力。

腓骨长肌肌力评定：嘱患者足尽量跖屈，并使足外翻，医者给以阻力。

腓骨短肌肌力评定：嘱患者足背伸并外展，医者给以阻力。

趾长伸肌肌力评定：嘱患者伸第二至第五趾末节，医者对趾端背侧给以阻力。

拇长伸肌肌力评定：患者拇趾伸直，嘱患者做拇趾背伸动作，医者给以阻力。

（2）拮抗肌检查及肌张力的检查。

肌肉静止松弛状态下的紧张度称为肌张力。肌张力是维持身体各种姿势及正常运动的基础，表现为多种形式。如人在静卧休息时，身体各部分肌肉所具有的张力称静止性肌张力。人站立时，虽不见肌肉显著收缩，但躯体前后肌肉亦保持一定张力， 以维持站立姿势和身体稳定，此张力称为姿势性肌张力。肌肉在运动过程中的张力称为运动性肌张力，运动性肌张力是保证肌肉运动连续、平滑（无颤抖、抽搐、痉挛）的重要因素。肌张力增高表现为骨肉较坚实，被动运动时阻力较正常增大，活动幅度受限。在筋伤疾病当中，肌张力增高常见于失用性萎缩挛缩症。

（六）辅助检查

1. 放射科协助诊断

X线平片检查主要用于查看骨骼及关节的完整性，关节是否存在半脱位现象，排除骨折、关节脱位及骨病等病变。CT、MRI检查主要用于确诊病变（如椎间盘突出物、黄韧带肥厚、关节囊增生激化、关节积液等）的性质、大小，以及病变是否压迫神经、是否是导致现有症状的主要原因。

（1）软组织肿胀。软组织肿胀主要因炎症、出血、水肿或脓肿而引起。

X线：病变部位密度略高于邻近正常软组织，皮下脂肪层内可出现网状结构影，皮下组织与肌肉分界不清，肌肉间隙模糊，软组织层次不清。脓肿的边界可较清楚，邻近肌束受压移位，结核性脓肿壁可发生钙化，血肿的边界锐利清晰或模糊不清。

CT：与X线表现基本相似，但CT显示软组织肿胀优于X线平片。脓肿的边界较清楚，内可见液体密度区，血肿呈边界清晰或模糊的高密度区。

MRI：MRI分辨血肿、水肿及脓肿优于CT，水肿、脓肿呈T1WI低信号、T2WI高信号；血肿形成时期不同呈现的信号也不同，如亚急性血肿呈T1WI高信号、T2WI高信号。

（2）软组织肿块。软组织肿块多因软组织良、恶性肿瘤和肿瘤样病变引起。骨恶性肿瘤突破骨皮质侵入软组织内及某些炎症也可引起软组织肿块。

X线：良性肿块多边界清楚，邻近软组织可受压移位，邻近骨表面可出现压迫性骨吸收及反应性骨硬化。恶性肿块多边缘模糊，邻近骨表面骨皮质可受侵袭。

CT： CT显示软组织肿块的边界、密度优于X线平片。增强扫描可区别肿块与邻近组织，区分肿瘤与瘤周水肿，了解肿瘤血供情况及其内有无液化、坏死，了解肿瘤与周围血管的关系。

MRI：MRI对软组织肿块的观察优于CT（对钙化的显示不如CT）。肿块多呈均匀或不均匀的长T1、长T2信号；液化、坏死呈更长T1、更长T2信号，有时可见液平面，上层为液体信号，下层为坏死组织或血液信号；脂肪成分呈短T1、中等T2信号，脂肪抑制序列可确认。增强扫描可提供与增强CT相似的更详细的信息。

（3）软组织内钙化和骨化。软组织内钙化和骨化可发生在肌肉、肌腱、关节囊、血管、淋巴结等处，因出血、退变、坏死、结核、肿瘤、寄生虫感染、血管病变等引起。

X线：多表现为各种不同形状的高密度影。不同病变的钙化和骨化各有特点：软骨组织钙化多为环形、半环形或点状高密度影；骨化性肌炎骨化常呈片状，可见骨小梁甚至骨皮质；成骨性肉瘤骨化多呈云絮状或针状。

CT：显示软组织内钙化和骨化最佳。

MRI：显示软组织内钙化和骨化不如CT，在各脉冲序列均表现为低信号。

（4）软组织内气体。软组织内气体可因外伤、手术或产气杆菌感染引起。软组织内气体在X线与CT上呈不同形状的低密度影，在MRI的各脉冲序列均呈低信号。CT能准确显示软组织内少量的气体。

（5）软组织损伤。

肌腱和韧带损伤：X线平片一般不能显示肌腱和韧带损伤的直接征象。CT尤其是MRI显示肌腱和韧带非常清晰，可见其边缘模糊、肿胀、失去正常形态，甚至呈碎片状。伴有出血时可见韧带内及其周围不均匀较高密度影。正常肌腱和韧带T1WI和T2WI均表现为低信号，肌腱和韧带断裂时T1WI和T2WI均呈高信号，部分断裂时低信号的纤维或肌腱内出现高信号区，但仍可见部分低信号的纤维保持连续性，完全断裂时带状低信号影完全中断，为水样信号取代，断裂的肌腱和韧带短缩增粗。

膝关节半月板撕裂：常规X线不能直接显示半月板撕裂。CT只能对半月板做横断扫描，仅可显示半月板的纵行撕裂且敏感性低，表现为半月板内出现线状低密度影。

MRI是目前诊断半月板撕裂敏感性和特异性最高的影像学检查方法。半月板由纤维软骨组成，T1WI和T2WI上均呈均匀低信号影，而半月板异常表现为高信号影。扫描主要采用矢状面和冠状面，前者有利于显示前后角撕裂，后者适用于观察体部撕裂。

2. 超声检查

正常肌肉的超声图像非常清晰，可以很容易地和周围的脂肪、神经、血管区别开来。正常肌肉的颜色相对较黑，为低回声区。在垂直于肌束的横断面上，可见中回声的斑点，为肌束膜及其周围的结缔组织。在纵向切面（平行于肌纤维轴）可见肌肉成束状结构。超声图像上的羽状或三角状的结构是肌束膜的结缔组织。肌肉的边界清楚是因为肌肉外膜是高回声的结构。正常的骨为清晰的强回声，且在其下方有一个无回声的影区。当超声束遇到声阻抗不同的组织时，如肌肉和它周围的筋膜，会有一部分声音被反射。由于超声的衰减作用，浅部的肌肉看起来比深部的肌肉颜色浅一些。皮下脂肪为低回声区，但在其间可看到小片状分布的高回声的结缔组织。神经和肌腱与正常肌肉比较，为相对高回声区，血管为低回声或无回声的圈或线。当不能确定低回声或无回声区的圈或线的性质时，可以用多普勒超声指示的血流来确定其是否为动脉或静脉。

超声检查在诊断神经肌肉功能障碍方面是有价值的，能明确地评价肌肉的厚度和是否有萎缩（或肥大）。除此之外，超声还能直观地显示肌肉形态的变化。神经肌肉功能障碍会使肌肉的回声增强，即图像变白，其原因是脂肪和纤维组织代替了肌肉，肌肉回声明显增强可以很容易地检查出来。但是，在肌病的早期其回声可能只是轻微增强，这时超声不易发现异常。检查者的经验也会影响检查结果，其他影响回声强度的因素包括系统设置及个体自身情况如年龄和性别等。另外肌纤维本身及其方向都会影响回声强度，例如正常胫骨前肌比股直肌回声要强一些。

软组织损伤后其表现随时间的改变而变化，早期会有出血和急性炎症反应，所以会有皮下软组织和肌肉层增厚肿胀，包膜会受压，受损处回声增强不均匀，如果损伤严重的话可以看到血肿，损伤处的血管中断，周边血管受压，周边血流信号增多。中后期肿胀逐渐消退，但皮下软组织层回声不均匀，以增强为主，与周边结构分界不清。肌肉层如果损伤则肌肉走行会不自然，出现中断、纹理模糊，回声增强，病变范围会随时间延长而缩小，但如果肌纤维断裂由结缔组织代替则可以永久性看到，血流随炎症消失会逐渐减少。除了对肌肉进行静态检查外，超声还可方便地对肌肉在主动或被动运动状态下进行双侧对比，这对发现异常十分重要，所以超声检查应用于软组织损伤的研究时，采用非定量的图像分析即可辨别正常组与造模组之间的差异。软组织损伤特别是肌肉损伤在临床较为常见，超声技术的不断进步提高了软组织的显像质量，且与其他影像技术相比，超声具有无创、无放射性、价格相对低的特点，患者易接受，并可重复应用。

（1）肌肉损伤：①肌肉血肿和肌肉断裂。声像图表现为平行于肌纤维轴的异常回声光带，3天内一般表现为较强的回声光带和光团，4～6天后表现为液性暗区；肌肉血肿机化时会见到伴有声影的不规则强回声光团。②肌肉断裂表现为肌纤维连续性中断。③横纹肌溶解综合征表现为肌囊中均匀低回声或无回声，周围回声强而清楚。④假性动脉瘤形成时，彩色多普勒能量图可显示动脉破裂的分流口呈喷射状血流。

（2）肌腱损伤：①肌腱血肿表现为肌腱内的圆形或类圆形液性暗区，边缘不完整，无肌腱强回声光带中断。②肌腱部分性断裂表现为肌腱强回声光带连续性部分中断，可同时伴液性暗区。③肌腱完全性断裂表现为肌腱向近端回缩，附着区无正常肌腱结构，部分区域伴关节缘骨皮质撕裂，如肱骨大结节、髋臼前后缘、髌骨上下极、胫骨结节、第五跖骨基底部等。④急性肌腱炎时，肌腱增厚则表现为回声降低，肌腱慢性不规则增厚则表现为回声增强，肌腱增厚显著时周围软组织受压，可形成损伤后综合征，如腕横韧带增厚压迫正中神经可造成腕管综合征。⑤腱鞘囊肿表现为腱鞘内边缘光整的液性暗区，肢体运动或压迫可变形。⑥髌腱末端病表现为髌腱近端髌骨缘局限性回声增强，髌腱增厚，髌腱末端回声降低或增强，周围结构不清，部分病例髌下滑囊积液。

（3）滑囊病变：关节损伤后急性滑囊炎表现为滑囊囊腔扩张，液区充盈范围扩大，伴出血时见液区内漂浮光点，慢性滑膜炎可见滑膜增厚。

（4）关节和关节软骨病变：运动损伤可致关节软骨下发生囊变，亦可出现小的圆形无回声区，关节软骨面不光整或缺损等。膝关节半月板损伤可见半月板形态失常，出现裂隙、缺损或强回声区，伴发囊肿或边缘松弛等表现。

（5）损伤后并发症：①假性动脉瘤。②静脉栓塞。表现为静脉管腔内出现附着于管壁的不规则回声带，新形成血栓回声低弱，陈旧性者回声强。③静脉瓣功能不全。表现为下肢静脉立位时，做瓦氏动作时静脉瓣口反流时间大于0.5s。④关节软骨血供不良，如中晚期股骨头骨骺骨软骨病，表现为股骨头动脉血流速度降至（5±2）cm/s，而膝关节半月板损伤时，膝中动脉血流速度变化不显著。

3. 神经肌电检查

肌电图（EMG）是通过描述神经肌肉单位活动的生物电流，来判断神经肌肉所处的功能状态，结合临床可对疾病做出诊断。利用肌电图检查有助于区别病变系肌源性还是神经源性。对于神经根受压迫的诊断，肌电图有独特的价值。

神经肌肉单位又称为运动单位，由一个前角运动神经元及其支配的肌纤维组成。正常的运动单位在静止时肌纤维呈极化状态。神经冲动传到肌纤维时，肌纤维呈去极化状态，即产生动作电位并发生收缩，收缩之后又恢复极化状态。神经、肌肉病变性质及部位不同，动作电位也不同。通过多级放大，可将动作电位显示在阴极示波器上，用肉眼观察波形。

对于腰椎间盘突出症患者，肌电图检查正确率很高，经手术验证，其诊断与手术符合程度还略高于脊髓造影。特别是对于第五腰椎至第一骶椎椎间盘突出者，由于病变位置过低，脊髓造影检查结果可能不满意。此时做肌电图检查，若有阳性改变则对诊断有一定价值。在临床上，若能将临床检查、影像学检查和肌电图检查联合应用，就能提高诊断准确性。

（胡凤军）

第二编

应用编

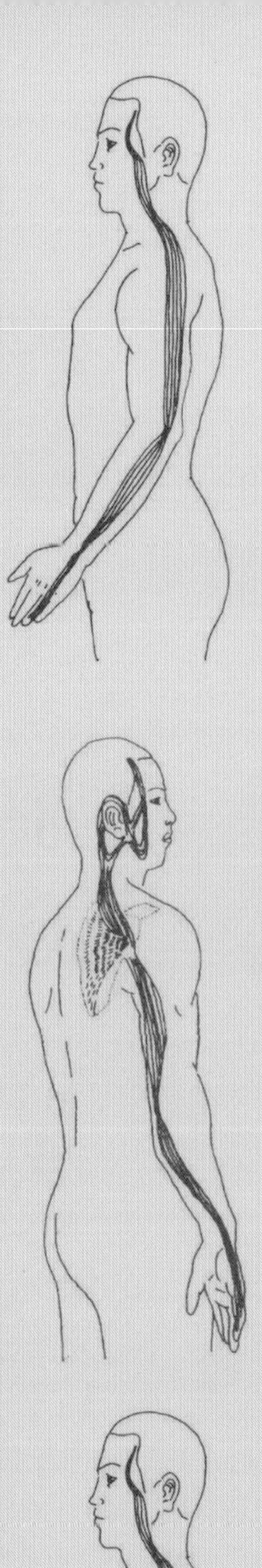

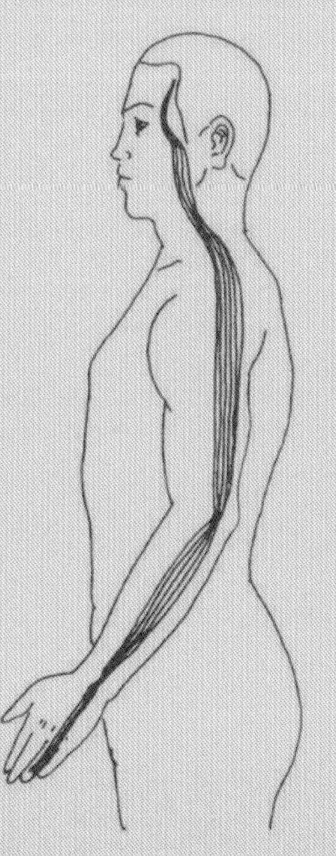

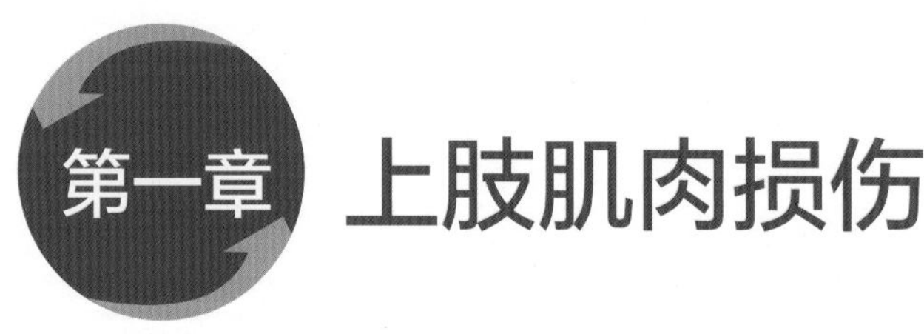

第一章 上肢肌肉损伤

第一节 冈上肌损伤

一、解剖

（1）冈上肌起自肩胛骨冈上窝内侧的2/3处，穿过肩峰下方，止于肱骨大结节。

（2）冈上肌由肩胛上神经支配，神经纤维来自第五至第六颈神经节段。

（3）冈上肌可外展上肢，维持肩胛肱骨关节的稳定，协调其他旋转带肌肉群之间的平衡。

二、损伤机制

（1）急性损伤：突然暴力导致，如提重物等。

（2）慢性劳损：长期做高举过头的动作导致。

三、治疗

（1）患者取俯卧位，术者立其旁，患者患肢稍外展。

（2）于秉风穴直刺进针，针尖分别沿肌纤维方向向内、向外透刺，运针至得气后出针。见图2-1-1至图2-1-4。

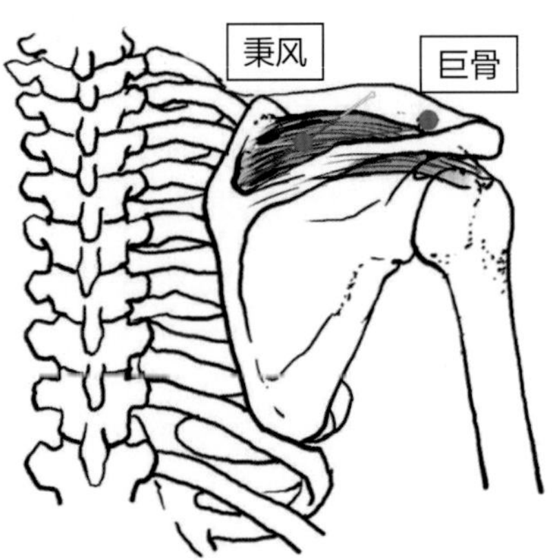

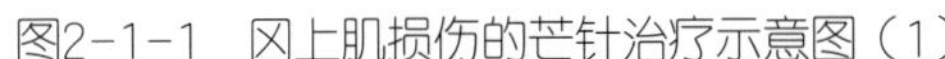

图2-1-1 冈上肌损伤的芒针治疗示意图（1）

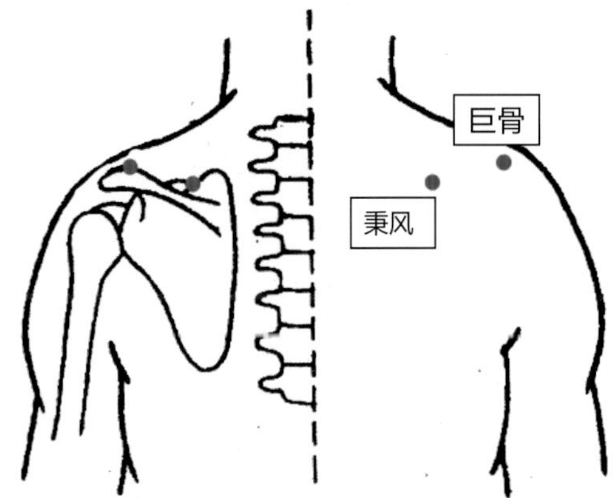

图2-1-2 冈上肌损伤的治疗穴位图（1）

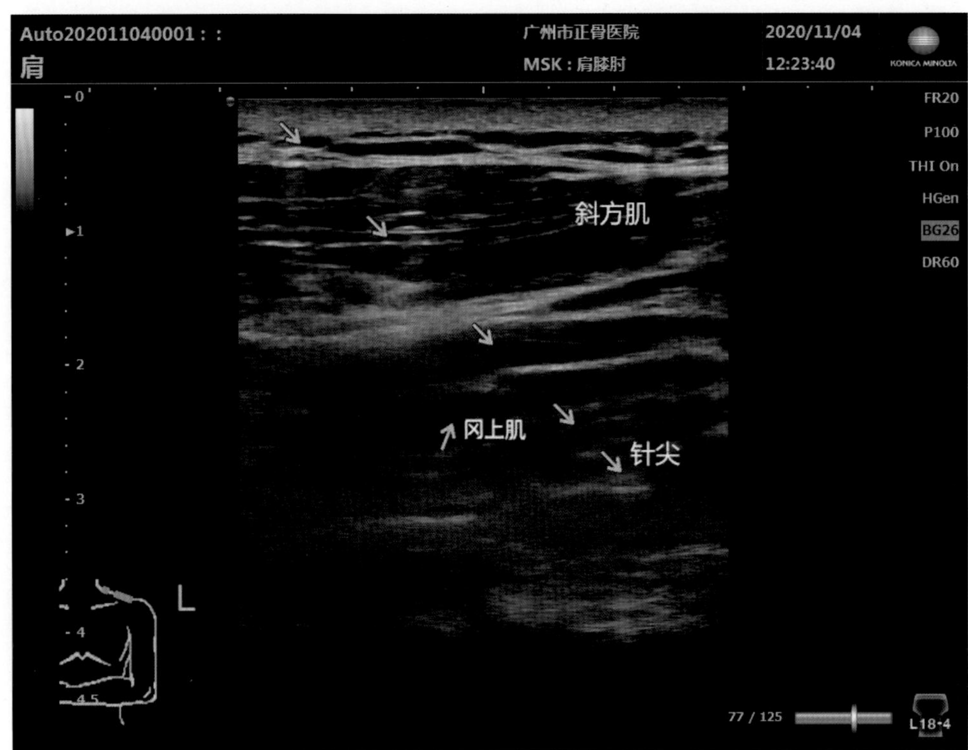

图2-1-3 冈上肌损伤的肌骨超声芒针走向图（1）

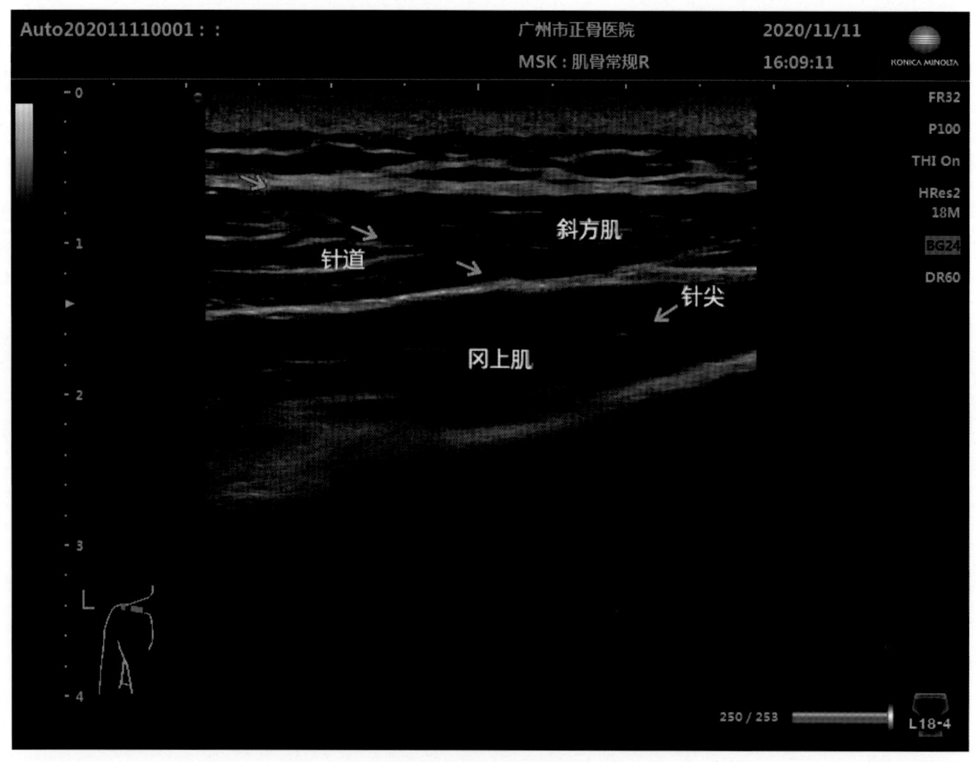

图2-1-4　冈上肌损伤的肌骨超声芒针走向图（2）

（3）于肩髃穴直刺进针，针尖透过肱骨头与肩锁关节间的间隙向巨骨穴透刺，运针至得气后出针。见图2-1-5至图2-1-7。

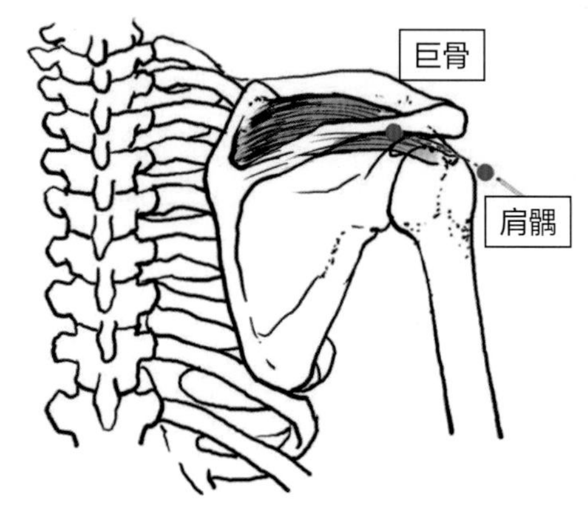

图2-1-5　冈上肌损伤的芒针治疗示意图（2）

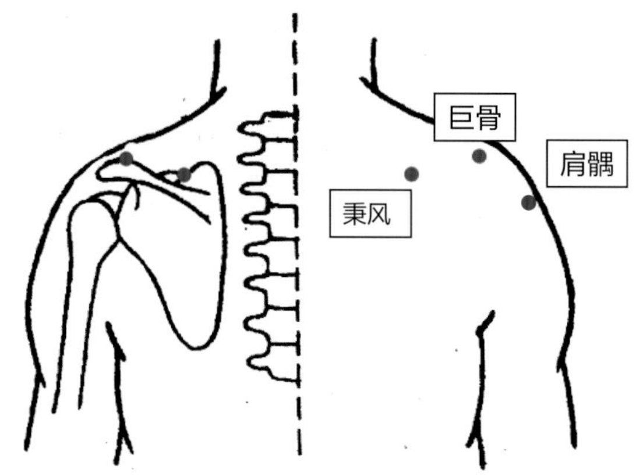

图2-1-6　冈上肌损伤的治疗穴位图（2）

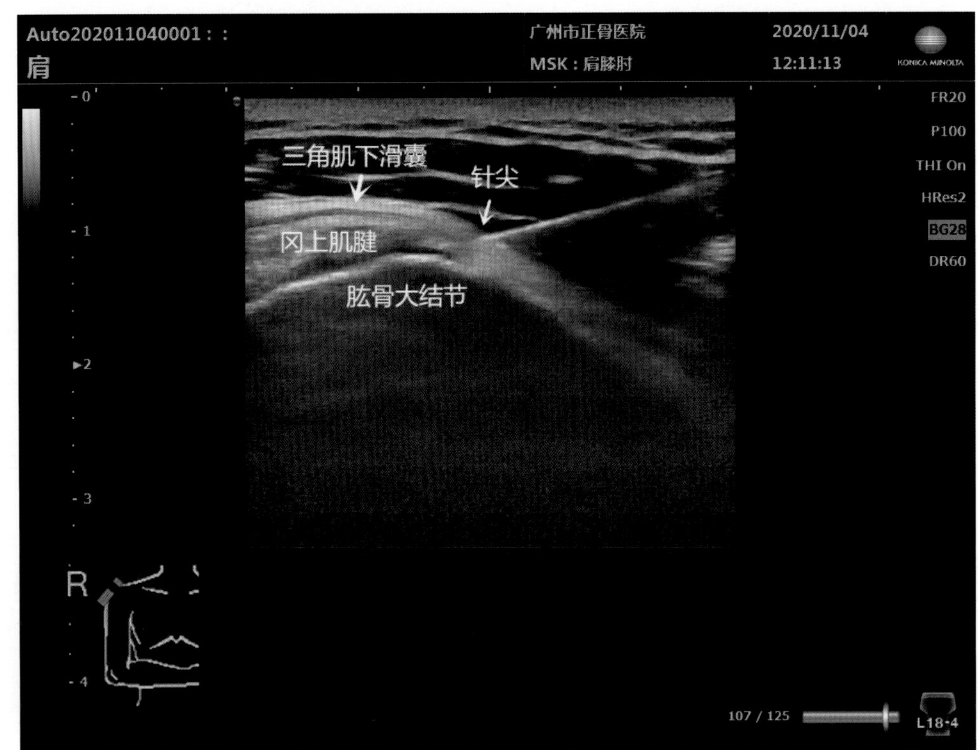

图2-1-7 冈上肌损伤的肌骨超声芒针走向图（3）

第二节 冈下肌损伤

一、解剖

（1）冈下肌起自冈下窝的骨面，肌束向外跨过肩关节后方，止于肱骨大结节中部。

（2）冈下肌由肩胛上神经支配，神经纤维来自第五至第六颈神经节段。

（3）冈下肌可使肩关节旋外。

二、损伤机制

（1）急性损伤：反复快速做肩关节内旋动作导致。

（2）慢性劳损：姿势不良导致，如办公桌过高。

三、治疗

（1）患者取俯卧位，术者立其旁。

（2）于天宗穴直刺进针，针尖分别向穴位四方透刺，各运针至得气后出针。见图2-1-8至图2-1-10。

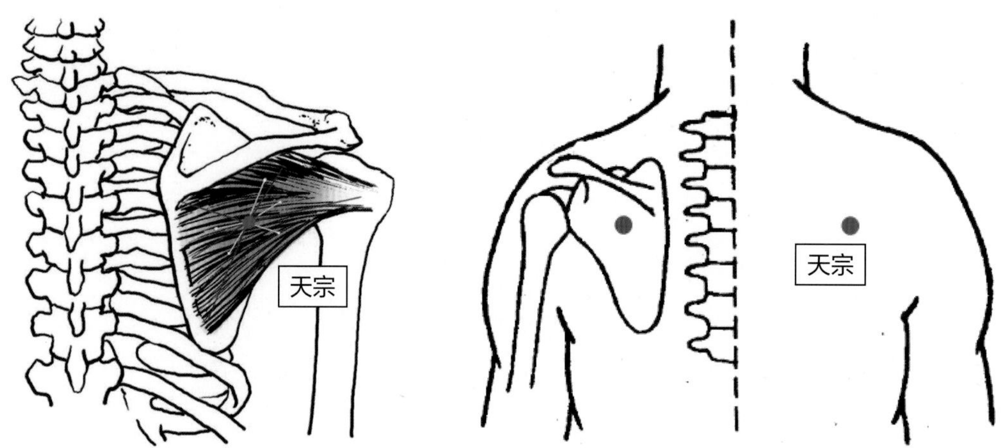

图2-1-8　冈下肌损伤的芒针治疗示意图　　图2-1-9　冈下肌损伤的治疗穴位图

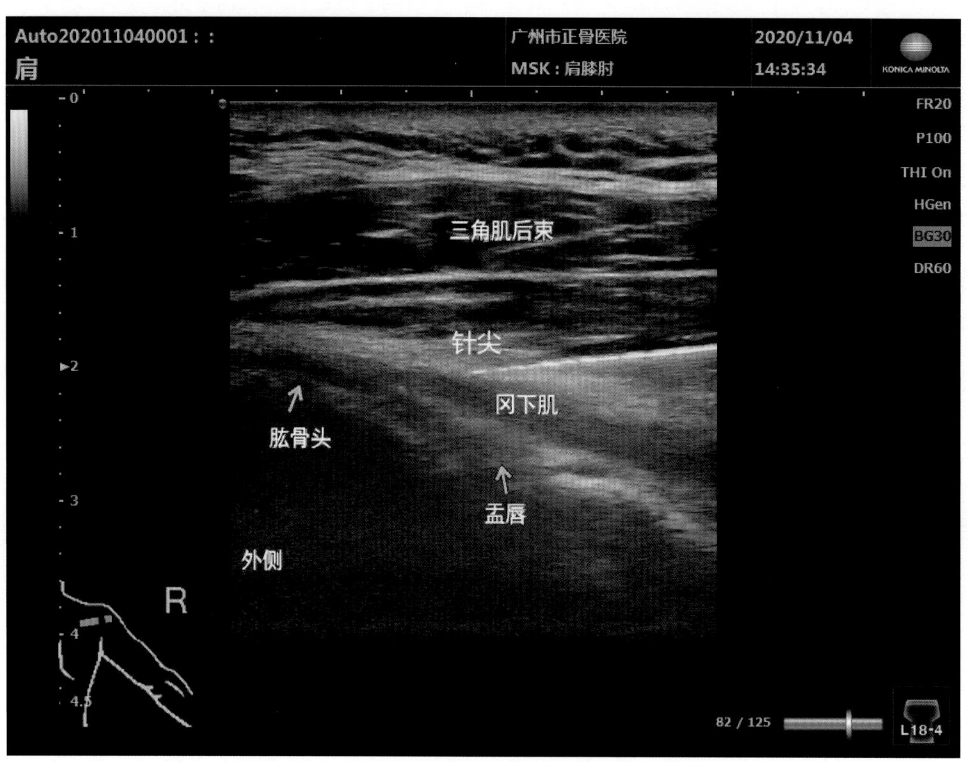

图2-1-10　冈下肌损伤的肌骨超声芒针走向图

第三节　大圆肌损伤

一、解剖

（1）大圆肌起自肩胛骨外侧缘和下角，肌束向上外绕至肱骨之前，止于肱骨小结节嵴。

（2）大圆肌由肩胛下神经支配，神经纤维来自第五至第七颈神经节段。

（3）大圆肌可使肩关节后伸、内收和旋内。

二、损伤机制

（1）急性损伤：反复肩关节伸展、外展、内旋导致，如游泳、举重物过头。

（2）慢性劳损：长期伏案工作或办公桌过高等因素导致的静力性损伤。

三、治疗

（1）患者取侧卧位，肩关节稍外展，术者立其身后。

（2）于局部阿是穴直刺进针，针尖沿肌纤维方向向内、向外透刺，运针至得气后出针。见图2-1-11至图2-1-13。

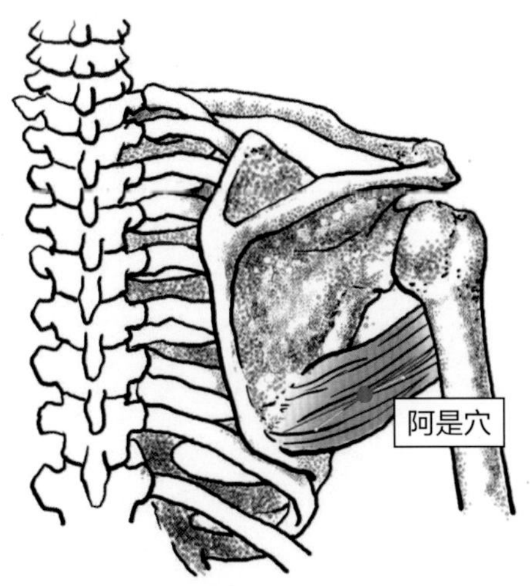

图2-1-11　大圆肌损伤的芒针治疗示意图

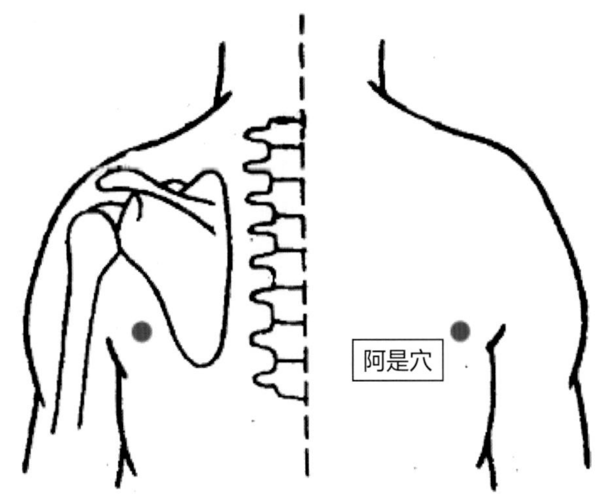

图2-1-12　大圆肌损伤的治疗穴位图

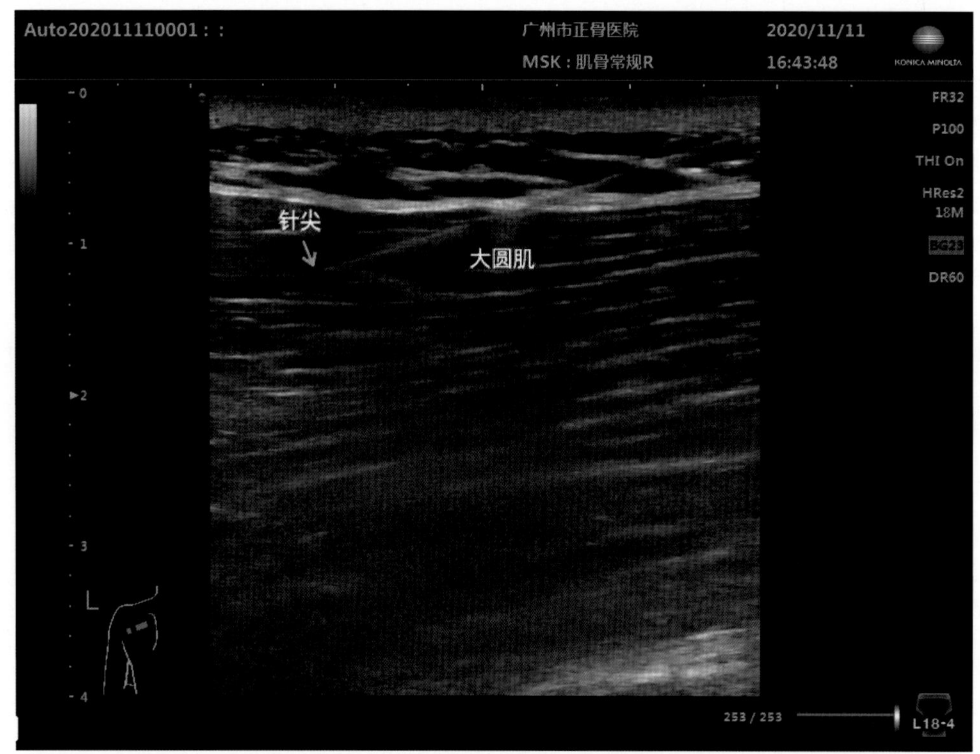

图2-1-13　大圆肌损伤的肌骨超声芒针走向图

第四节　小圆肌损伤

一、解剖

（1）小圆肌起自肩胛骨外侧缘后面，肌束向外上跨过肩关节后方，止于肱骨大结节下部。

（2）小圆肌由腋神经支配，神经纤维来自第五颈神经节段。

（3）小圆肌可使肩关节旋外。

二、损伤机制

（1）急性损伤：反复高速的肩关节内旋导致。

（2）慢性劳损：姿势不良导致，诱发因素如办公桌过高等。

三、治疗

（1）患者取坐位或俯卧位，术者立其身后或患侧。

（2）于天宗穴向外上方斜刺进针，针尖向肩髎穴方向透刺，运针至得气后出针。见图2-1-14至图2-1-16。

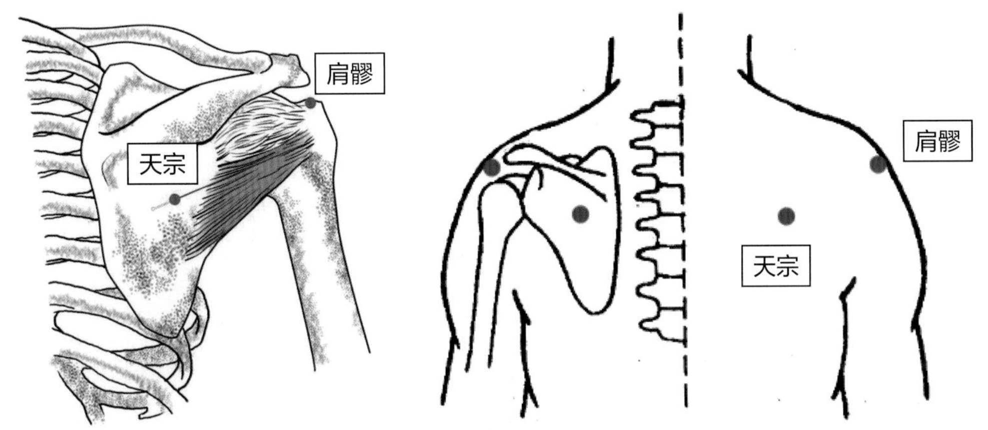

图2-1-14　小圆肌损伤的芒针治疗示意图

图2-1-15　小圆肌损伤的治疗穴位图

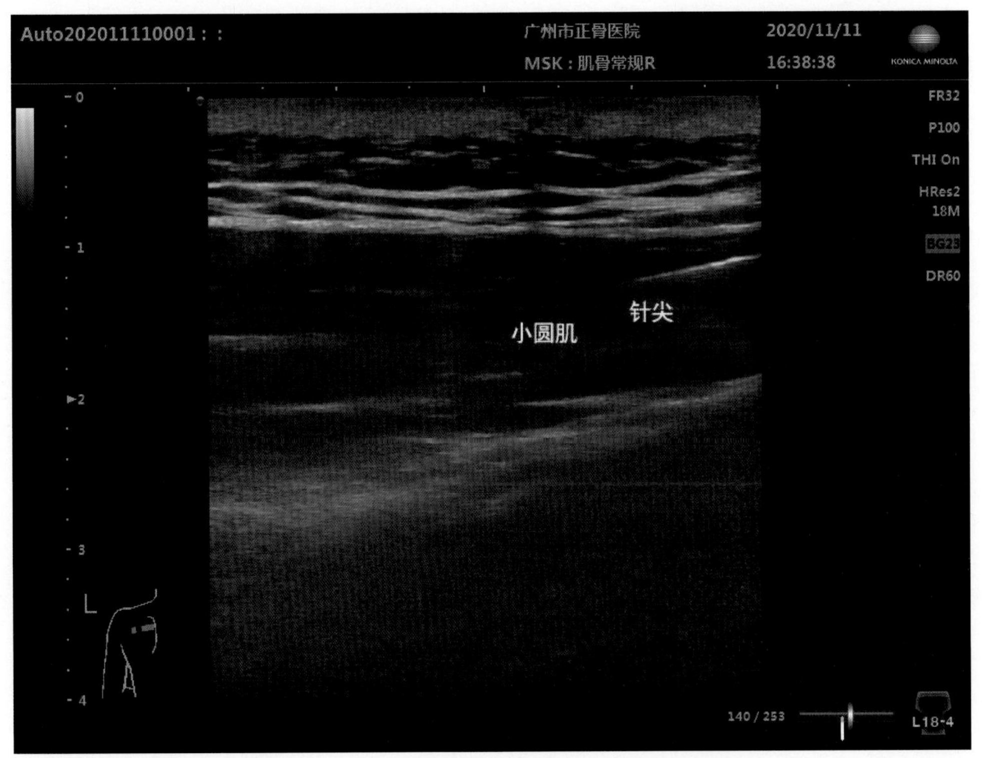

图2-1-16　小圆肌损伤的肌骨超声芒针走向图

第五节　肩胛下肌损伤

一、解剖

（1）肩胛下肌起自肩胛下窝，肌束向上经肩关节的前方，止于肱骨小结节。

（2）肩胛下肌由肩胛下神经支配，神经纤维来自第五至第七颈神经节段。

（3）肩胛下肌可使肩关节内收和旋内。

二、损伤机制

（1）急性损伤：反复的肩关节伸展、内旋导致，如游泳、举重物过头。

（2）慢性劳损：长期伏案工作或办公桌过高等因素导致的静力性损伤。

三、治疗

（1）患者取坐位或俯卧位，患侧上肢外展、内旋，术者立其身后或患侧。

（2）于譩譆穴向外斜刺进针，针尖穿过肩胛骨前方向肱骨头方向透刺，运针至得气后出针。见图2-1-17、图2-1-18。

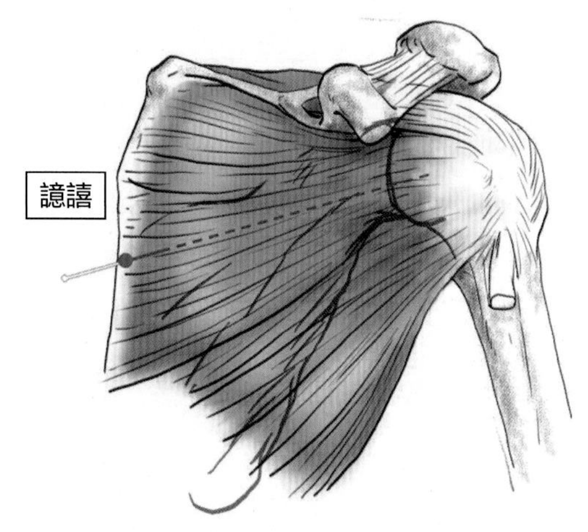

图2-1-17　肩胛下肌损伤的芒针治疗示意图

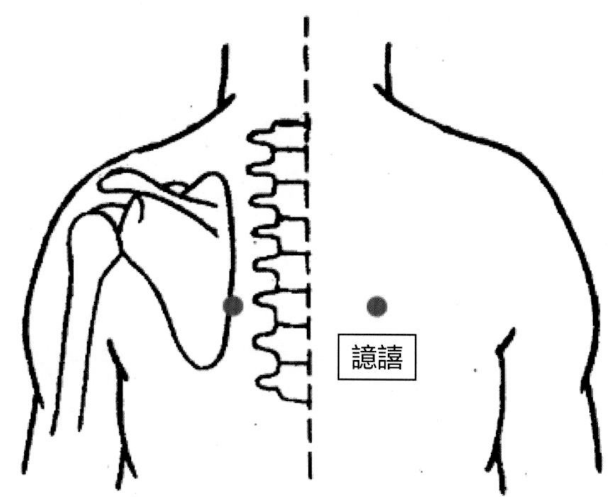

图2-1-18　肩胛下肌损伤的治疗穴位图

第六节　背阔肌损伤

一、解剖

（1）背阔肌呈三角形，以腱膜起自下6个胸椎和全部腰椎棘突、骶正中嵴及髂肌后面，肌束向外上方集中，以扁腱止于肱骨小结节嵴。

（2）背阔肌由胸背神经支配，神经纤维来自第六至第八颈神经节段。

（3）背阔肌可使肩关节内收、旋内和后伸，当上肢上举固定时可上提躯干（引体向上）。

二、损伤机制

（1）急性损伤：反复的肩关节伸展、外展、内旋导致，如游泳、举重物过头。

（2）慢性劳损：长期伏案工作或办公桌过高等因素导致的静力性损伤。

三、治疗

（1）患者取坐位或俯卧位，上臂外展，术者立其身后或患侧。

（2）于肩贞穴向外上方斜刺进针，针尖沿肌纤维走向透刺，运针至得气后出针。

（3）于魂门穴向内下方斜刺进针，针尖沿肌纤维走向向腰椎棘突、髂嵴方向透刺，运针至得气后出针。见图2-1-19、图2-1-20。

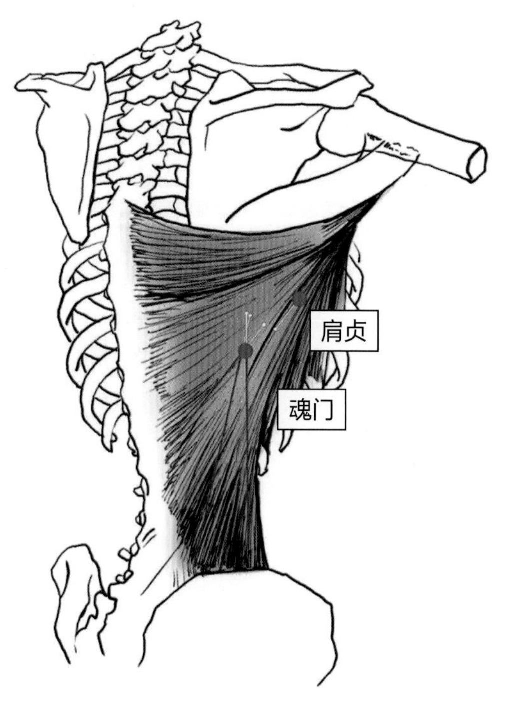

图2-1-19　背阔肌损伤的芒针治疗示意图

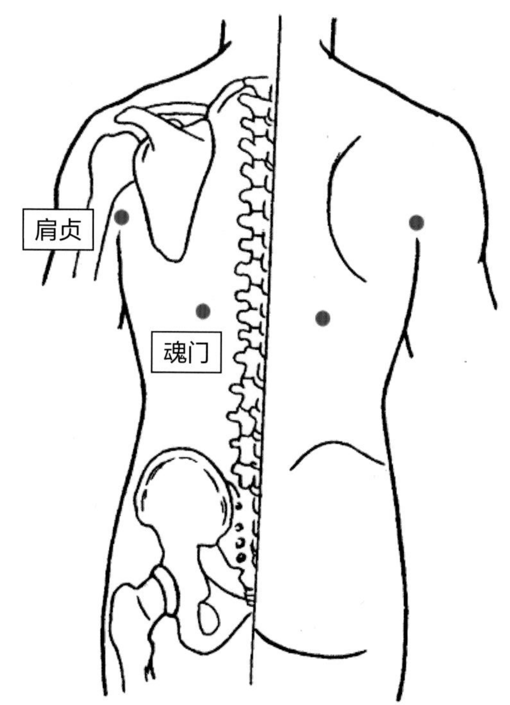

图2-1-20　背阔肌损伤的治疗穴位图

第七节　三角肌损伤

一、解剖

（1）三角肌起自锁骨外侧段、肩峰和肩胛冈，肌束向外下方集中，止于肱骨体外侧面的三角肌粗隆。

（2）三角肌由腋神经支配，神经纤维来自第四至第六颈神经节段。

（3）三角肌可使肩关节外展，其前部肌纤维收缩可使肩关节前屈并略旋内，后部肌纤维收缩可使肩关节后伸并略旋外。

二、损伤机制

（1）急性损伤：高速运动时损伤、直接性创伤。

（2）慢性劳损：姿势不良、肩关节前屈受限可导致三角肌肌力减退，失去保护深层肌肉的作用，引起深层肌肉病变。

三、治疗

（1）患者取侧卧位，患侧上肢在上，外展。

（2）于臂臑穴直刺进针后，针尖依次向肩髃穴、肩髎穴、抬肩穴透刺，均需抵至穴位之下，依次运针至得气后出针。见图2-1-21至图2-1-23。

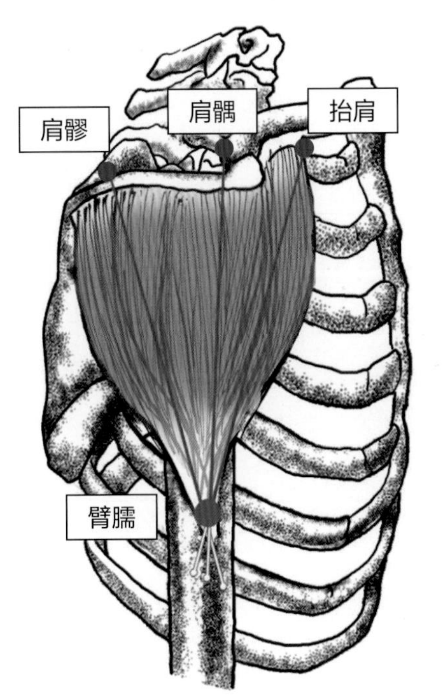

图2-1-21　三角肌损伤的芒针治疗示意图

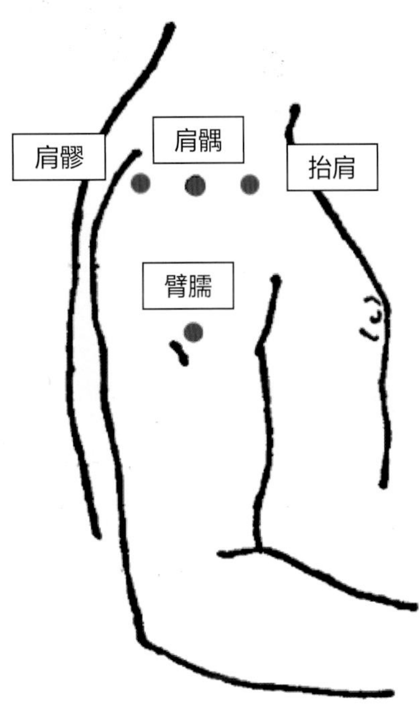

图2-1-22　三角肌损伤的治疗穴位图

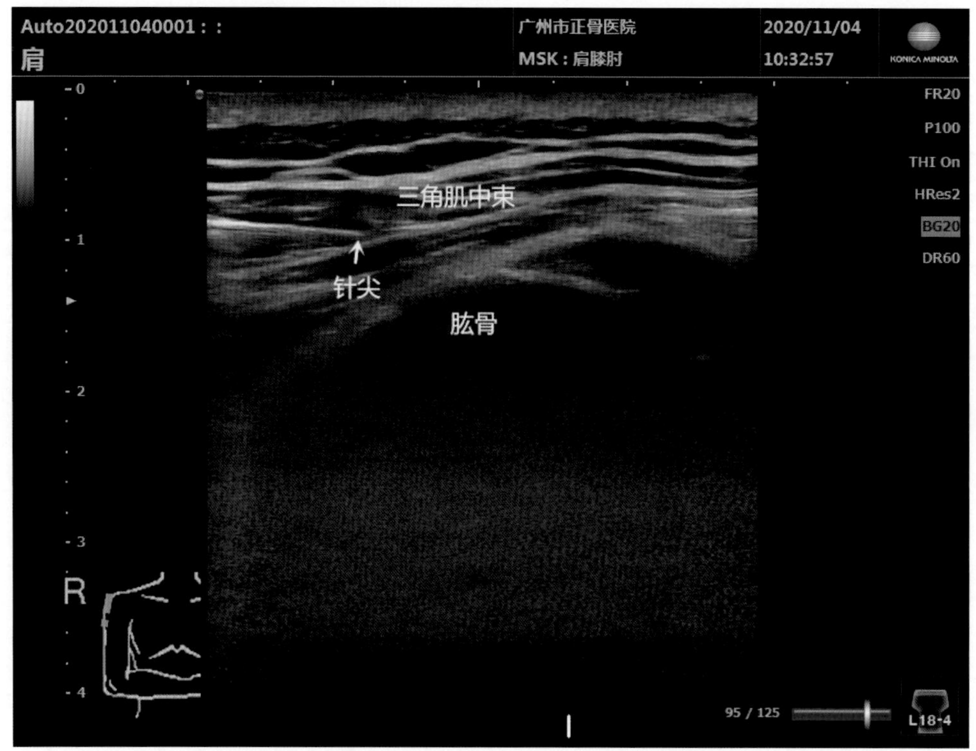

图2-1-23　三角肌损伤的肌骨超声芒针走向图

第八节　肱二头肌损伤

一、解剖

（1）肱二头肌起端有长、短两头。长头以长腱起自肩胛骨关节盂的上方，穿经肩关节囊，沿结节间沟下降；短头在内侧，起自肩胛骨喙突。两头在臂中部汇合成一肌腹，向下延续为肌腱，经肘关节前方，止于桡骨粗隆。

（2）肱二头肌由肌皮神经支配，神经纤维来自第五至第七颈神经节段。

（3）肱二头肌可屈肘关节、屈肩关节，并使前臂旋后。

二、损伤机制

（1）急性损伤：突然暴力过度拉伸、运动或提重物致伤。

（2）慢性劳损：由于肘关节或上肢损伤后手臂长期固定不动导致，或因肌肉过度缩短导致激痛点活化。

三、治疗

（1）患者取坐位或侧卧位，术者立其身后。

（2）分别于肱二头肌内、外侧肌腹寻找阿是穴并做标记，直刺进针，针尖分别沿肌纤维走向向上、向下透刺，各运针至得气后出针。见图2-1-24至图2-1-27。

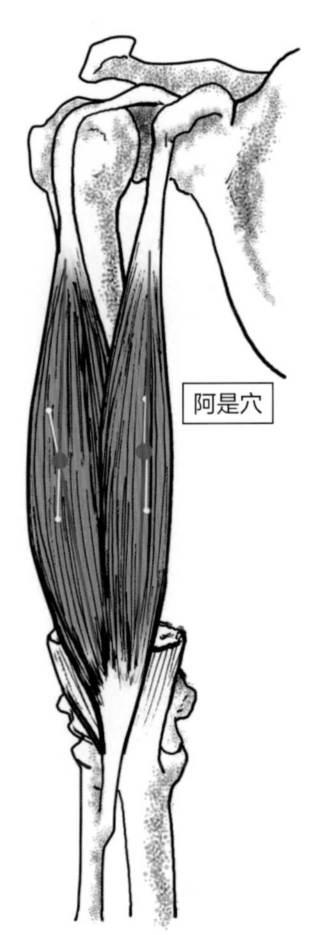

图2-1-24 肱二头肌损伤的芒针治疗示意图

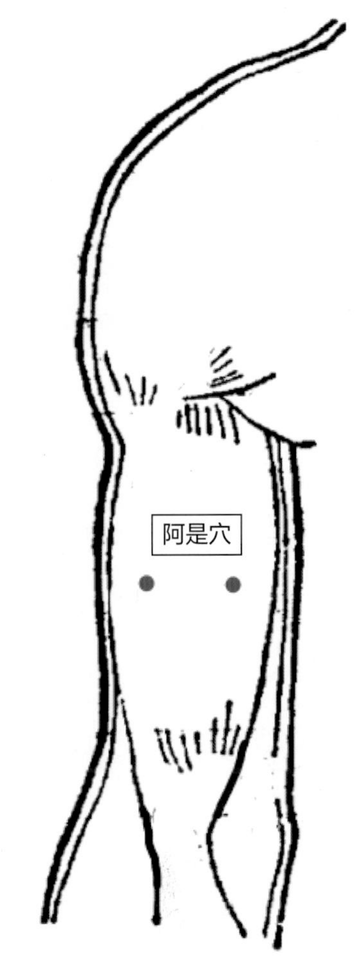

图2-1-25 肱二头肌损伤的治疗穴位图

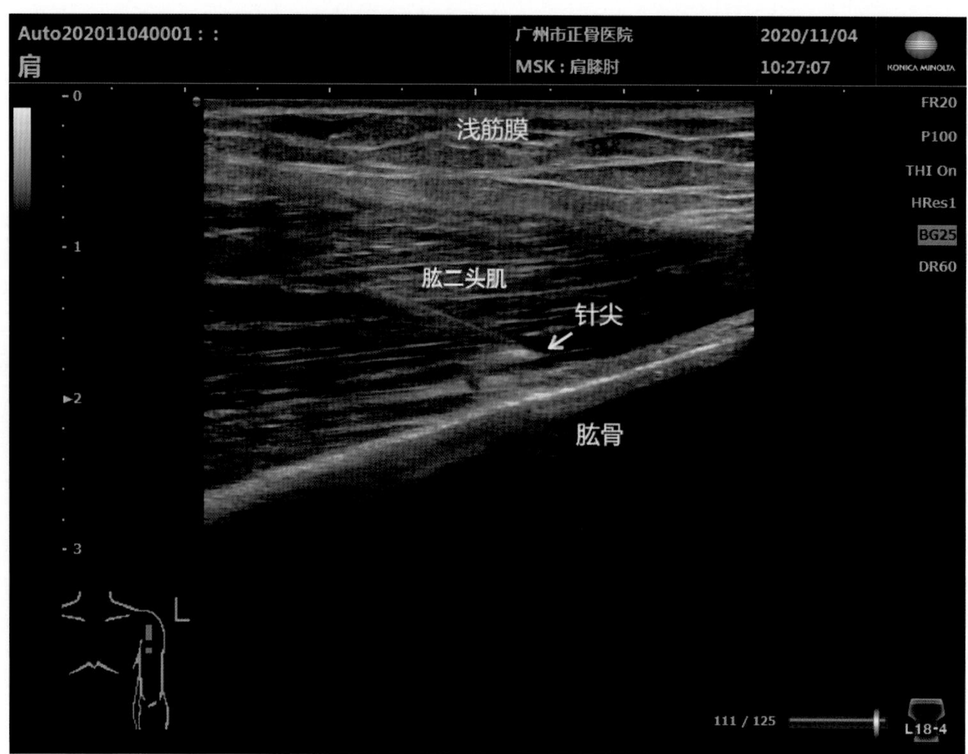

图2-1-26 肱二头肌损伤的肌骨超声芒针走向图（1）

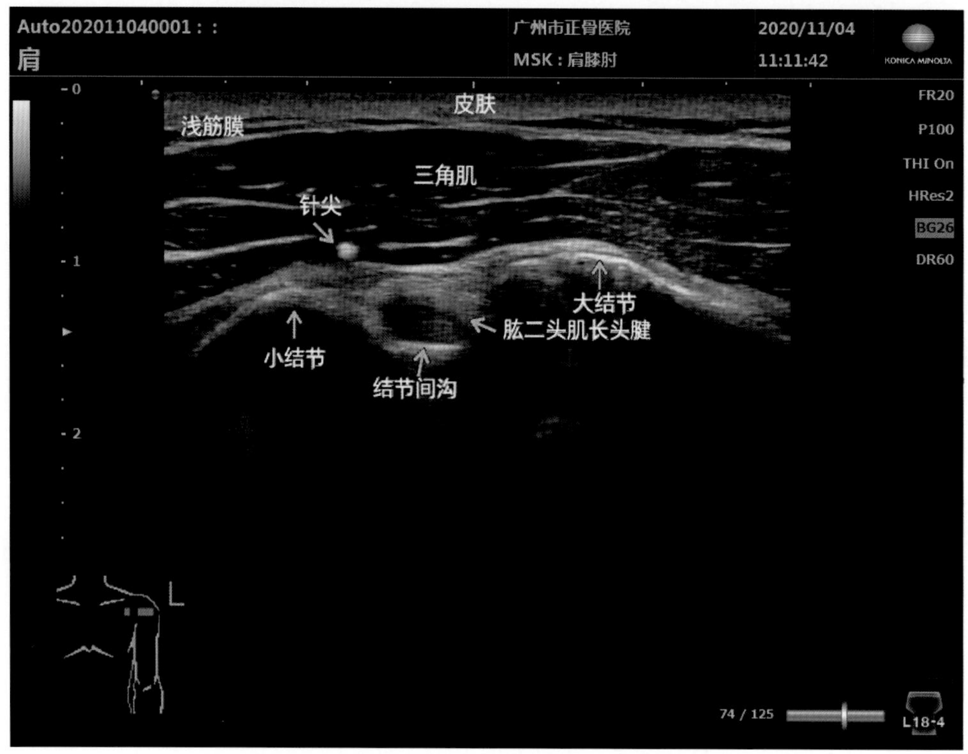

图2-1-27 肱二头肌损伤的肌骨超声芒针走向图（2）

第九节　肱三头肌损伤

一、解剖

（1）肱三头肌起端有三个头，长头起自肩胛骨关节盂下方，外侧头起自肱骨后面桡神经沟的外上方，内侧头起自桡神经沟的内下方，三头合为一个肌腹，以扁腱止于尺骨鹰嘴。

（2）肱三头肌由桡神经支配，神经纤维来自第六至第八颈神经节段。

（3）肱三头肌可伸肘关节，长头可使臂后伸。

二、损伤机制

（1）急性损伤：突然过度牵拉或提重物导致。

（2）慢性劳损：肘关节反复屈伸导致，如矿工肘。

三、治疗

（1）患者取坐位，肘关节伸直。

（2）分别于肱三头肌各肌腹寻找阿是穴并做标记，直刺进针，针尖分别沿肌纤维走向向上、向下透刺，各运针至得气后出针。见图2-1-28至图2-1-31。

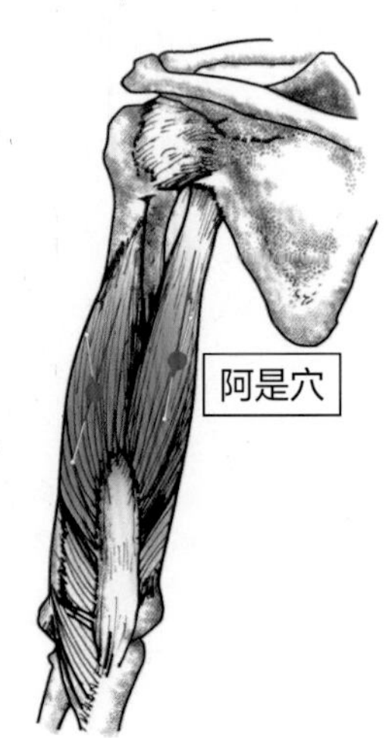

图2-1-28　肱三头肌损伤的芒针治疗示意图

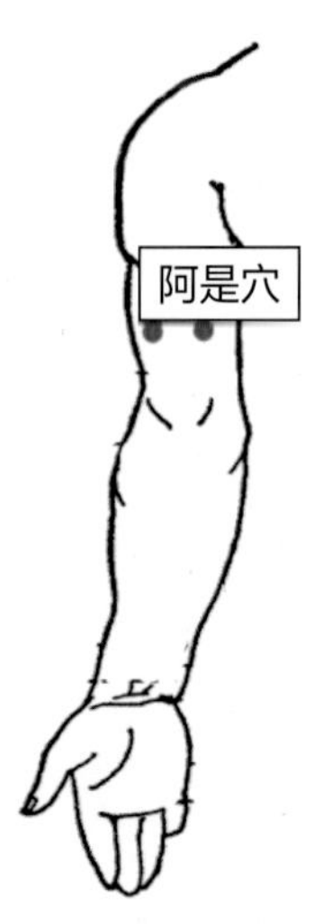

图2-1-29　肱三头肌损伤的治疗穴位图

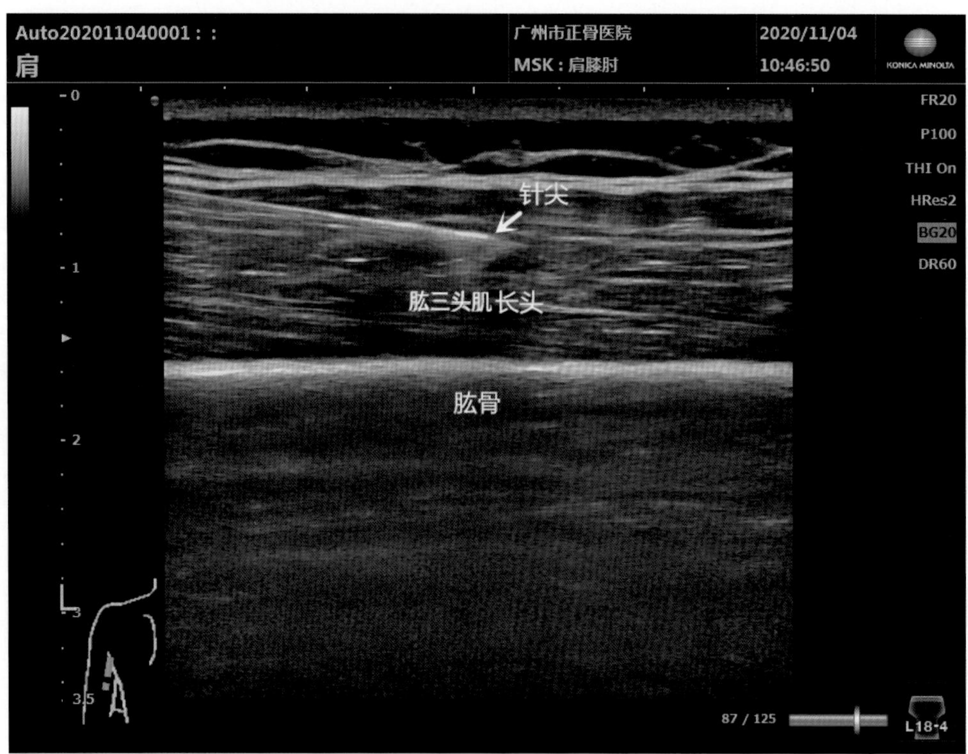

图2-1-30　肱三头肌损伤的肌骨超声芒针走向图（1）

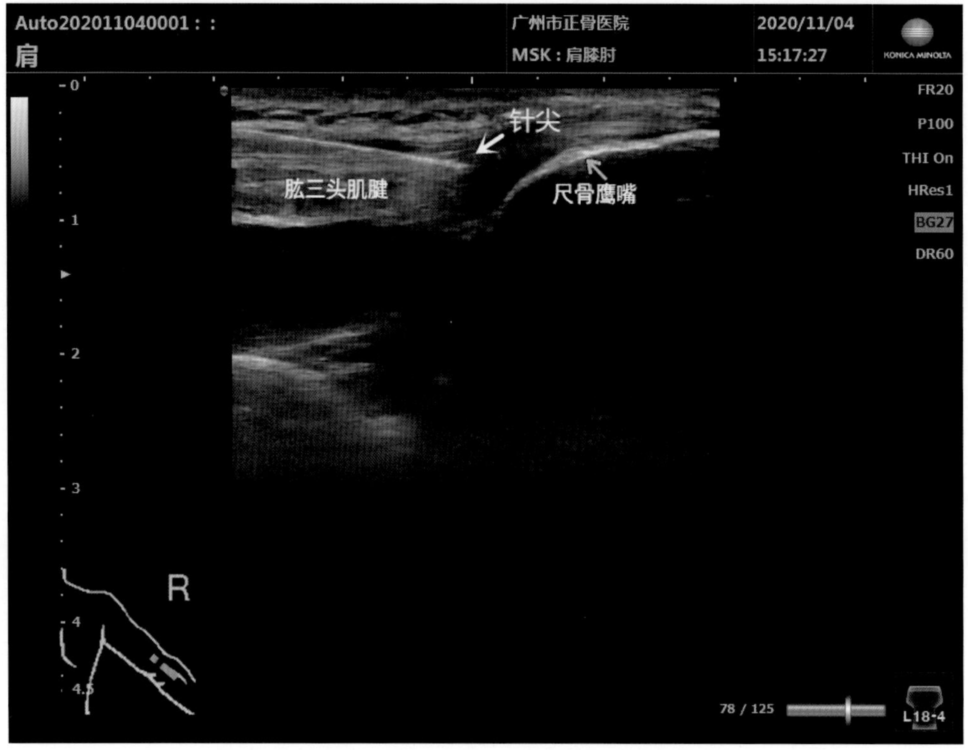

图2-1-31　肱三头肌损伤的肌骨超声芒针走向图（2）

第十节　喙肱肌损伤

一、解剖

（1）喙肱肌起自肩胛骨喙突，止于肱骨中部内侧。

（2）喙肱肌由肌皮神经支配，神经纤维来自第五至第七颈神经节段。

（3）喙肱肌可屈和内收肩关节。

二、损伤机制

（1）急性损伤：运动中高速损伤及直接创伤，如摔跤抓手、下蹲背扛的动作。

（2）慢性劳损：长期背伸导致，如背重物。

三、治疗

（1）患者取坐位或侧卧位，术者立其身后。

（2）局部寻找阿是穴并做标记，直刺进针，针尖沿肌纤维走向向上、向下透刺，运针至得气后出针。见图2-1-32、图2-1-33。

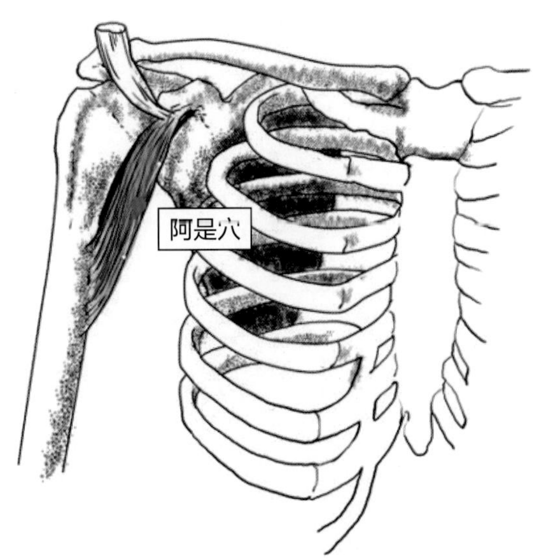

图2-1-32　喙肱肌损伤的芒针治疗示意图

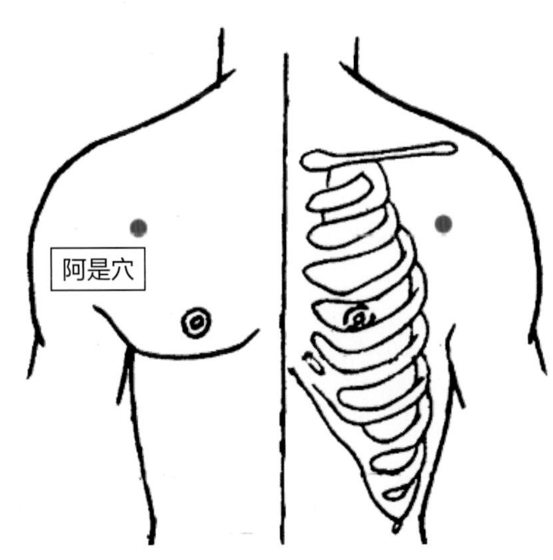

图2-1-33　喙肱肌损伤的治疗穴位图

第十一节　胸大肌损伤

一、解剖

（1）胸大肌起自锁骨的内侧2/3段、胸骨前面和第一至第六肋软骨等处，各肌束集合向外，以扁腱止于肱骨大结节嵴。

（2）胸大肌由胸内、外侧神经支配，神经纤维来自第五颈神经节段至第一胸神经节段。

（3）胸大肌可使肱骨内收和旋内，当上肢上举固定时，可上提躯干，并上提肋，协助吸气。

二、损伤机制

（1）急性损伤：局部暴力性击伤、俯卧撑牵拉伤等导致。

（2）慢性劳损：长期坐位或提重物导致。

三、治疗

（1）患者取仰卧位，术者立其患侧。

（2）分别于气户穴、灵墟穴、步廊穴向外斜刺进针，针尖向胸大肌止点透刺，各运针至得气后出针。见图2-1-34至图2-1-37。

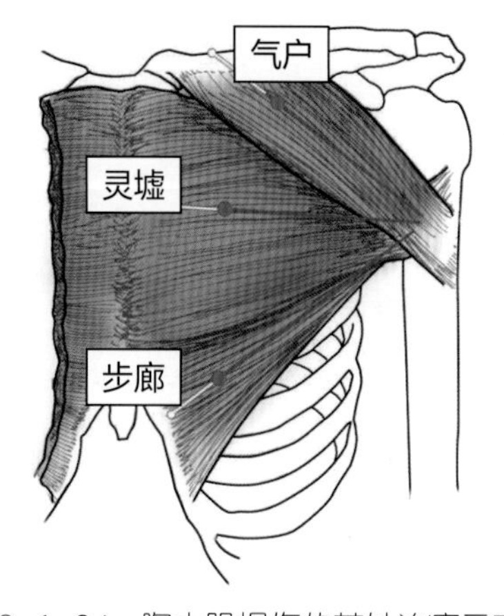

图2-1-34　胸大肌损伤的芒针治疗示意图

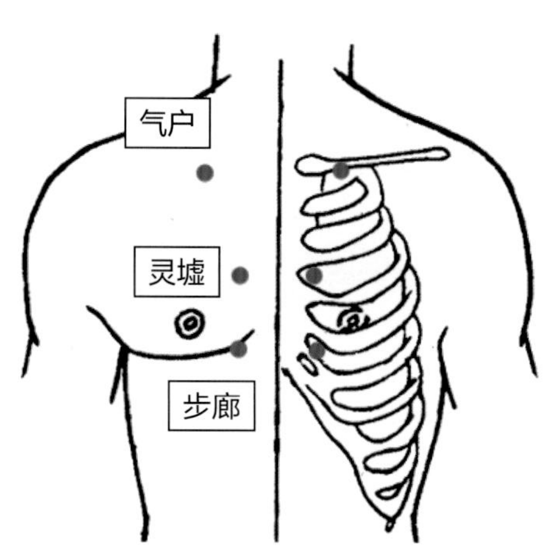

图2-1-35　胸大肌损伤的治疗穴位图

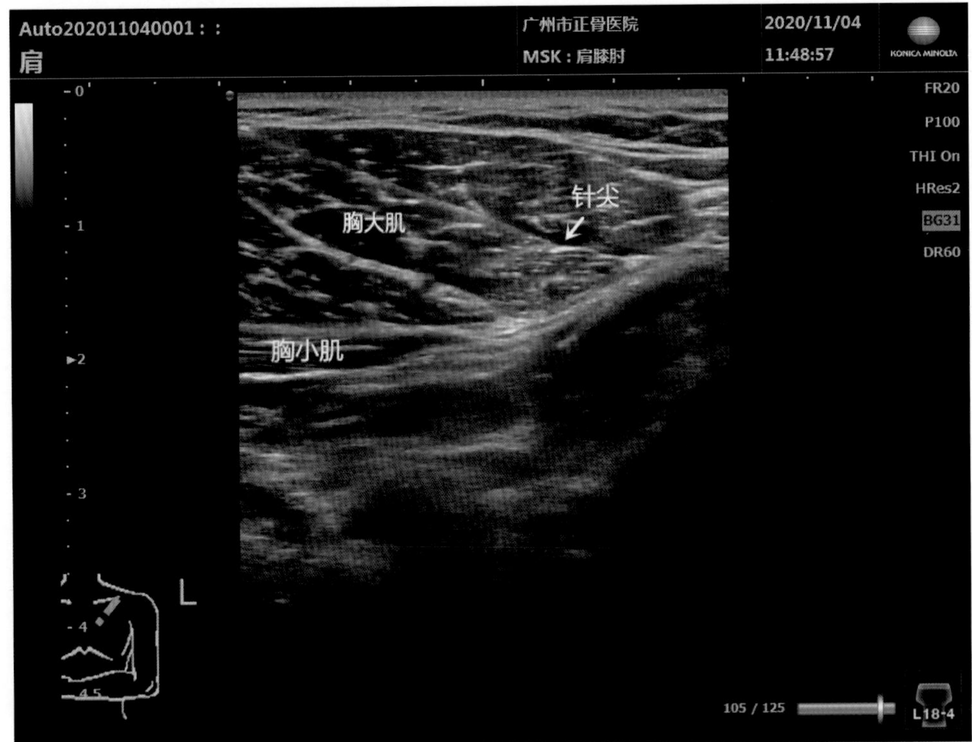

图2-1-36　胸大肌损伤的肌骨超声芒针走向图（1）

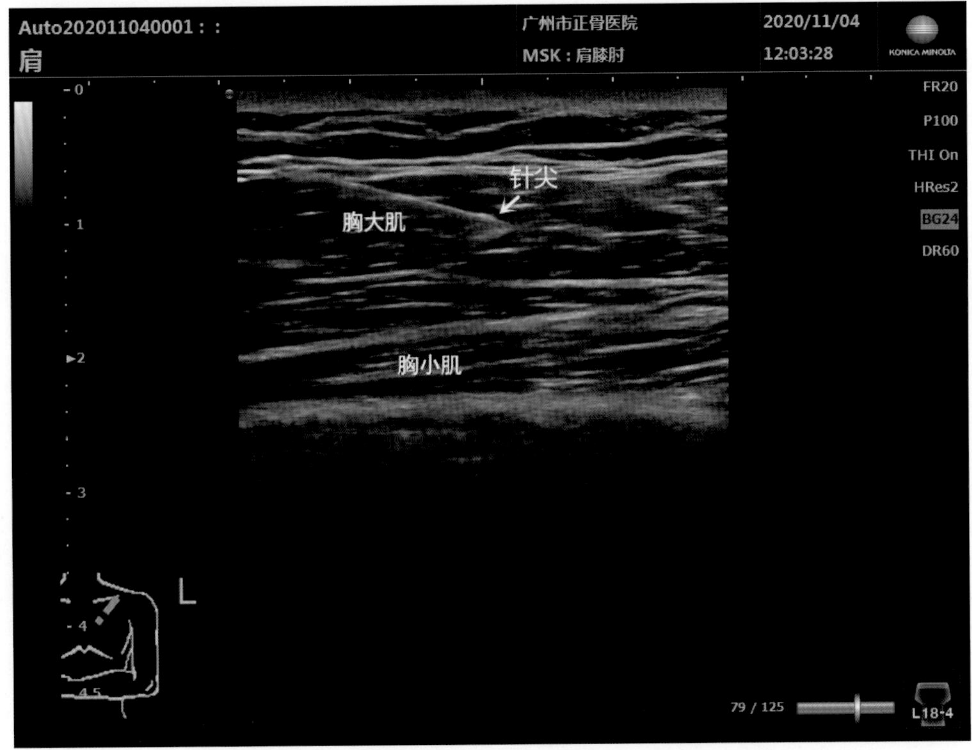

图2-1-37　胸大肌损伤的肌骨超声芒针走向图（2）

第十二节　胸小肌损伤

一、解剖

（1）胸小肌起自第三至第五肋，止于肩胛骨喙突。

（2）胸小肌由胸内、外侧神经支配，神经纤维来自第七颈神经节段至第一胸神经节段。

（3）胸小肌可牵拉肩胛骨向前下方，如肩胛骨固定，可上提第三至第五肋，协助吸气。

二、损伤机制

（1）急性损伤：局部暴力性击伤、俯卧撑牵拉伤等导致。

（2）慢性劳损：长期坐姿或提重物导致。

三、治疗

（1）患者取仰卧位，上肢处于中立位。

（2）于屋翳穴向外上斜刺进针，针尖向外上方透刺，运针至得气后出针。见图2-1-38至图2-1-40。

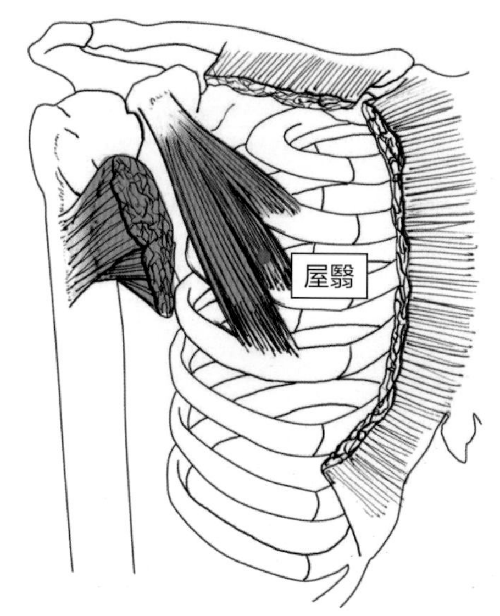

图2-1-38　胸小肌损伤的芒针治疗示意图

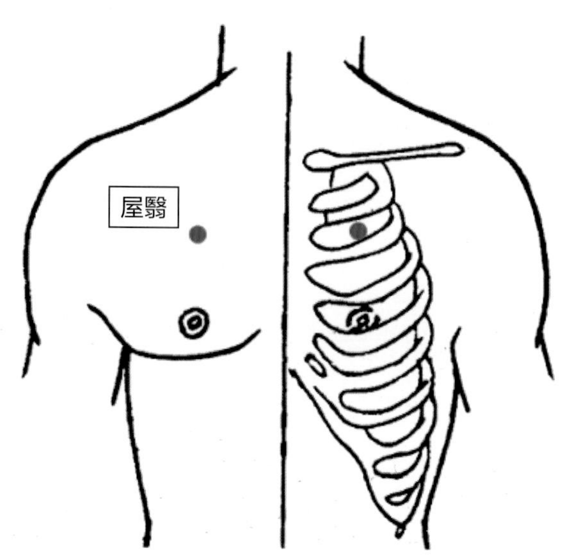

图2-1-39　胸小肌损伤的治疗穴位图

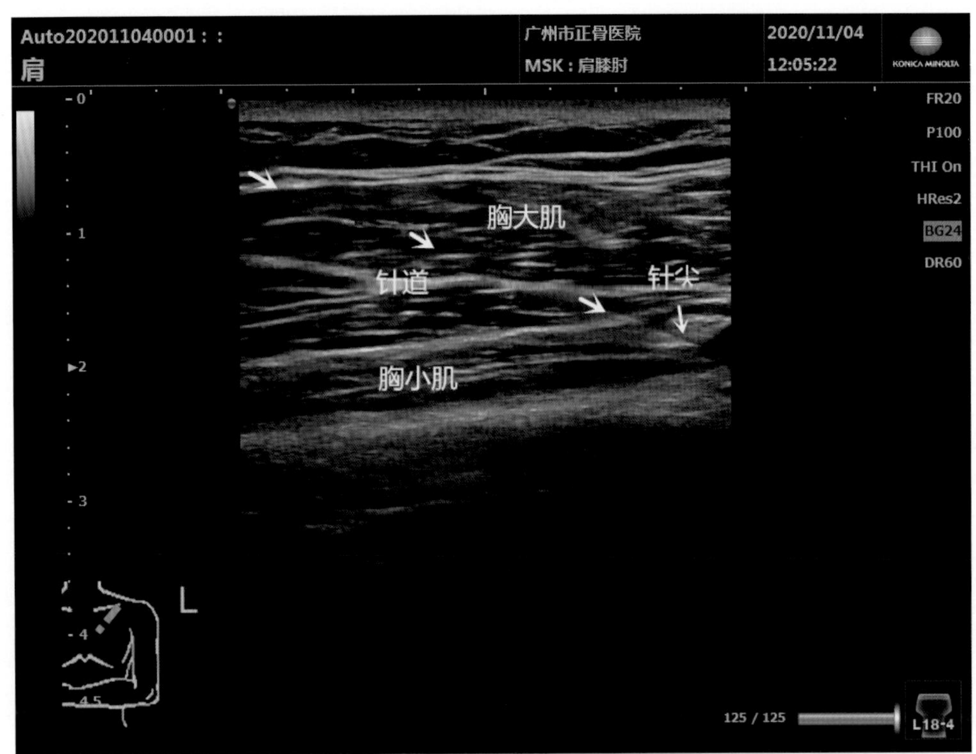

图2-1-40 胸小肌损伤的肌骨超声芒针走向图

第十三节 肱肌损伤

一、解剖

（1）肱肌起自肱骨体下半部的前面，止于尺骨粗隆。

（2）肱肌由肌皮神经支配，神经纤维来自第五至第七颈神经节段。

（3）肱肌可屈肘关节。

二、损伤机制

（1）急性损伤：直接暴力击打致伤，跌仆、失足滑倒时手掌撑地致伤。

（2）慢性劳损：长期健身及器械运动致肘关节反复屈伸而劳损。

三、治疗

（1）患者取仰卧位或坐位，术者立其患侧。

（2）于肌肉肌腹附近寻找阿是穴并做标记，直刺进针，针尖沿肌纤维方向向下、向上透刺，各运针至得气后出针。见图2-1-41、图2-1-42。

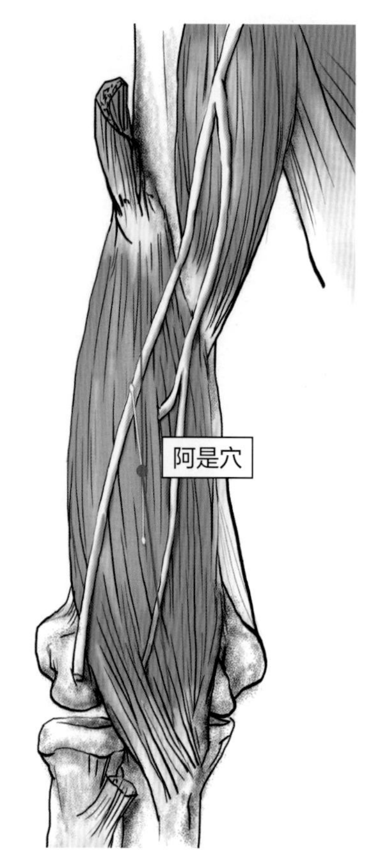

图2-1-41 肱肌损伤的芒针治疗示意图

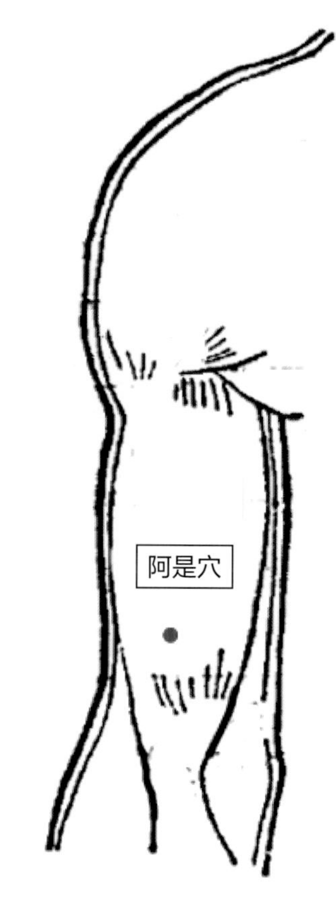

图2-1-42 肱肌损伤的治疗穴位图

第十四节 前臂伸肌群损伤

一、解剖

（1）前臂伸肌群包括尺侧腕伸肌、桡侧腕短伸肌、桡侧腕长伸肌、指伸肌、拇短伸肌、拇长伸肌等。

（2）前臂伸肌群由来自第六至第八颈神经节段的神经纤维支配。

（3）前臂伸肌群的主要功能为伸腕、指关节。

二、损伤机制

（1）急性损伤：直接暴力损伤导致。

（2）慢性劳损：长期或反复腕、指关节伸展活动导致。

三、治疗

（1）患者取仰卧位或坐位，术者立其患侧。

（2）分别于支正穴、温溜穴向上斜刺进针，针尖分别向肘关节内、外侧方向透刺，各运针至得气后出针。见图2-1-43至图2-1-45。

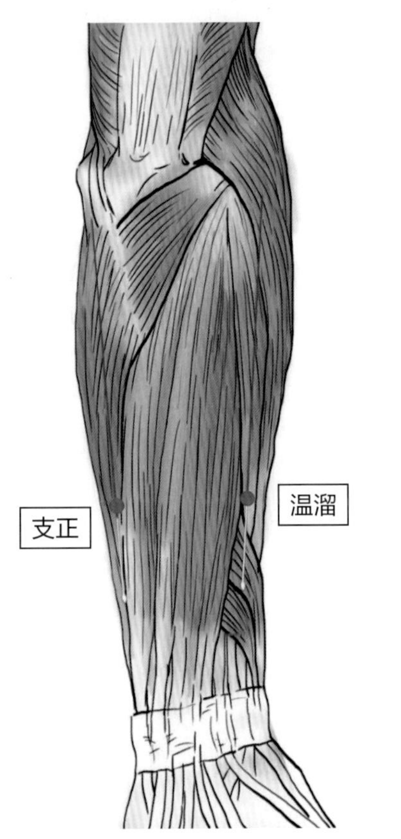

图2-1-43　前臂伸肌群损伤的芒针治疗示意图

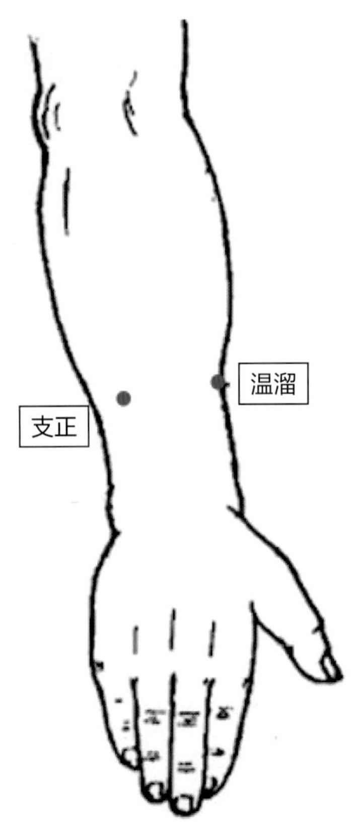

图2-1-44　前臂伸肌群损伤的治疗穴位图

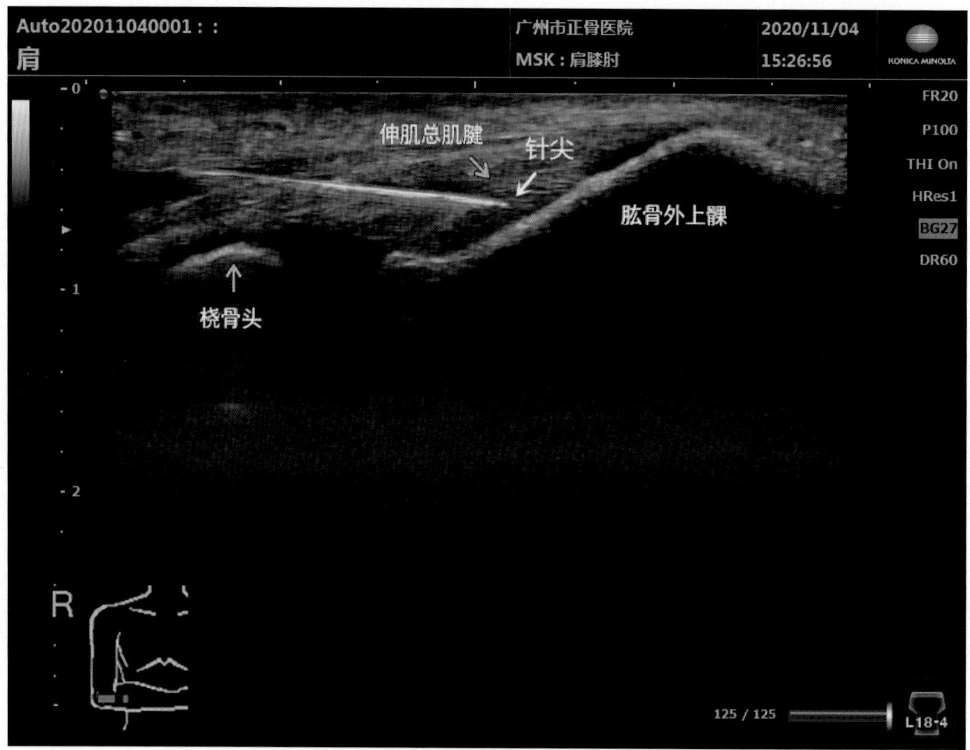

图2-1-45 前臂伸肌群损伤的肌骨超声芒针走向图

第十五节 前臂屈肌群损伤

一、解剖

（1）前臂屈肌群包括尺侧腕屈肌、桡侧腕屈肌、指浅屈肌、指深屈肌、拇长屈肌、拇短屈肌等。

（2）前臂屈肌群由来自第六颈神经节段至第一胸神经节段的神经纤维支配。

（3）前臂屈肌群的主要功能为屈腕、指关节。

二、损伤机制

（1）急性损伤：急性暴力损伤导致。

（2）慢性劳损：长期或反复腕、指关节屈伸活动导致。

三、治疗

（1）患者取坐位或仰卧位，前臂稍屈曲，术者立其患侧。

（2）分别于孔最穴、臂中穴向上斜刺进针，针尖分别向肘关节外侧（曲池）、内侧（少海）方向透刺，各运针至得气后出针。见图2-1-46、图2-1-47。

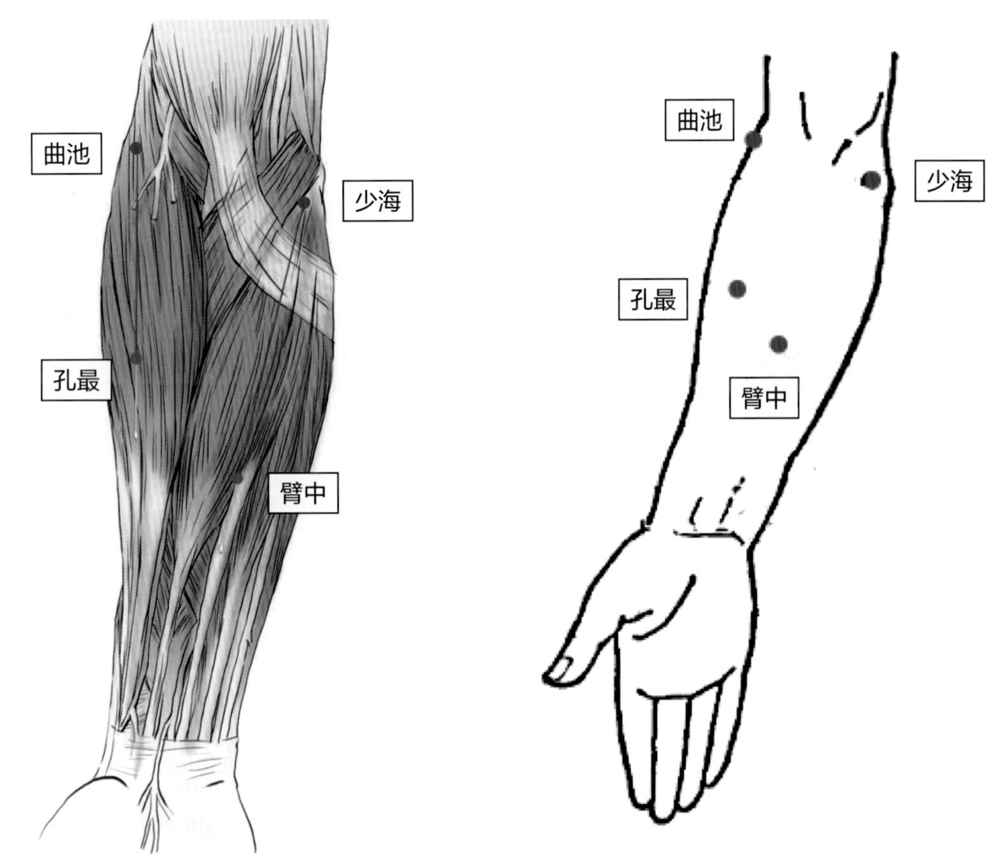

图2-1-46　前臂屈肌群损伤的芒针治疗示意图　　图2-1-47　前臂屈肌群损伤的治疗穴位图

第十六节　旋前圆肌损伤

一、解剖

（1）旋前圆肌起自肱骨内上髁，止于桡骨体中部外侧。

（2）旋前圆肌由正中神经支配，神经纤维来自第六至第七颈神经节段。

（3）旋前圆肌可使前臂旋前并屈肘。

二、损伤机制

（1）急性损伤：直接暴力击打伤，以及腕部或肘部的骨折牵拉所致。

（2）慢性劳损：特殊职业或工种劳损所致，如高尔夫球肘。

三、治疗

（1）患者取坐位或仰卧位，前臂旋前，术者立其患侧。

（2）于曲泽和郄门连线上距曲泽3寸处斜刺进针，针尖向曲泽方向透刺，进针2～3寸，运针至得气后出针。见图2-1-48至图2-1-50。

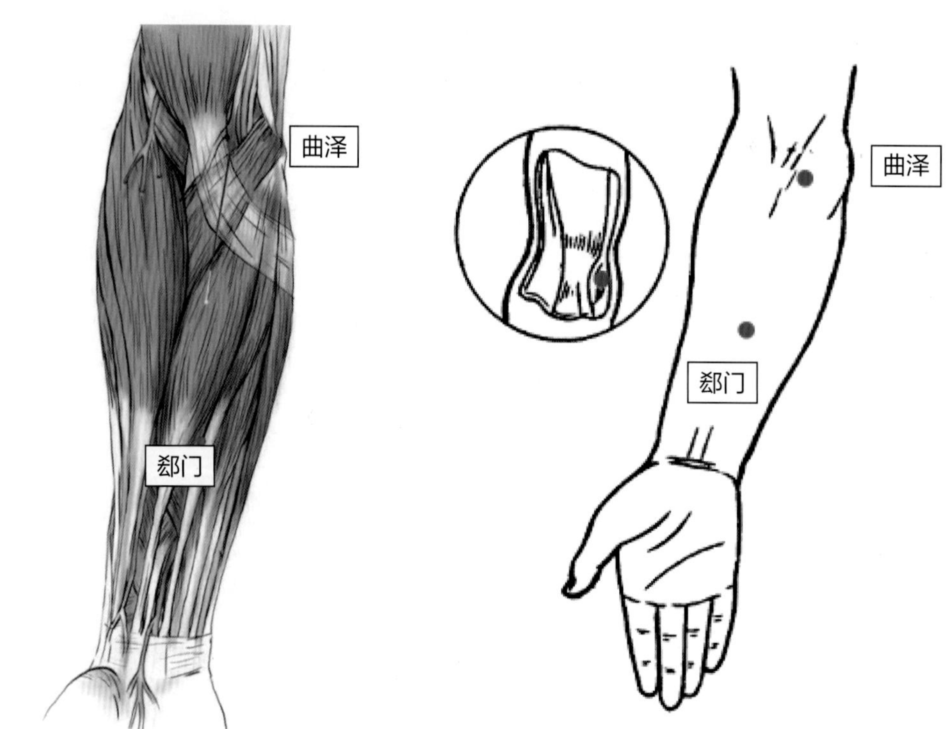

图2-1-48　旋前圆肌损伤的芒针治疗示意图

图2-1-49　旋前圆肌损伤的治疗穴位图

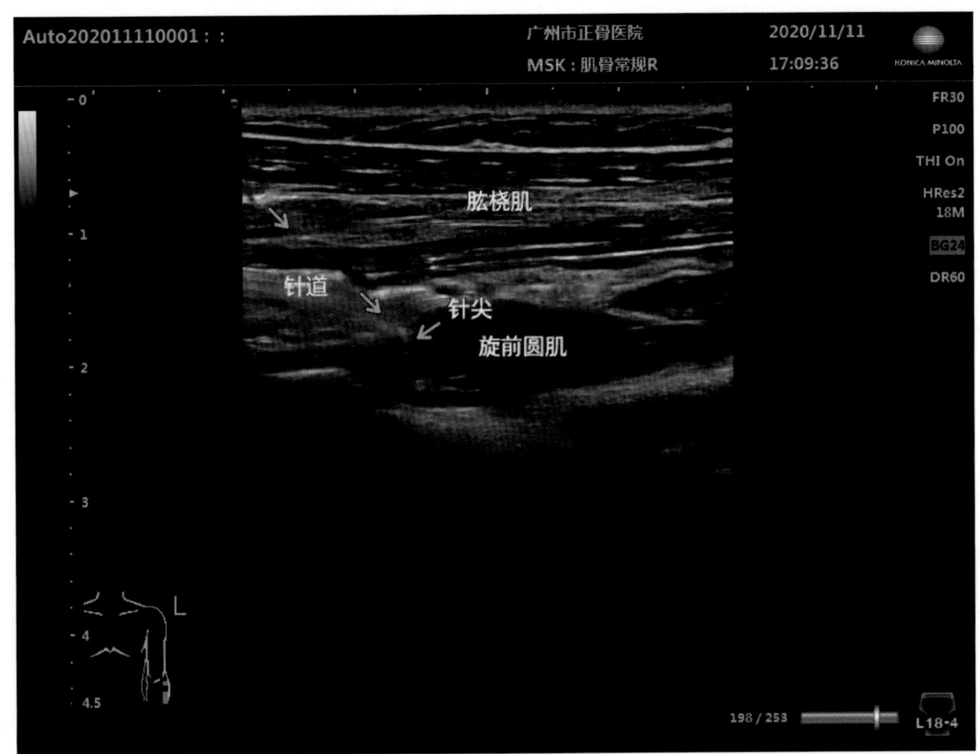

图2-1-50 旋前圆肌损伤的肌骨超声芒针走向图

第十七节 旋后方肌损伤

一、解剖

（1）旋后方肌起自肱骨外上髁和尺骨上端，止于桡骨近端。

（2）旋后方肌由桡神经支配，神经纤维来自第六至第八颈神经节段。

（3）旋后方肌可使前臂旋后。

二、损伤机制

（1）急性损伤：运动中特别是在做旋后动作时损伤导致。

（2）慢性劳损：肘关节伸展时反复做旋后动作，可导致激痛点活化。

三、治疗

（1）患者取坐位或仰卧位，术者立其患侧。

（2）于孔最穴向内上方斜刺进针，针尖沿肌纤维方向透刺，运针至得气后出针。见图2-1-51、图2-1-52。

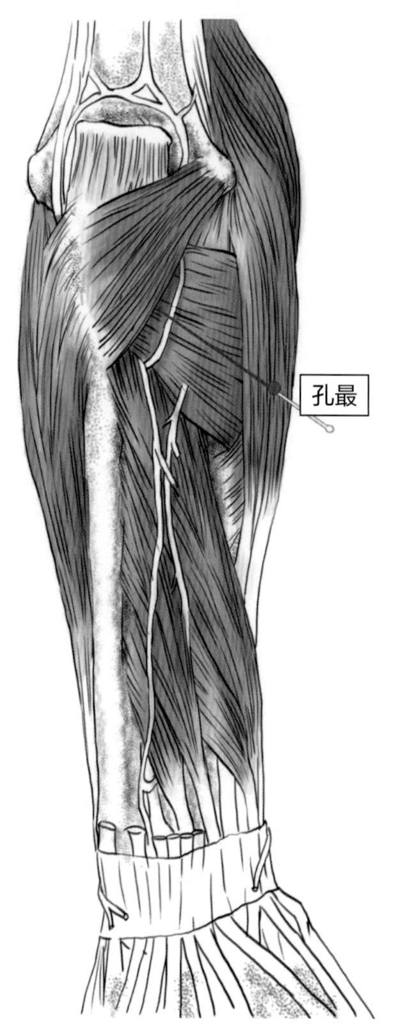

图2-1-51　旋后方肌损伤的芒针治疗示意图

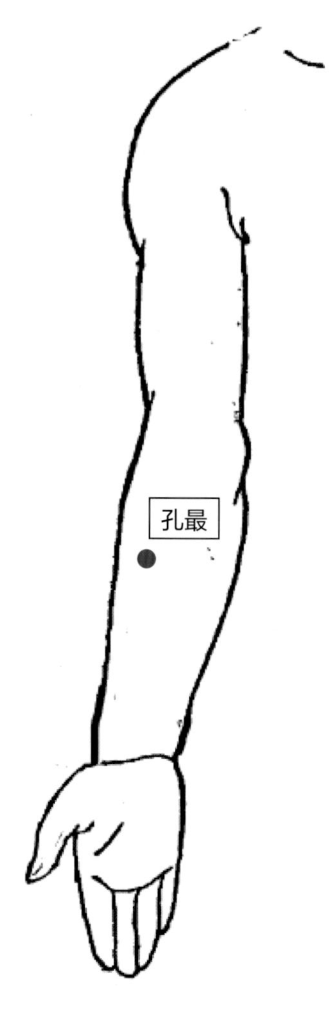

图2-1-52　旋后方肌损伤的治疗穴位图

（胡凤军　黄天纵）

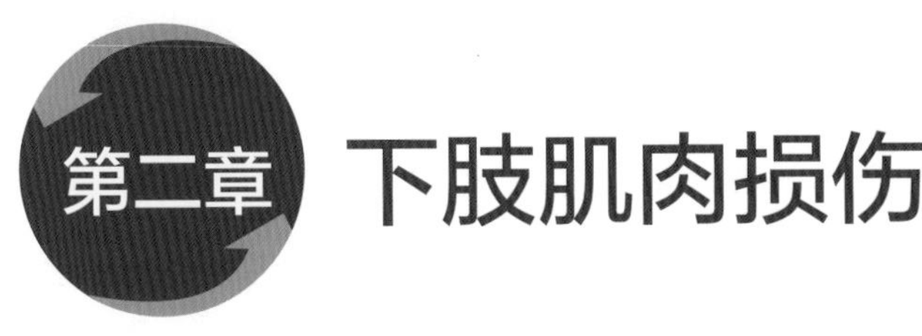

第二章 下肢肌肉损伤

第一节 臀大肌损伤

一、解剖

（1）臀大肌起自髂骨外面和骶、尾骨的后面，肌束斜向外下，止于股骨的臀肌粗隆和髂胫束。

（2）臀大肌由臀下神经支配，神经纤维来自第四腰神经节段至第五骶神经节段。

（3）臀大肌可伸髋关节，使髋关节旋外；下肢固定时，能伸直躯干，防止躯干前倾，是维持人体直立的重要肌肉。

二、损伤机制

（1）急性损伤：运动伤害或突然跌倒直接导致受伤。

（2）慢性劳损：髋关节长期处于屈曲并内收状态导致，如久坐并跷二郎腿等。

三、治疗

（1）患者取侧卧位或俯卧位，稍屈髋屈膝，术者立于患者患侧。

（2）于秩边穴直刺进针，针尖向外下方沿肌纤维走向并向其周围透刺，运针得气后出针。见图2-2-1、图2-2-2。

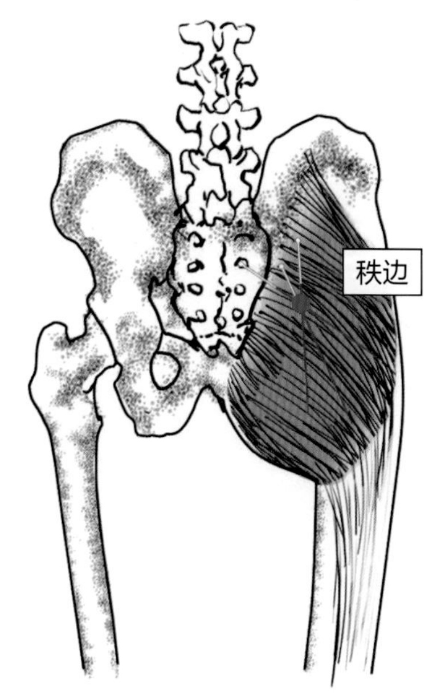

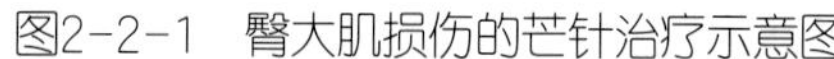
图2-2-1 臀大肌损伤的芒针治疗示意图

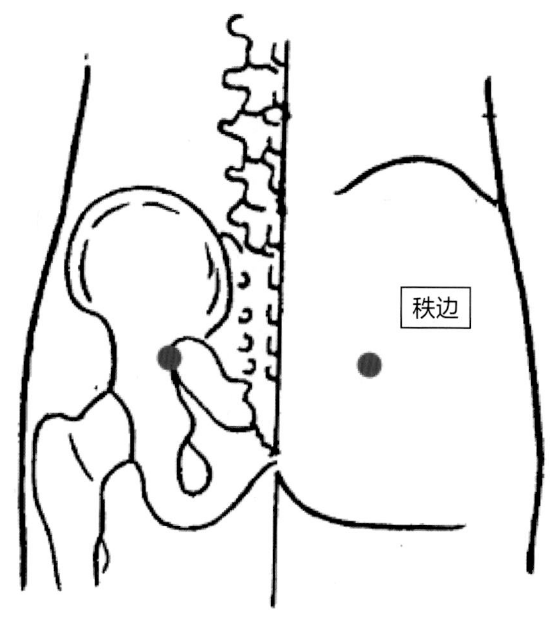

图2-2-2 臀大肌损伤的治疗穴位图

第二节 臀中肌损伤

一、解剖

（1）臀中肌起自髂骨外面（臀前线及臀后线之间），止于股骨大转子。

（2）臀中肌由臀上神经支配，神经纤维来自第四腰神经节段至第一骶神经节段。

（3）臀中肌可外展髋关节。

二、损伤机制

（1）急性损伤：运动伤害或突然跌倒直接导致受伤。

（2）慢性劳损：髋关节长期处于外展或负重状态导致，如久坐或站立时习惯单侧用力负重。

三、治疗

（1）患者取俯卧位或侧卧位、微屈髋屈膝，术者立其患侧。

（2）沿髂嵴寻找臀中肌阿是穴并做标记，分别直刺进针，针尖向股骨大转子透刺，运针至得气后出针。见图2-2-3、图2-2-4。

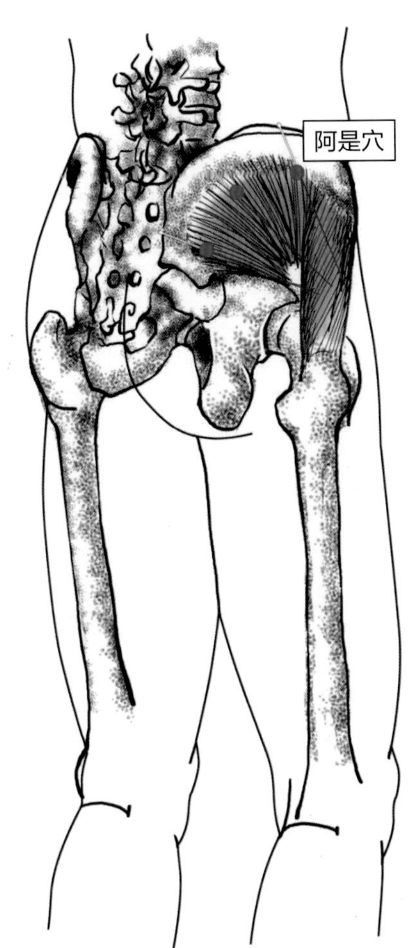

图2-2-3 臀中肌损伤的芒针治疗示意图

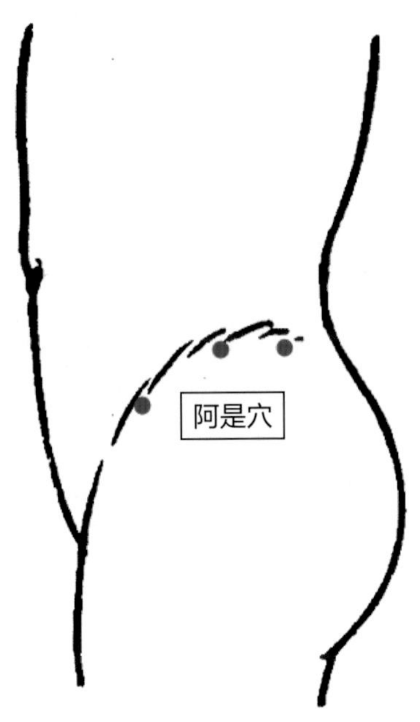

图2-2-4 臀中肌损伤的治疗穴位图

第三节 臀小肌损伤

一、解剖

（1）臀小肌起自髂骨外面（臀前线及臀下线之间），止于股骨大转子。

（2）臀小肌由臀上神经支配，神经纤维来自第四腰神经节段至第一骶神经节段。

（3）臀小肌可外展髋关节。

二、损伤机制

（1）急性损伤：运动伤害或突然跌倒导致受伤。

（2）慢性劳损：髋关节长期处于外展或负重状态导致，如久坐或站立时习惯单侧用力负重。

三、治疗

（1）患者取俯卧位或侧卧位，术者立其患侧。

（2）于居髎穴直刺进针，针尖向上透刺，运针至得气后出针。见图2-2-5、图2-2-6。

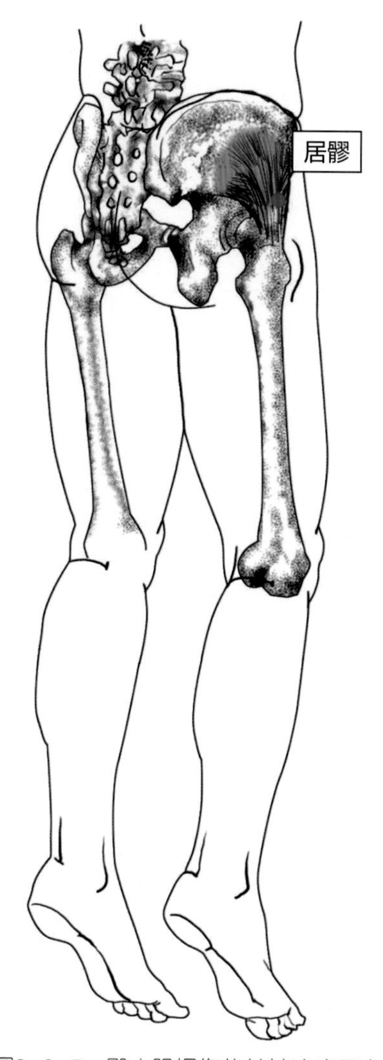

图2-2-5　臀小肌损伤的芒针治疗示意图

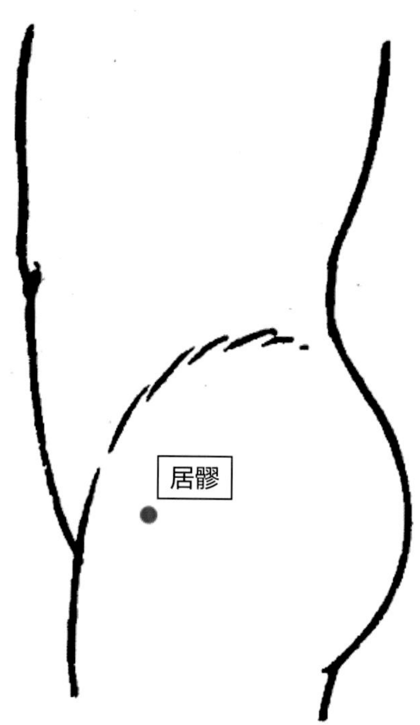

图2-2-6　臀小肌损伤的治疗穴位图

第四节　梨状肌损伤

一、解剖

（1）梨状肌起自骶骨前面，向外经坐骨大孔，止于股骨大转子。

（2）梨状肌由梨状肌神经支配，神经纤维来自第一至第二骶神经节段。

（3）梨状肌可使髋关节外展和旋外。

二、损伤机制

（1）急性损伤：负载过重或运动伤害导致，如髋部扭转时，髋关节急剧外旋导致梨状肌猛烈收缩，或者髋关节突然内收内旋，使梨状肌突然内旋受到牵拉而致伤。

（2）慢性劳损：髋关节长期处于外展外旋状态导致，如久坐或长期开车。

三、治疗

（1）患者取俯卧位或侧卧位，术者立其患侧。

（2）分别于环跳穴左右旁开约3寸处斜刺进针，针尖透过环跳穴、沿肌纤维方向向肌肉起止点透刺，运针至得气后出针。见图2-2-7至图2-2-9。

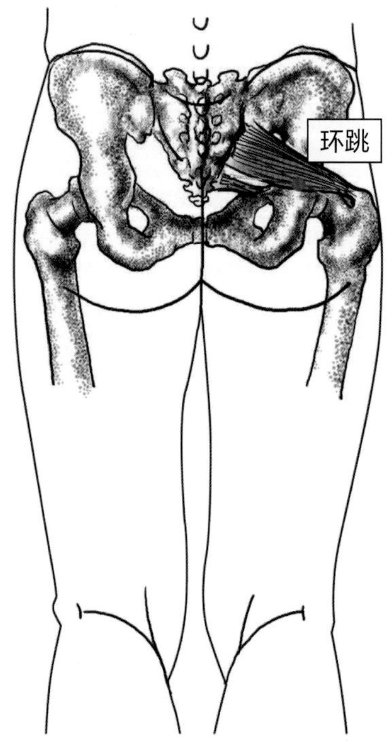

图2-2-7　梨状肌损伤的芒针治疗示意图

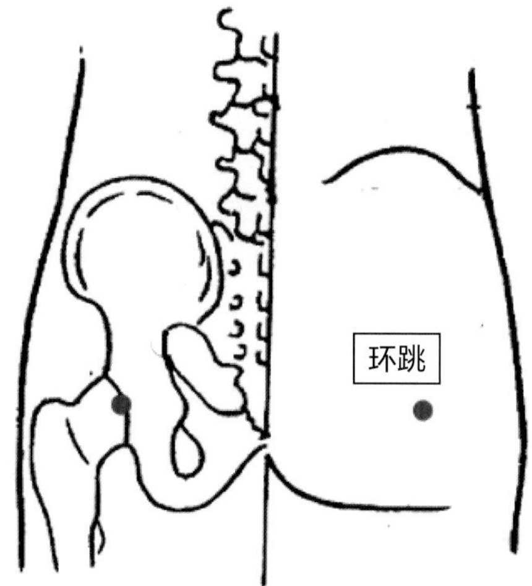

图2-2-8　梨状肌损伤的治疗穴位图

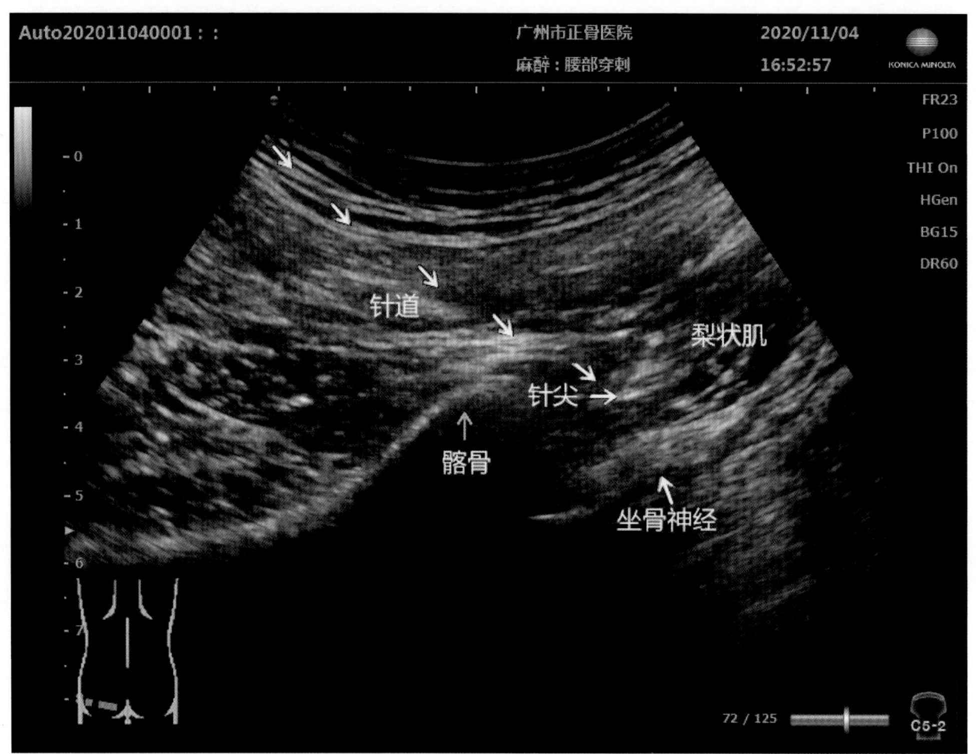

图2-2-9　梨状肌损伤的肌骨超声芒针走向图

第五节 缝匠肌损伤

一、解剖

（1）缝匠肌起自髂前上棘，经大腿前面转向内下侧，止于胫骨上端的内侧面。

（2）缝匠肌由股神经支配，神经纤维来自第二至第三腰神经节段。

（3）缝匠肌可屈髋关节和膝关节，使小腿旋内。

二、损伤机制

（1）急性损伤：为直接暴力顿挫伤或间接暴力损伤，如举重、踢足球等需要较大爆发力时损伤。

（2）慢性劳损：髋关节、膝关节长期同时处于屈曲状态导致，如久坐或长时间做深蹲动作。

三、治疗

（1）患者取仰卧位，屈髋屈膝，髋关节外展，术者立其患侧。

（2）分别于箕门穴、阴包穴直刺进针，各针尖分别沿肌纤维走向向上、向下透刺，运针至得气后出针。见图2-2-10、图2-2-11。

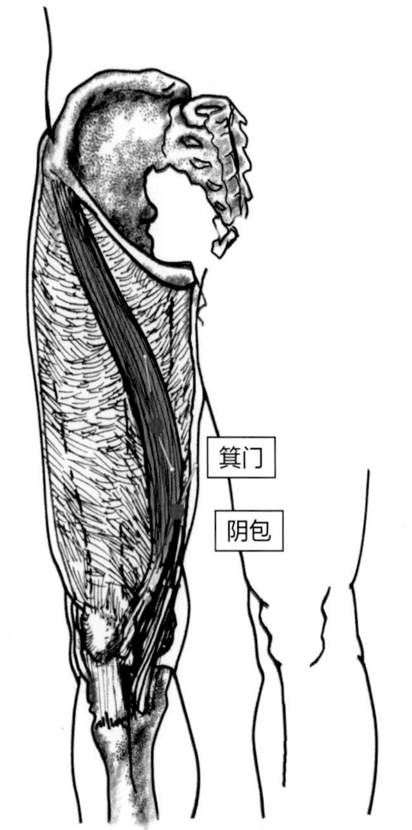

图2-2-10　缝匠肌损伤的芒针治疗示意图

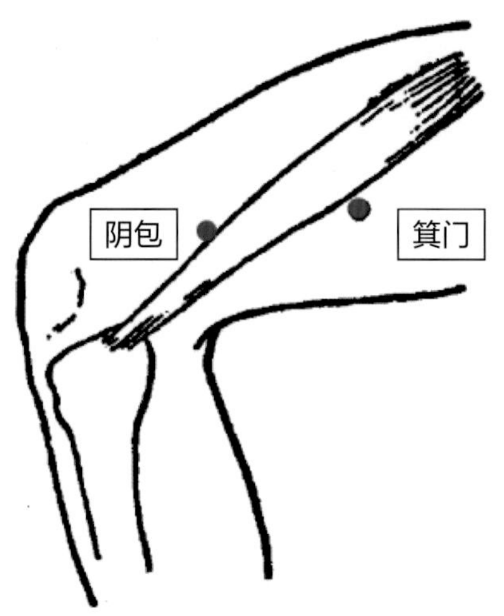

图2-2-11　缝匠肌损伤的治疗穴位图

第六节　股四头肌损伤

一、解剖

（1）股四头肌起端有四个头，即股直肌、股内侧肌、股外侧肌和股中间肌，其中股直肌位于大腿前面，起自髂前下棘；股内、外侧肌分别位于股直肌的内、外侧，起自股骨粗线的内、外侧唇；股中间肌位于股直肌深面，在股内、外侧肌之间，起自股骨体前面。四个头向下形成一个腱，包绕髌骨的前面和两侧缘，并向下延续为髌韧带，止于胫骨粗隆。

（2）股四头肌由股神经支配，神经纤维来自第二至第四腰神经节段。

（3）股四头肌可伸膝关节，其中股直肌可屈髋关节。当小腿屈曲、叩击髌韧带时，可引出膝跳反射（伸小腿动作）。

二、损伤机制

（1）急性损伤：为直接暴力顿挫伤或间接暴力损伤，如举重、踢足球等需要较大爆发力时致伤。

（2）慢性劳损：髋关节和膝关节同时长期处于屈曲状态导致，如久坐或长时间做深蹲动作。

三、治疗

（1）患者取仰卧位，术者立于患者患侧。

（2）分别于伏兔穴、梁丘穴、血海穴向下斜刺进针，针尖向髌骨方向透刺，各运针至得气后出针。见图2-2-12至图2-2-16。

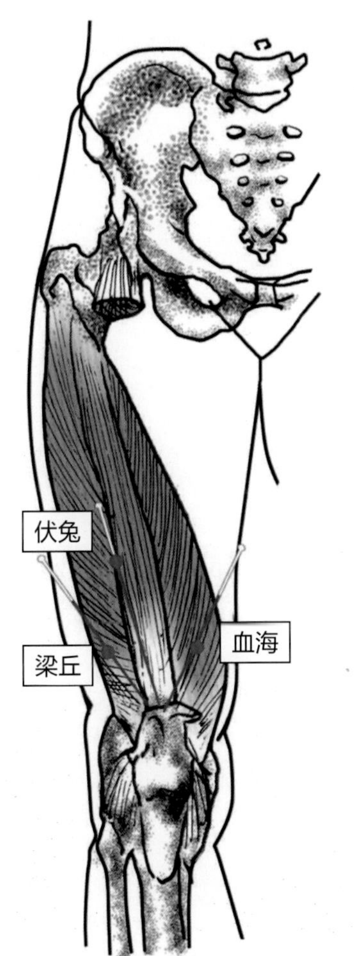

图2-2-12 股四头肌损伤的芒针治疗示意图

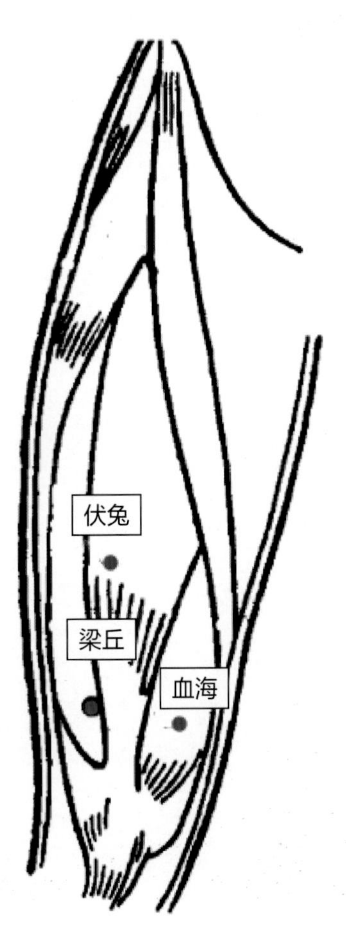

图2-2-13 股四头肌损伤的治疗穴位图

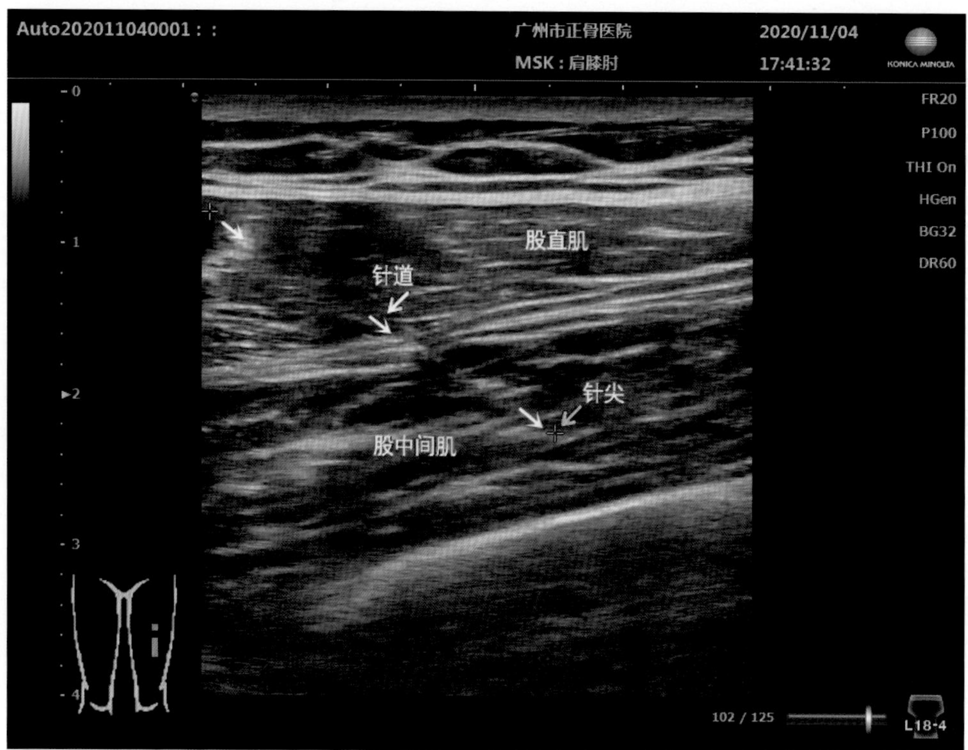

图2-2-14　股四头肌损伤的肌骨超声芒针走向图（1）

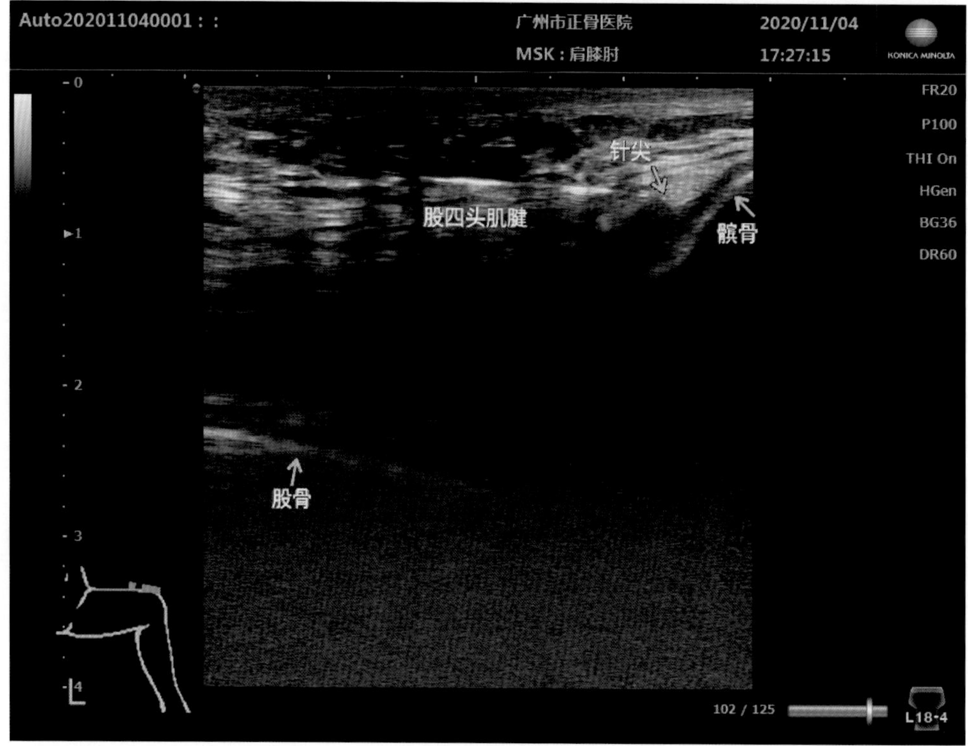

图2-2-15　股四头肌损伤的肌骨超声芒针走向图（2）

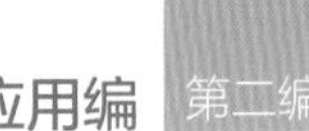

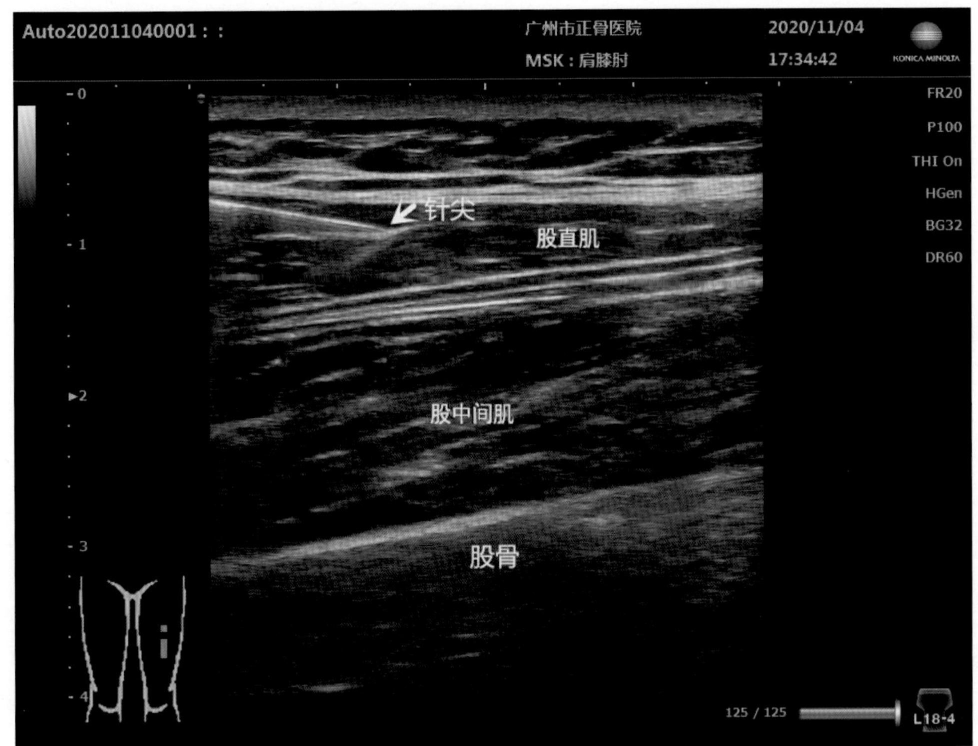

图2-2-16 股四头肌损伤的肌骨超声芒针走向图（3）

第七节 腘绳肌（半腱肌、半膜肌、股二头肌）损伤

一、解剖

（1）腘绳肌是大腿后侧的肌群，包括半腱肌、半膜肌、股二头肌。半腱肌起自坐骨结节，止于胫骨上端的内侧；半膜肌起自坐骨结节，止于胫骨内侧踝的后面；股二头肌长头起自坐骨结节，短头起自股骨嵴中部，止于腓骨小头。

（2）腘绳肌由坐骨神经支配，神经纤维来自第四腰神经节段至第二骶神经节段。

（3）半腱肌、半膜肌可屈膝关节，伸髋关节，使小腿旋内；股二头肌可屈膝关节，伸髋关节，使小腿旋外。

二、损伤机制

（1）急性损伤：运动伤害或突然跌倒导致，如跑步起跑或跑步中突然提速时致伤。

（2）慢性劳损：长期坐位或卧床时肌肉过度紧缩致伤。

三、治疗

（1）患者取俯卧位，踝关节垫枕，膝关节稍屈曲，术者立于患侧。

（2）分别于两侧肌肉肌腹中间寻找阿是穴并做标记，直刺进针，针尖分别沿肌纤维向上、向下透刺，各运针至得气后出针。见图2-2-17至图2-2-22。

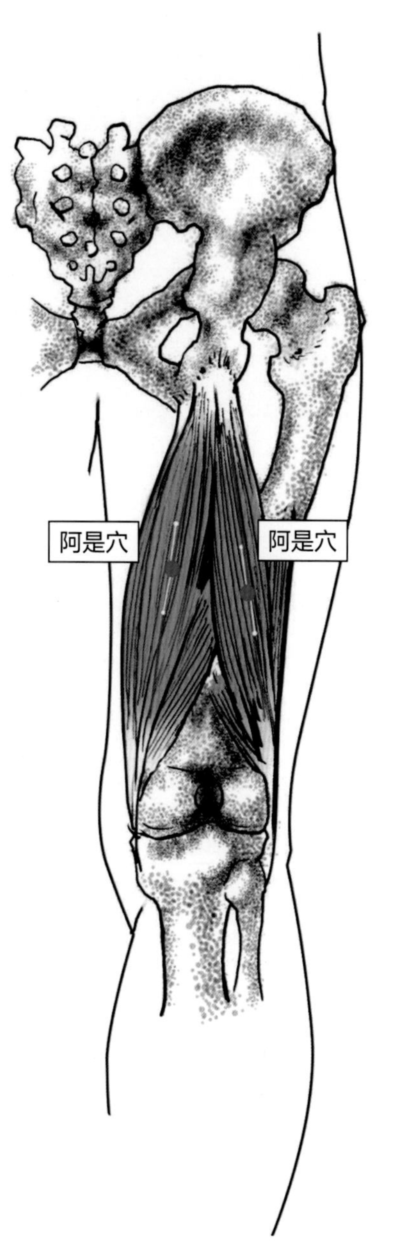

图2-2-17　腘绳肌损伤的芒针治疗示意图

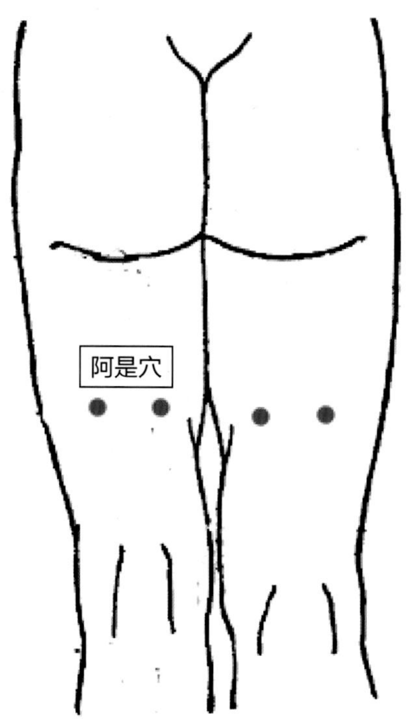

图2-2-18　腘绳肌损伤的治疗穴位图

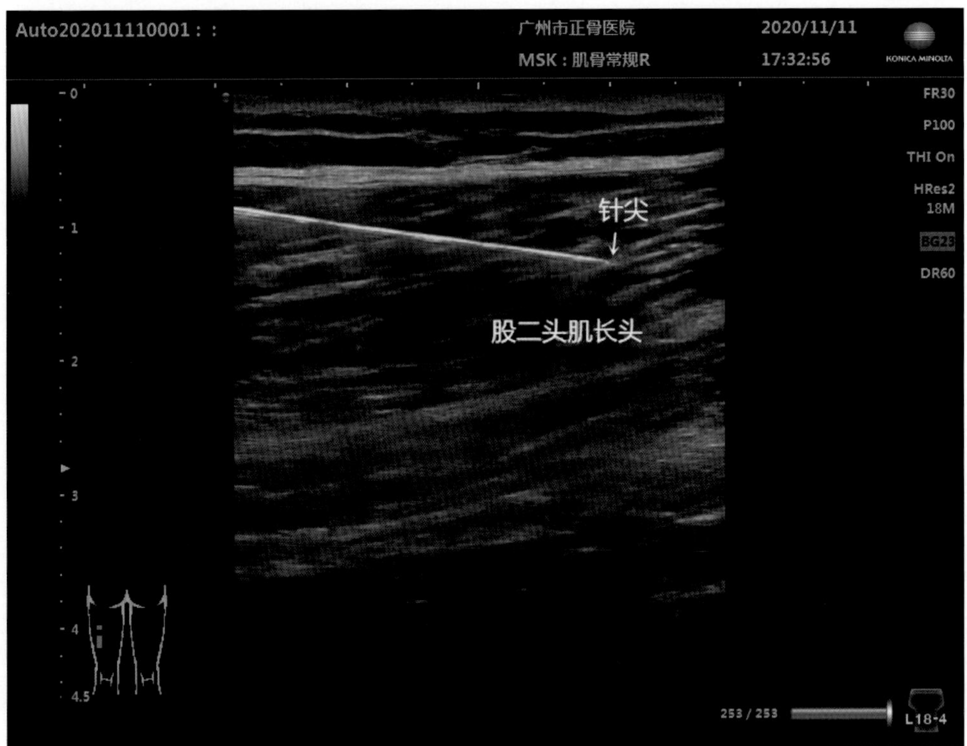

图2-2-19　腘绳肌损伤的肌骨超声芒针走向图（1）

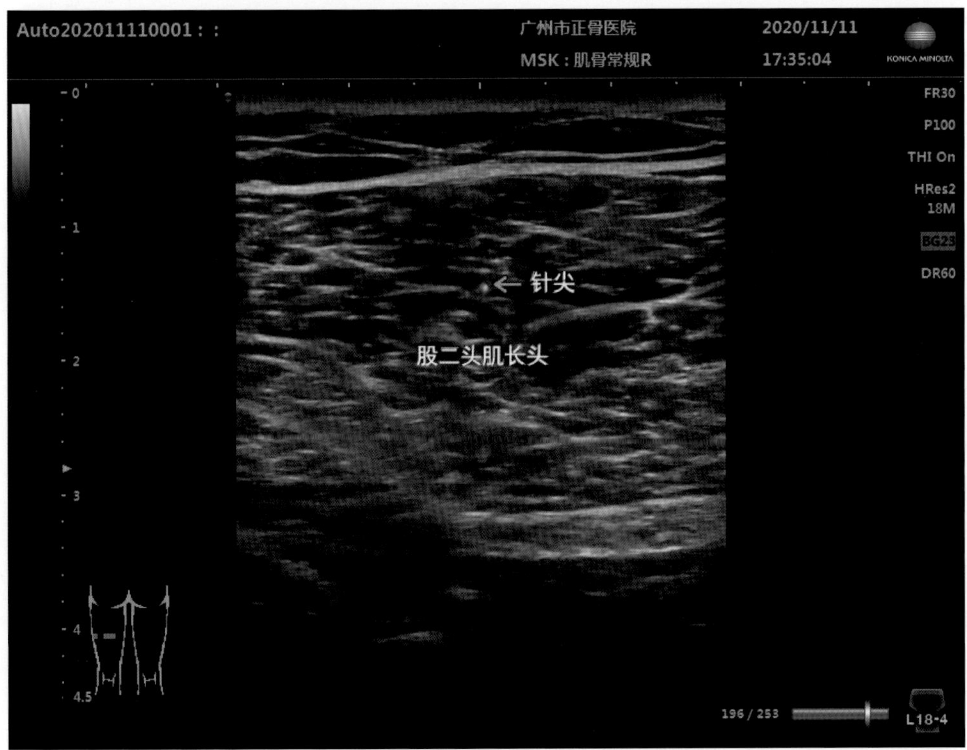

图2-2-20　腘绳肌损伤的肌骨超声芒针走向图（2）

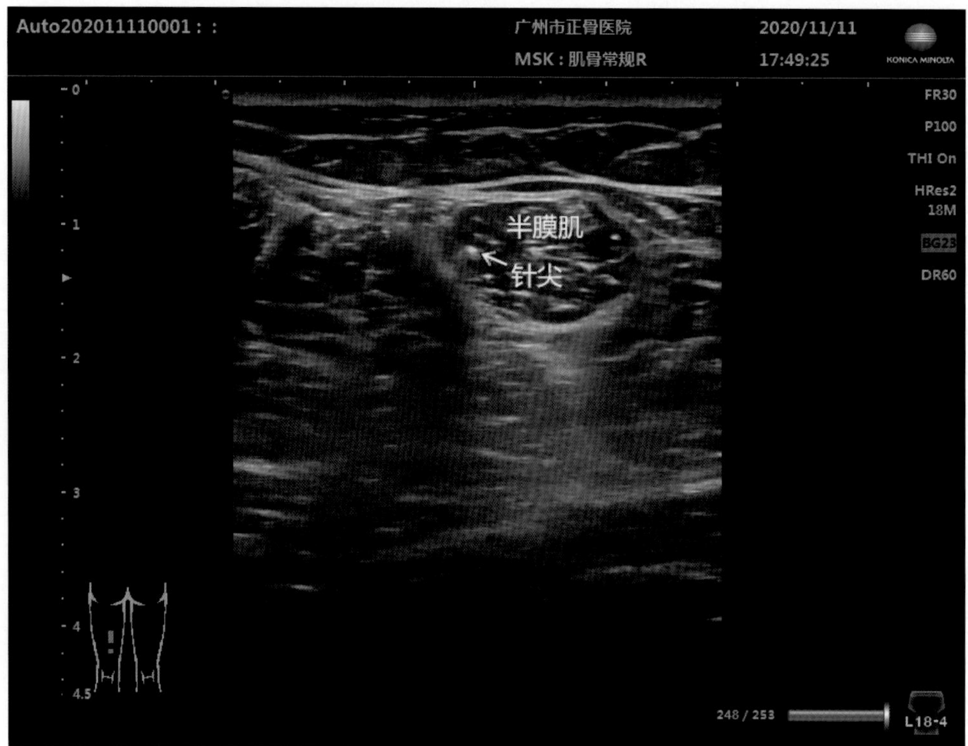

图2-2-21　腘绳肌损伤的肌骨超声芒针走向图（3）

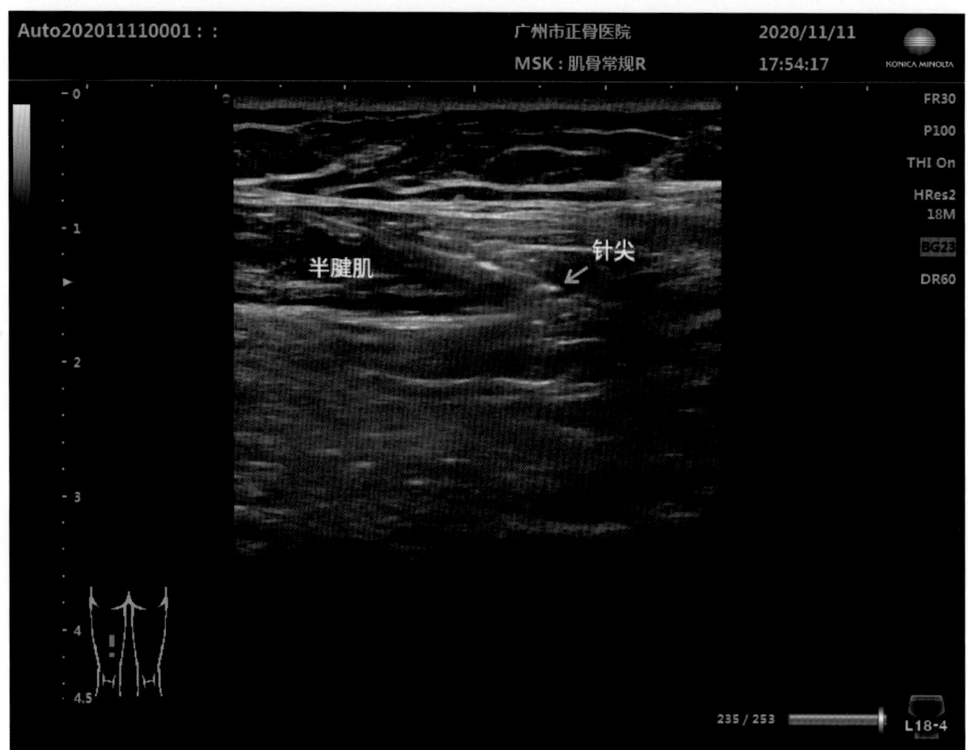

图2-2-22　腘绳肌损伤的肌骨超声芒针走向图（4）

第八节 股薄肌损伤

一、解剖

（1）股薄肌起自耻骨下支前面，止于胫骨上端的内侧面。

（2）股薄肌由闭孔神经支配，神经纤维来自第二至第三腰神经节段。

（3）股薄肌可内收、外旋髋关节。

二、损伤机制

（1）急性损伤：突然跌倒或运动致伤，如骑马、足球运动员铲球、网球运动员跨步救球时致伤。

（2）慢性劳损：髋关节、膝关节同时长期处于内收屈曲状态导致，如久坐、长期盘腿或跷二郎腿。

三、治疗

（1）患者患侧取下卧位，患侧膝关节屈曲，健侧伸直，患侧大腿内侧充分暴露。

（2）于曲泉穴向下斜刺进针，针尖沿肌纤维走向向下透刺，运针至得气后出针。见图2-2-23、图2-2-24。

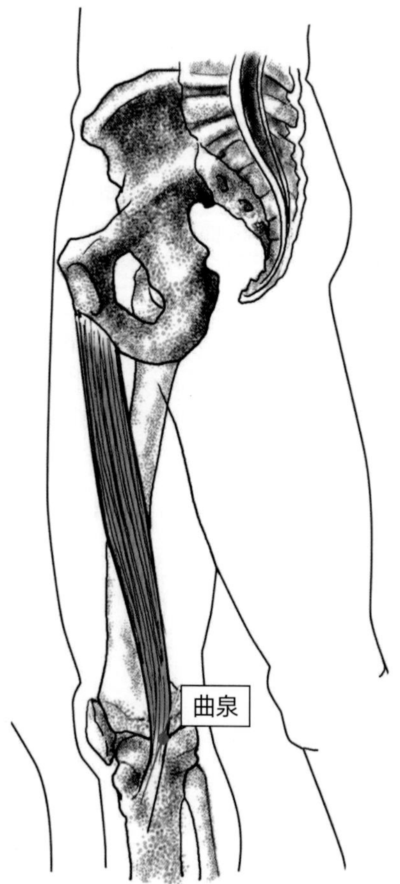

图2-2-23　股薄肌损伤的芒针治疗示意图

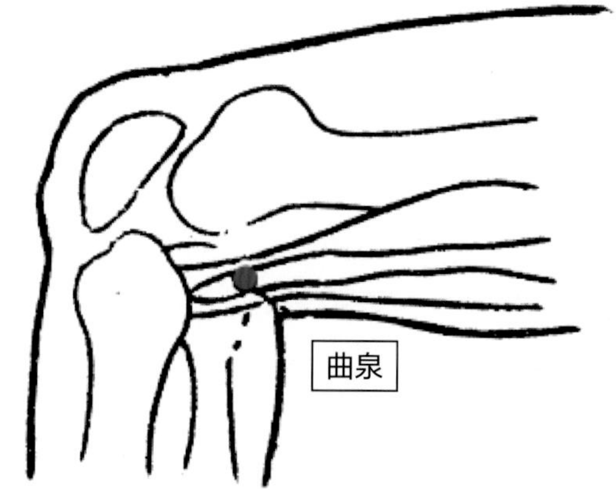

图2-2-24　股薄肌损伤的治疗穴位图

第九节　耻骨肌损伤

一、解剖

（1）耻骨肌起自耻骨梳附近，止于股骨肌线。

（2）耻骨肌由股神经及闭孔神经支配，神经纤维来自第二至第四腰神经节段。

（3）耻骨肌可内收、外旋髋关节。

二、损伤机制

（1）急性损伤：突然跌倒或运动致伤，如骑马、足球运动员铲球、网球运动员跨步救球等。

（2）慢性劳损：髋关节长期处于屈曲内收状态导致，如久坐、长期盘腿或跷二郎腿。

三、治疗

（1）患者取仰卧位，髋关节外展外旋，术者立其患侧。

（2）于阴廉穴直刺进针，针尖沿肌纤维走向向盆骨方向透刺，运针至得气后出针。见图2-2-25、图2-2-26。

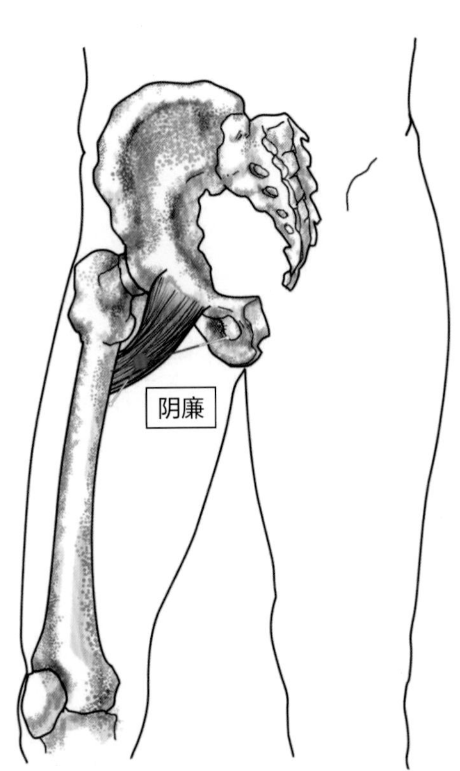

图2-2-25 耻骨肌损伤的芒针治疗示意图

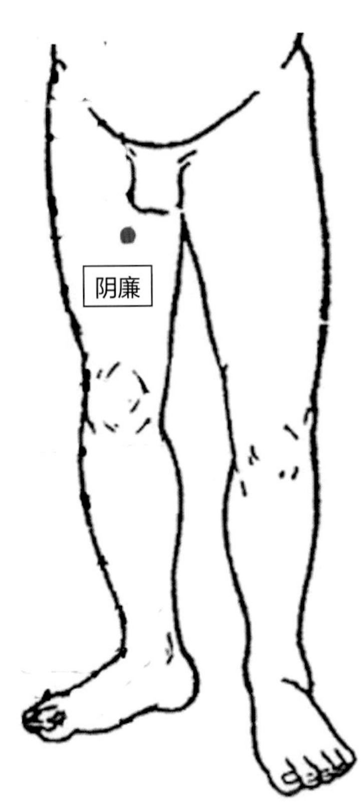

图2-2-26 耻骨肌损伤的治疗穴位图

第十节 大收肌损伤

一、解剖

（1）大收肌起自坐骨结节、坐骨支和耻骨下支，止于股骨粗线内侧唇上2/3处及收肌结节。

（2）大收肌由闭孔神经（神经纤维来自第二至第三腰神经节段）、坐骨神经内侧分支支配。

（3）大收肌可内收、外旋髋关节。

二、损伤机制

（1）急性损伤：突然跌倒或运动致伤，如骑马、足球运动员铲球、网球运动员跨步救球时致伤。

（2）慢性劳损：髋关节长期处于屈曲并内收状态导致，如久坐、长期盘腿或跷二郎腿。

三、治疗

（1）患者取俯卧位，术者立其患侧。

（2）于殷门穴直刺进针，针尖分别沿肌纤维各走向透刺，运针至得气后出针。见图2-2-27、图2-2-28。

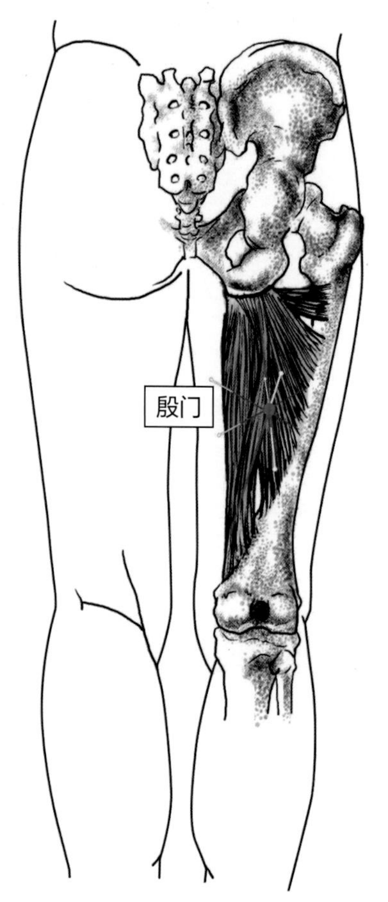

图2-2-27　大收肌损伤的芒针治疗示意图

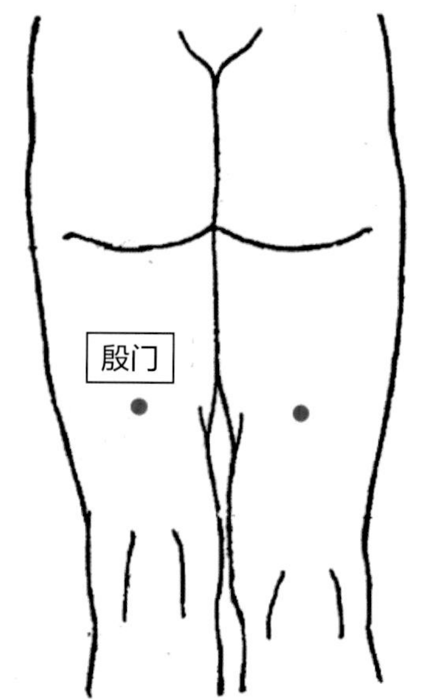

图2-2-28　大收肌损伤的治疗穴位图

第十一节 腓肠肌损伤

一、解剖

（1）腓肠肌有内、外侧两个头，分别起自股骨内、外侧髁后上面的两侧，向下与比目鱼肌合成一肌腹，再向下移行为一个粗大的跟腱，止于跟骨结节。腓肠肌与比目鱼肌构成小腿三头肌。

（2）腓肠肌由胫神经支配，神经纤维来自第四腰神经节段至第三骶神经节段。

（3）腓肠肌可屈膝关节、距小腿关节（足跖屈），站立时能固定膝关节和距小腿关节，防止身体前倾，对维持人体直立姿势有重要作用。

二、损伤机制

（1）急性损伤：突然跌倒或运动致伤，如足球运动员铲球、网球运动员跨步救球或跑步起跑提速时致伤。

（2）慢性劳损：踝关节长期处于跖屈状态导致，见于踝关节损伤后被动固定导致肌肉萎缩或长期穿高跟鞋。

三、治疗

（1）患者取俯卧位，踝关节处于中立位，术者立其患侧。

（2）分别于内、外侧肌肉肌腹寻找阿是穴并做标记，分别直刺进针，针尖分别按各肌纤维走向向上、向下透刺，各运针至得气后出针。见图2-2-29至图2-2-31。

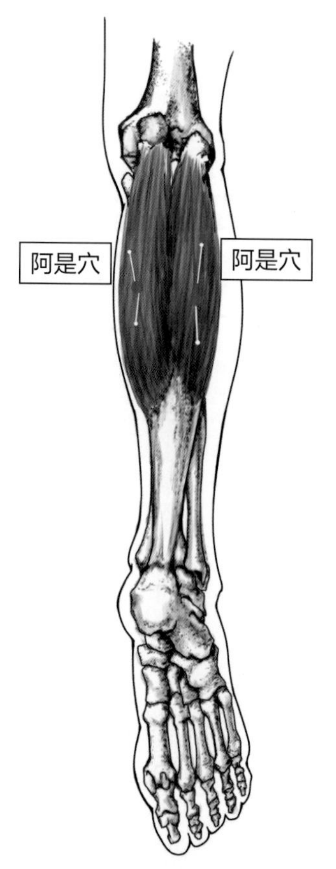

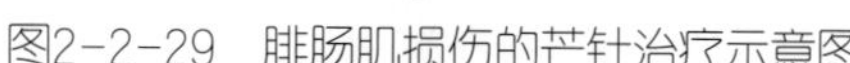

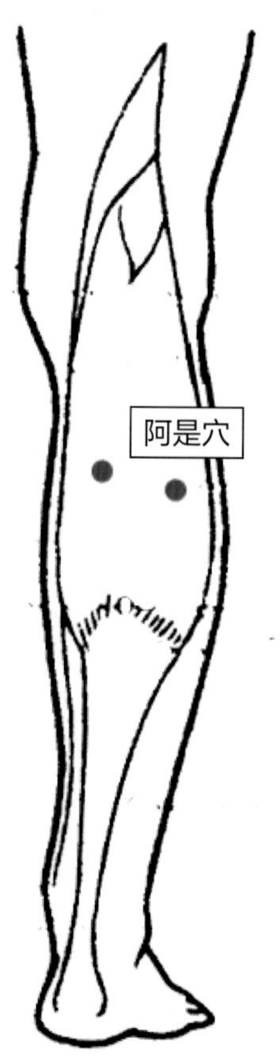

图2-2-29　腓肠肌损伤的芒针治疗示意图

图2-2-30　腓肠肌损伤的治疗穴位图

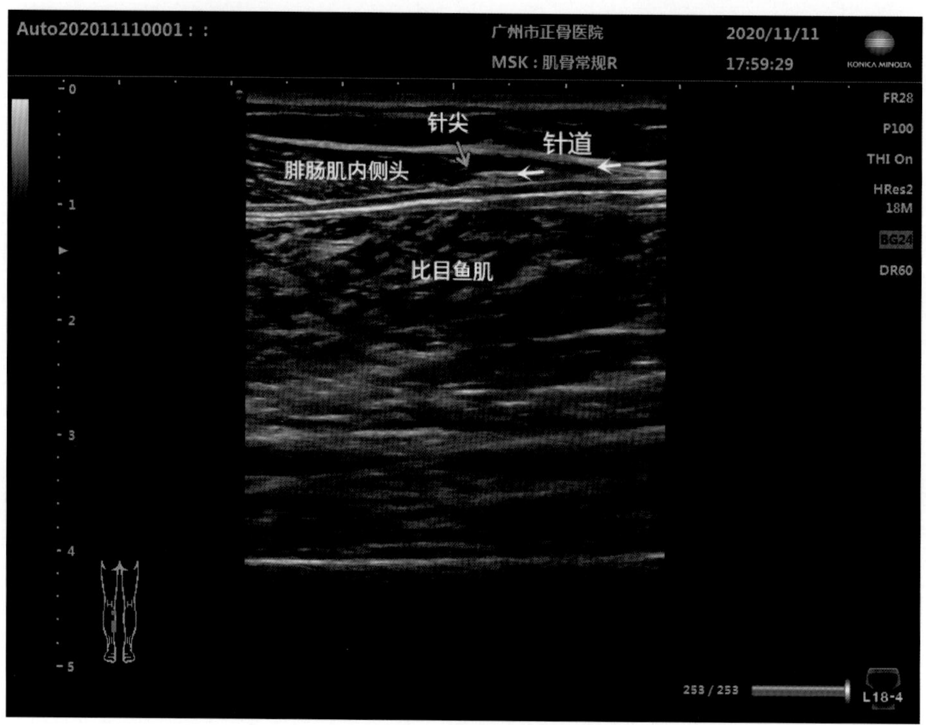

图2-2-31　腓肠肌损伤的肌骨超声芒针走向图

第十二节　比目鱼肌损伤

一、解剖

（1）比目鱼肌起自胫、腓骨上端的后面，向下与腓肠肌合成一肌腹，再向下移行为一个粗大的跟腱，止于跟骨结节。腓肠肌与比目鱼肌构成小腿三头肌。

（2）比目鱼肌由胫神经支配，神经纤维来自第四腰神经节段至第三骶神经节段。

（3）比目鱼肌可屈距小腿关节（足跖屈），站立时能固定膝关节和距小腿关节，防止身体前倾，对维持人体直立姿势有重要作用。

二、损伤机制

（1）急性损伤：突然跌倒或运动致伤，如足球运动员铲球、网球运动员跨步救球或跑步起跑提速时致伤。

（2）慢性劳损：踝关节长期处于跖屈状态导致，见于踝关节损伤后被动固定导致肌肉萎缩或长期穿高跟鞋。

三、治疗

（1）患者取俯卧位，踝关节下放垫枕，术者立其患侧。

（2）于承山穴直刺进针，针尖分别沿肌纤维走向向上、向下透刺，各运针至得气后出针。见图2-2-32至图2-2-34。

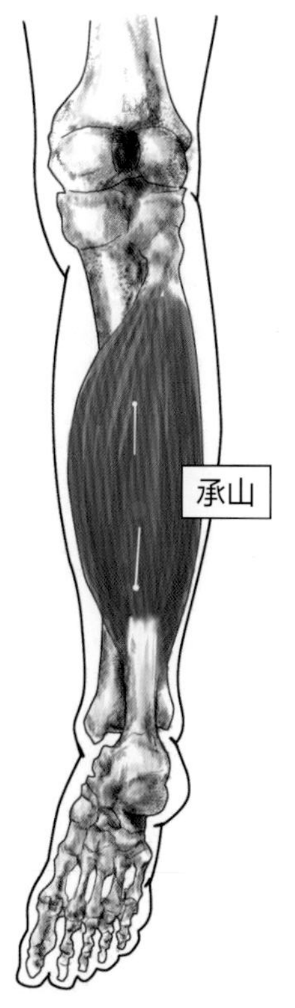

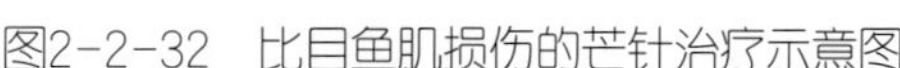
图2-2-32　比目鱼肌损伤的芒针治疗示意图

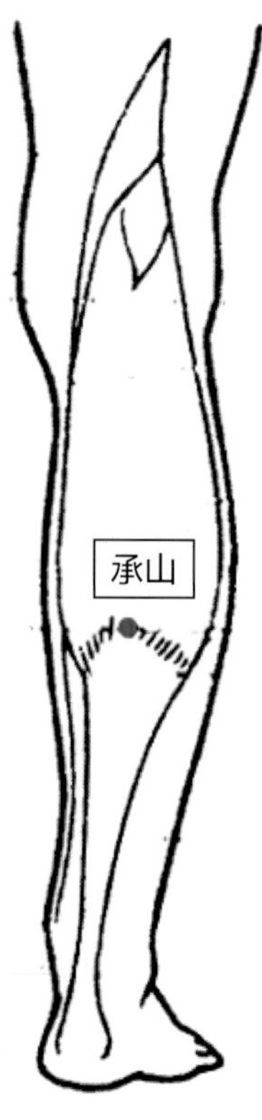

图2-2-33　比目鱼肌损伤的治疗穴位图

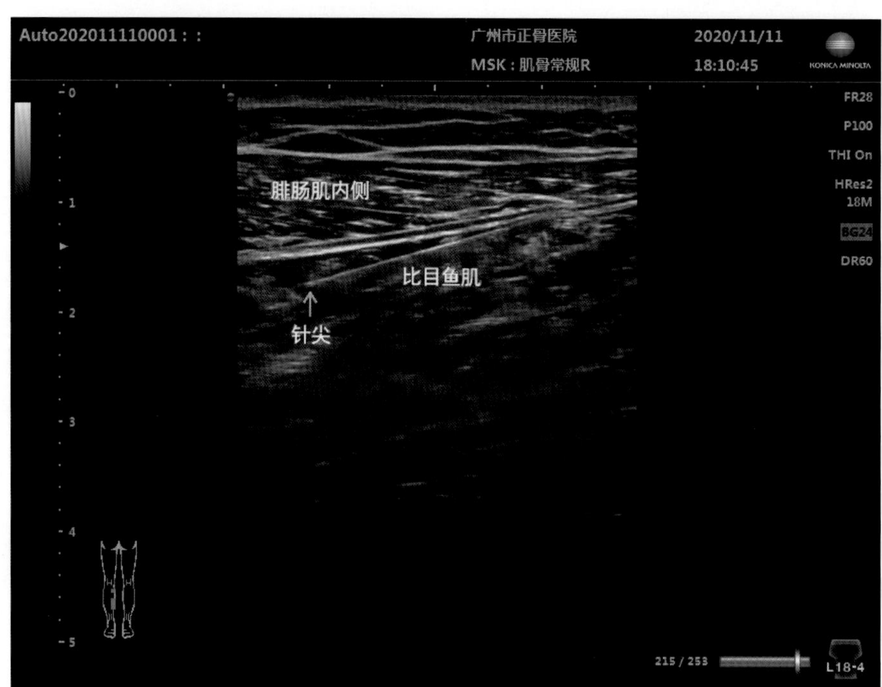

图2-2-34　比目鱼肌损伤的肌骨超声芒针走向图

（胡凤军　胡广宁）

第三章 脊柱及躯干肌肉损伤

第一节 斜方肌损伤

一、解剖

（1）斜方肌起自枕外隆凸、项韧带和全部胸椎棘突，上部肌束斜向外下方，中部肌束平行向外，下部肌束斜向外上方，止于锁骨外1/3处、肩胛骨的肩峰和肩胛冈。

（2）斜方肌由副神经支配。

（3）斜方肌上部肌束收缩可上提肩胛骨，下部肌束收缩可使肩胛骨下降，全部肌束收缩可使肩胛骨向脊柱靠拢。

二、损伤机制

（1）急性损伤：为急性暴力性钝挫伤或顿挫性颈背扭挫伤，如挥鞭样损伤或运动中突然转侧等致伤。

（2）慢性劳损：因颈椎、胸椎长时间处于前屈位致伤，如长时间伏案工作、长时间侧颈听电话等。

三、治疗

（1）患者取坐位或俯卧位，其头颈处于中立位，术者立其身后或身旁。

（2）分别于百劳穴、肩井穴、天宗穴沿肌纤维走向斜刺进针，各运针至得气后出针。见图2-3-1至图2-3-4。

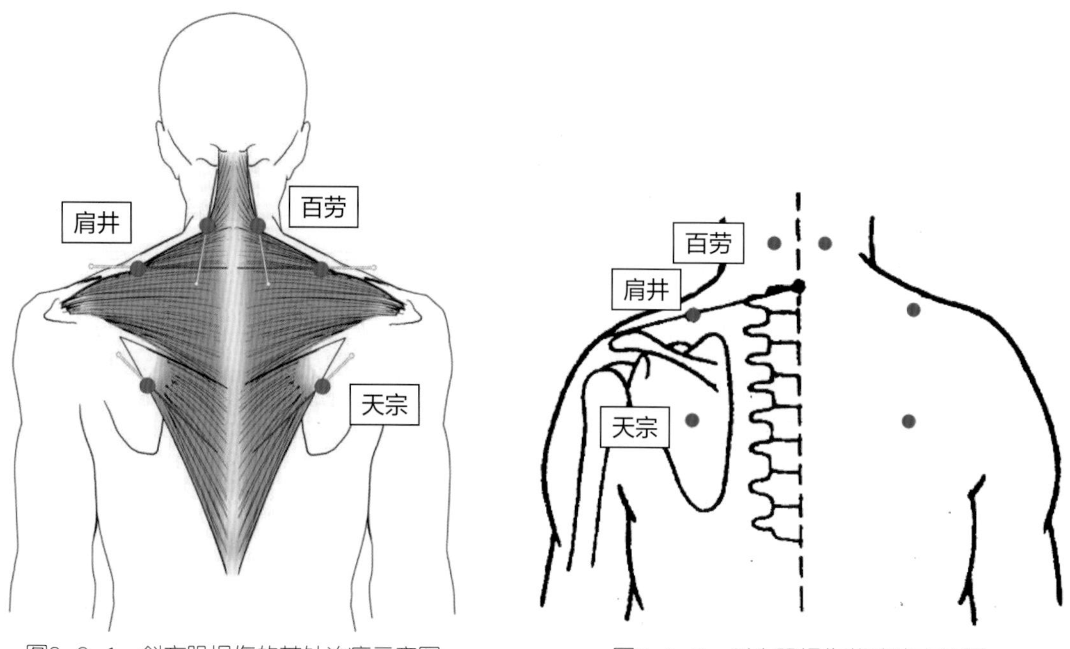

图2-3-1　斜方肌损伤的芒针治疗示意图

图2-3-2　斜方肌损伤的治疗穴位图

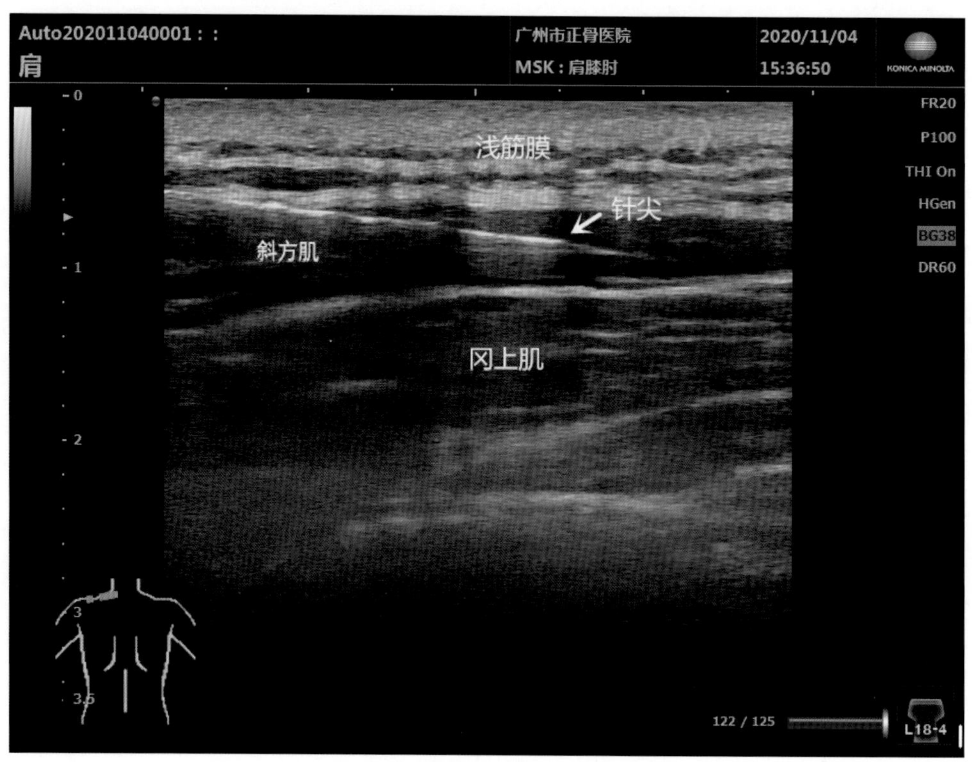

图2-3-3　斜方肌损伤的肌骨超声芒针走向图（1）

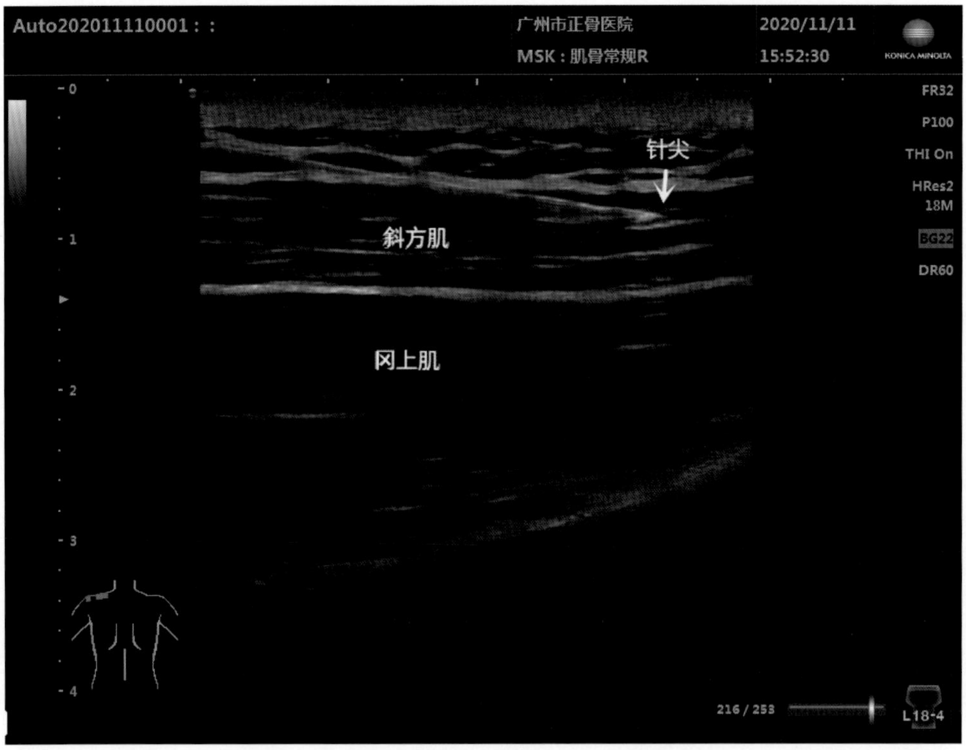

图2-3-4 斜方肌损伤的肌骨超声芒针走向图（2）

第二节 颈夹肌损伤

一、解剖

（1）颈夹肌起自上6个胸椎的棘突和棘上韧带，止于第二至第三颈椎横突后结节。

（2）颈夹肌由颈神经支配，神经纤维来自第二至第五颈神经节段。

（3）颈夹肌可使头后仰或向同侧旋转。

二、损伤机制

（1）急性损伤：为急性暴力性钝挫伤或顿挫性颈背扭挫伤，如挥鞭样伤或运动中突然转侧受伤。

（2）慢性劳损：因颈椎、胸椎长时间前屈致伤，如长时间伏案工作、长时间侧颈听电话等。

三、治疗

（1）患者取坐位，颈微屈，术者立其身后。

（2）于大杼穴沿肌纤维走向斜刺进针，针尖向胸椎方向透刺，运针至得气后出针。见图2-3-5、图2-3-6。

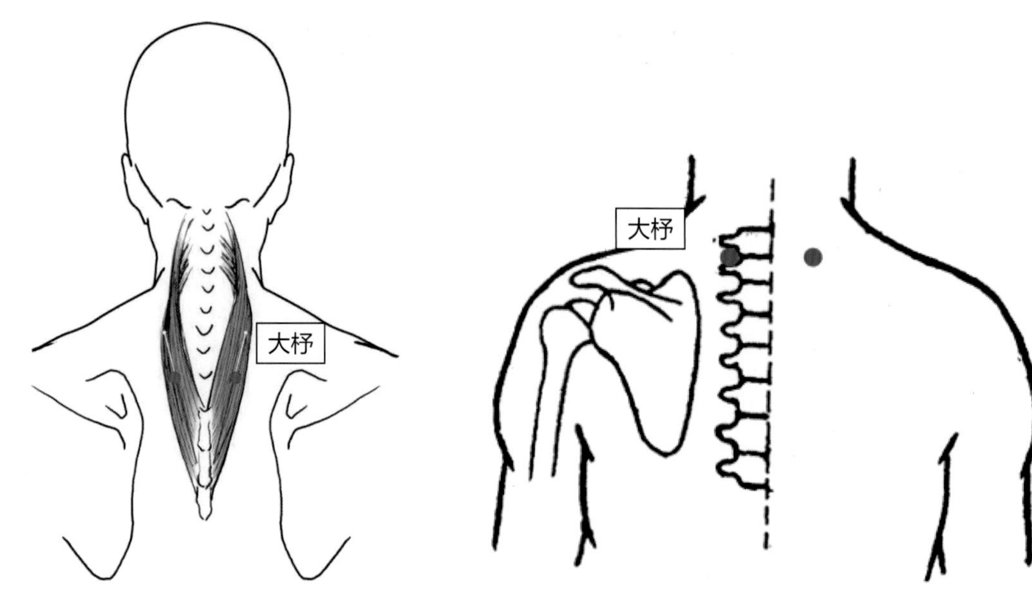

图2-3-5　颈夹肌损伤的芒针治疗示意图　　图2-3-6　颈夹肌损伤的治疗穴位图

第三节　头夹肌损伤

一、解剖

（1）头夹肌起自下5个颈椎的项韧带，止于乳突及上项线的外侧半。

（2）头夹肌由颈神经支配，神经纤维来自第二至第五颈神经节段。

（3）头夹肌可使头后仰或向同侧旋转。

二、损伤机制

（1）急性损伤：为急性暴力性钝挫伤或顿挫性颈背扭挫伤，如挥鞭样伤或运动中突然转侧等致伤。

（2）慢性劳损：颈椎、胸椎长时间前屈致伤，如长时间伏案工作、长时间侧颈听电话等。

三、治疗

（1）患者取坐位，颈微屈，术者立其身后。

（2）于新设穴沿肌纤维走向分别向上、向下斜刺进针，运针至得气后出针。见图2-3-7、图2-3-8。

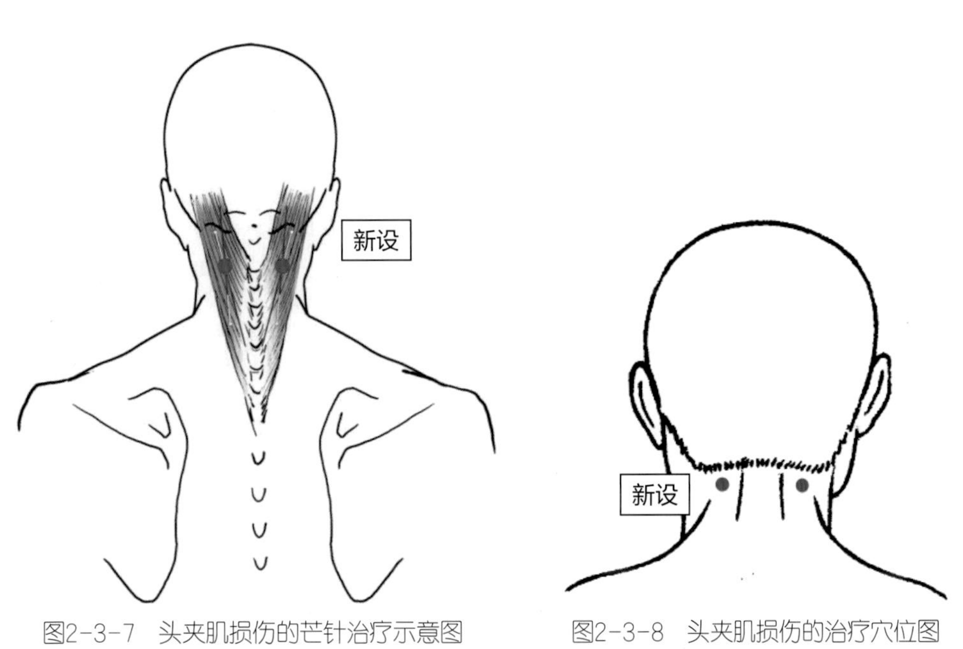

图2-3-7 头夹肌损伤的芒针治疗示意图

图2-3-8 头夹肌损伤的治疗穴位图

第四节 胸锁乳突肌损伤

一、解剖

（1）胸锁乳突肌起自胸骨柄前面和锁骨的胸骨端，肌束斜向后上方，止于颞骨的乳突。

（2）胸锁乳突肌由副神经支配。

（3）胸锁乳突肌两侧收缩可使头后仰，单侧收缩可使头屈向同侧，面转向对侧。

二、损伤机制

（1）急性损伤：为急性暴力性钝挫伤或顿挫性颈背扭挫伤，如挥鞭样伤或运动中突然转侧等致伤。

（2）慢性劳损：因颈椎、胸椎长时间前屈致伤，见于先天性斜颈、单侧颈椎负重超负荷或长时间侧颈听电话。

三、治疗

（1）患者取仰卧位（头转向健侧），术者立其身后或身旁。

（2）于天容穴沿肌纤维走向分别向上、向下斜刺进针，运针至得气后出针。见图2-3-9至图2-3-12。

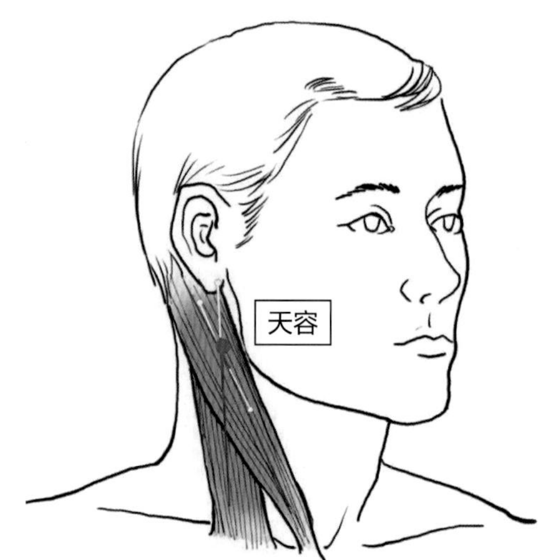

图2-3-9　胸锁乳突肌损伤的芒针治疗示意图

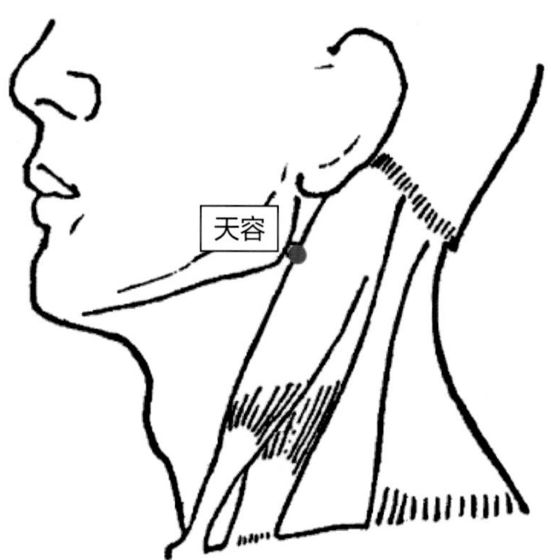

图2-3-10　胸锁乳突肌损伤的治疗穴位图

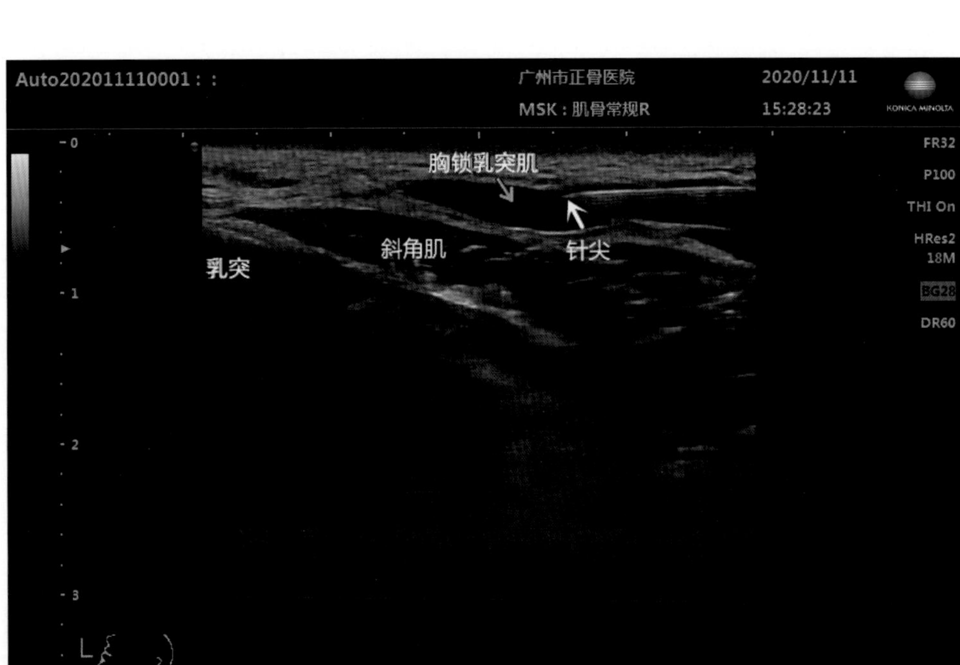

图2-3-11　胸锁乳突肌损伤的肌骨超声芒针走向图（1）

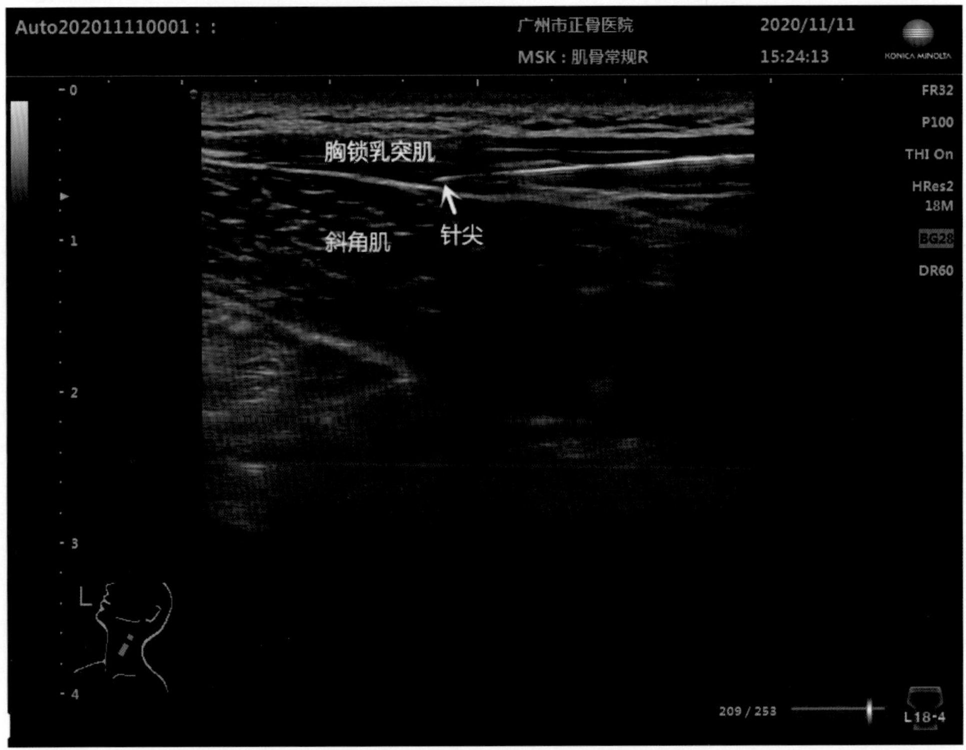

图2-3-12　胸锁乳突肌损伤的肌骨超声芒针走向图（2）

第五节　肩胛提肌损伤

一、解剖

（1）肩胛提肌起自上4个颈椎横突，肌束向外下方，止于肩胛骨上角。

（2）肩胛提肌由肩胛背神经支配，神经纤维来自第二至第六颈神经节段。

（3）肩胛提肌可上提肩胛骨，如肩胛骨固定，可使颈屈向同侧。

二、损伤机制

（1）急性损伤：为急性暴力性钝挫伤或顿挫性颈背扭挫伤，如挥鞭样伤或运动中突然转侧等致伤。

（2）慢性劳损：因颈椎、胸椎长时间前屈致伤，如长时间伏案工作、长时间侧颈听电话或侧卧睡觉时枕头过低等。

三、治疗

（1）患者取坐位，颈微屈，术者立其身后。

（2）于百劳穴沿肌纤维走向分别向上、向下斜刺进针，各运针至得气后出针。见图2-3-13、图2-3-14。

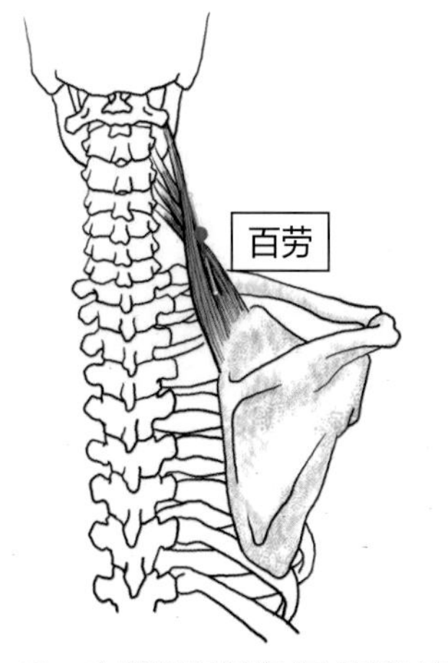

图2-3-13　肩胛提肌损伤的芒针治疗示意图

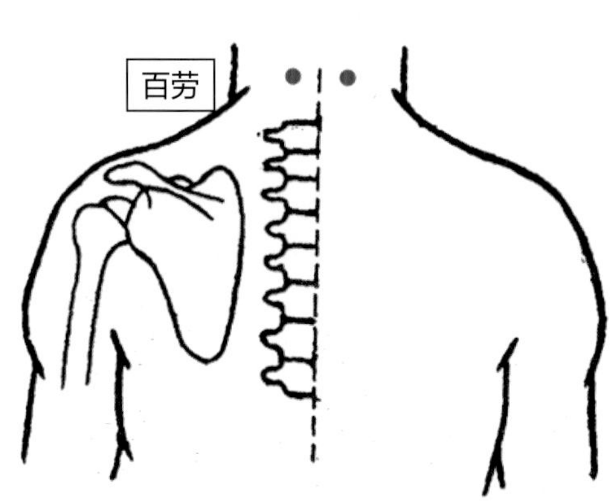

图2-3-14　肩胛提肌损伤的治疗穴位图

第六节　斜角肌损伤

一、解剖

（1）前斜角肌起自第三至第六颈椎横突前结节，止于第一肋骨斜角肌结节；中斜角肌起自第三至第七颈椎横突后结节，止于第一肋骨中部上面；后斜角肌起自第五至第六颈椎横突后结节，止于第二肋骨外侧的肋粗隆。

（2）前斜角肌由颈神经前支支配，神经纤维来自第五至第七颈神经节段；中斜角肌由颈神经前支支配，神经纤维来自第二至第八颈神经节段；后斜角肌由颈神经前支支配，神经纤维来自第五至第六颈神经节段。

（3）前斜角肌可使颈部侧屈（同侧）、转颈（对侧）、屈颈（双侧），上提第一肋；中斜角肌可使颈部侧屈（同侧）、转颈（对侧）、屈颈（双侧），上提第一肋；后斜角肌可使颈部侧屈（同侧）、转颈（对侧）、屈颈（双侧），上提第二肋。

二、损伤机制

（1）急性损伤：为急性暴力性钝挫伤或顿挫性颈背扭挫伤，如挥鞭样伤或拔河、举重等剧烈运动致伤。

（2）慢性劳损：因颈椎胸椎长时间前屈致伤，如长时间伏案工作、持续咳嗽、长时间侧颈听电话或侧卧睡觉时枕头过高等。

三、治疗

（1）患者取仰卧位（头稍偏向健侧），术者立其身旁。

（2）于天窗穴沿肌纤维走向向上斜刺进针，运针至得气后出针。见图2-3-15至图2-3-18。

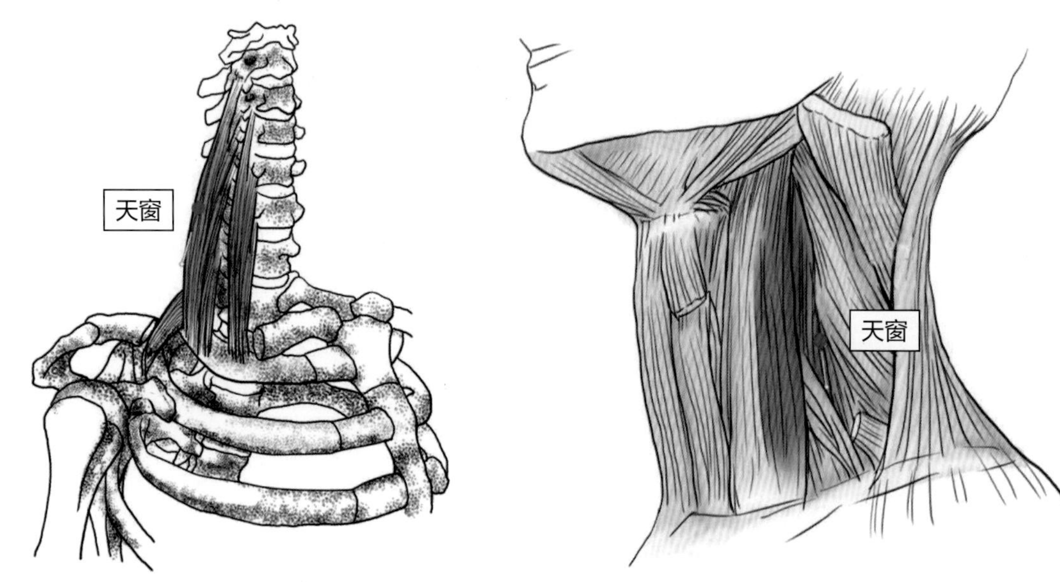

图2-3-15　斜角肌损伤的芒针治疗示意图（1）　　图2-3-16　斜角肌损伤的芒针治疗示意图（2）

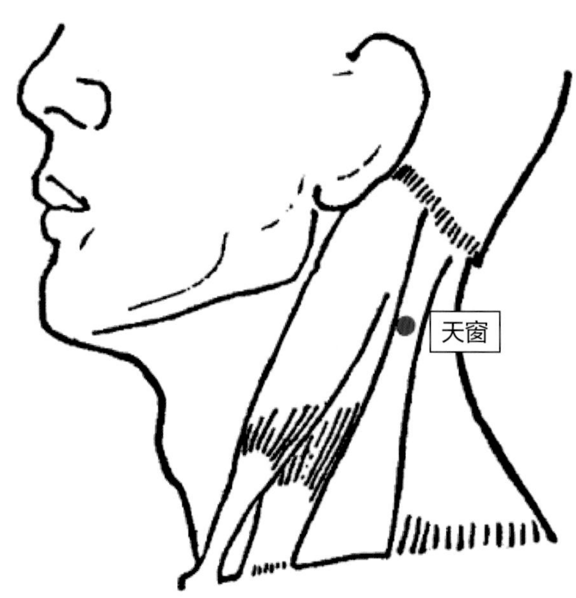

图2-3-17　斜角肌损伤的治疗穴位图

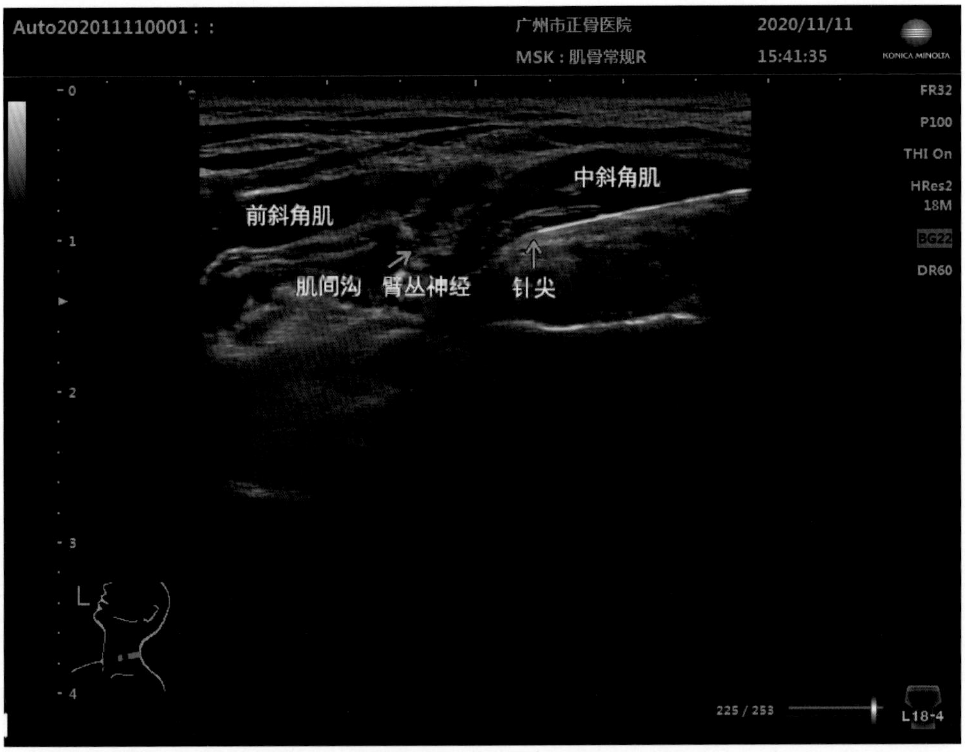

图2-3-18 斜角肌损伤的肌骨超声芒针走向图

第七节 枕后小肌群损伤

一、解剖

（1）枕后小肌群包括头上斜肌、头下斜肌、头后大直肌、头后小直肌。头上斜肌起自寰椎横突，止于枕骨粗隆下的上项线；头下斜肌起自枢椎棘突，止于寰椎横突；头后大直肌起自枢椎棘突，止于枕骨上项线；头后小直肌起自寰椎后结节，止于枕骨上项线。

（2）枕后小肌群由枕下神经支配，神经纤维来自第一颈神经节段。

（3）头上斜肌两侧收缩可使头后仰，单侧收缩可使头向对侧屈；头下斜肌可使头向后侧旋转；头后大直肌两侧收缩可使头后仰，单侧收缩可使头向同侧旋转；头后小直肌两侧收缩可使头后仰。

二、损伤机制

（1）急性损伤：为急性暴力性钝挫伤或顿挫性颈背扭挫伤，如挥鞭样伤或运动中突然转侧等致伤。

（2）慢性劳损：因颈椎胸椎长时间过伸致伤，如长时间仰头等。

三、治疗

（1）患者取坐位，颈微屈，术者立其身后。

（2）于风池穴直刺进针，运针至得气后出针。见图2-3-19、图2-3-20。

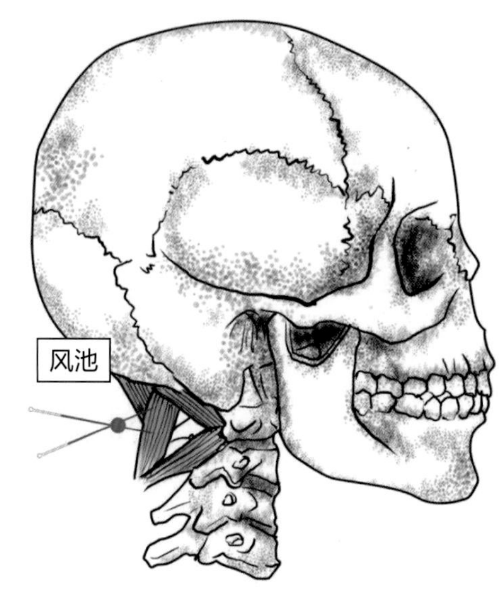

图2-3-19　枕后小肌群损伤的芒针治疗示意图

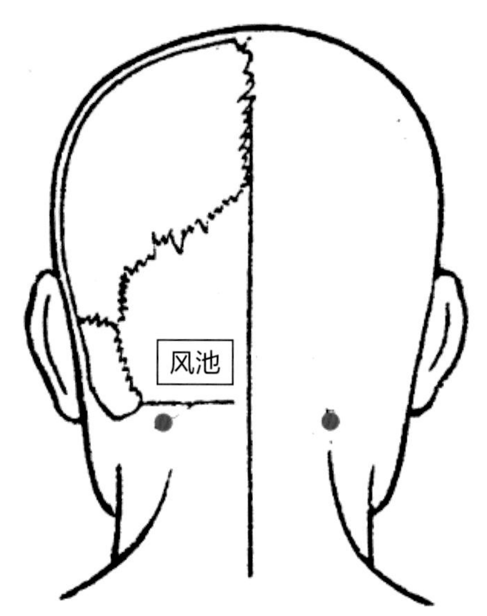

图2-3-20　枕后小肌群损伤的治疗穴位图

第八节　腰方肌损伤

一、解剖

（1）腰方肌起自髂嵴，止于第十二肋及第一至第四腰椎横突。

（2）腰方肌由腰神经前支支配，神经纤维来自第十二胸神经节段至第三腰神经节段。

（3）腰方肌可使第十二肋下降或固定，并使脊柱腰部侧屈。

二、损伤机制

（1）急性损伤：为急性暴力性钝挫伤或顿挫性腰背扭挫伤，如急性腰扭伤或运动中突然转侧等致伤。

（2）慢性劳损：长期过度侧屈腰部致伤。

三、治疗

（1）患者取俯卧位，术者立其旁。

（2）于肾俞穴直刺进针，针尖分别向各腰椎横突及髂嵴透刺，各运针至得气后出针。见图2-3-21至图2-3-23。

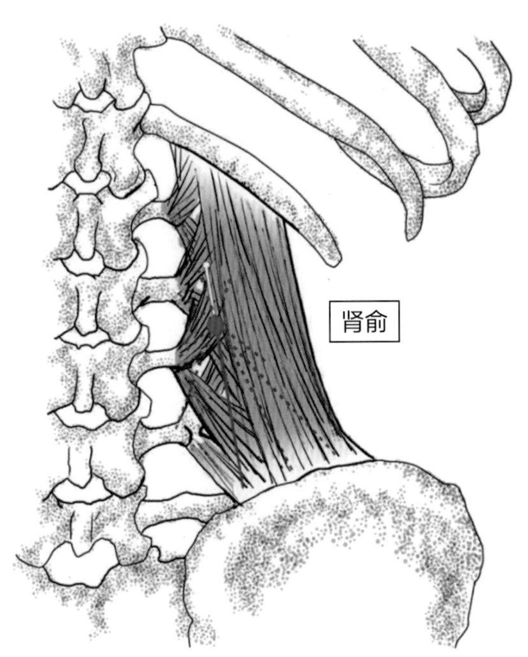

图2-3-21 腰方肌损伤的芒针治疗示意图

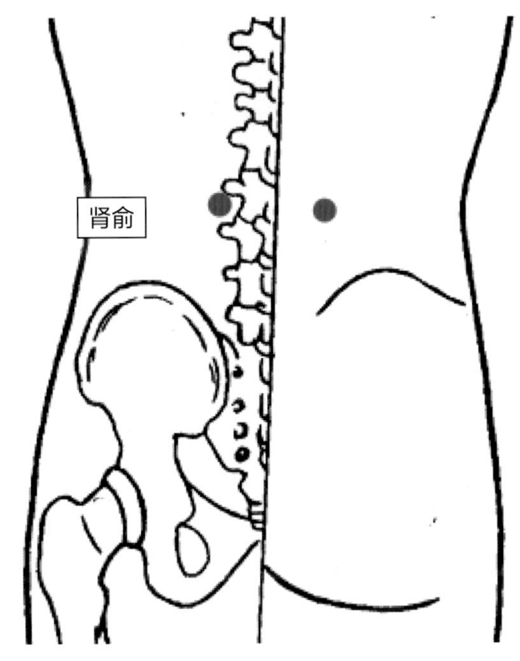

图2-3-22 腰方肌损伤的治疗穴位图

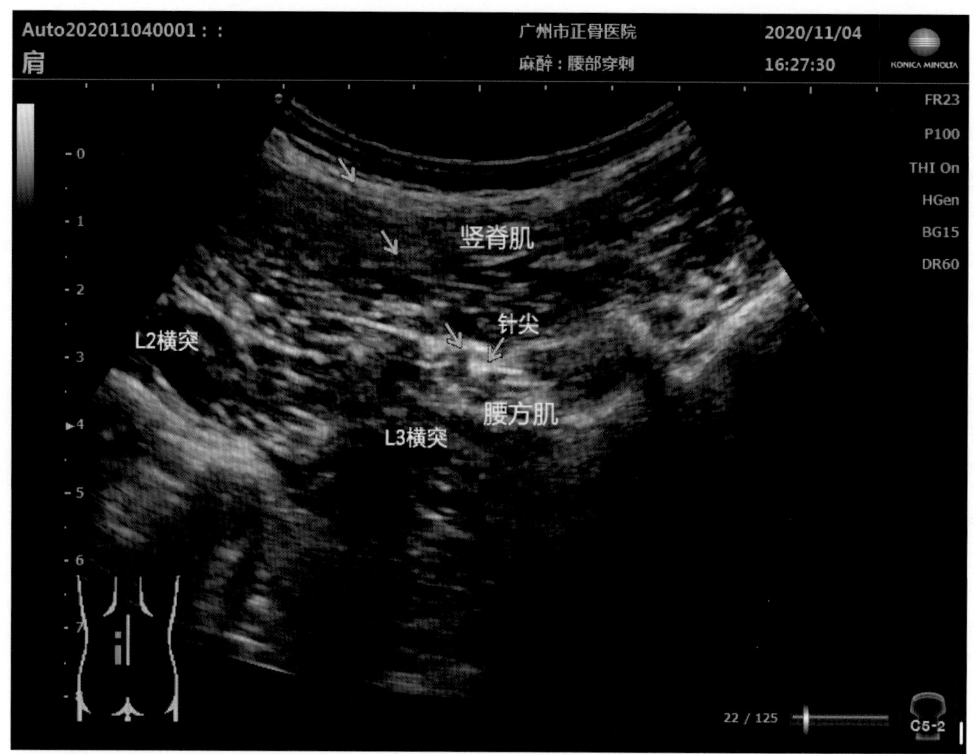

图2-3-23　腰方肌损伤的肌骨超声芒针走向图

第九节　多裂肌、回旋肌损伤

一、解剖

（1）多裂肌起自第四至第七颈椎的关节突、全部胸椎的横突、全部腰椎的乳突、骶骨下部的后面、竖脊肌腱的深面，止于第五腰椎至第二颈椎所有椎体的棘突。长回旋肌起自各椎体的横突，向上跨一个椎体后止于棘突的基底部；短回旋肌起自各椎体的横突，止于上一椎体棘突的基底部。

（2）多裂肌、回旋肌均由脊神经后支支配。

（3）多裂肌双侧收缩可使脊柱后伸、头颈部向收缩侧屈曲，单侧收缩可使椎体向对侧旋转。回旋肌双侧收缩可使脊柱伸直，单侧收缩可使脊柱转向对侧。

二、损伤机制

（1）急性损伤：为急性暴力性钝挫伤或顿挫性颈背扭挫伤，如挥鞭样伤或运动中突然转侧等致伤。

（2）慢性劳损：因颈椎、胸椎长时间前屈致伤，如长时间伏案工作、长时间侧颈听电话或办公桌、电脑键盘位置过低等。

三、治疗

（1）患者取俯卧位，术者立其腰际旁。

（2）于相应夹脊穴直刺进针，针尖向内上方脊柱方向透刺，运针至得气后出针。见图2-3-24、图2-3-25。

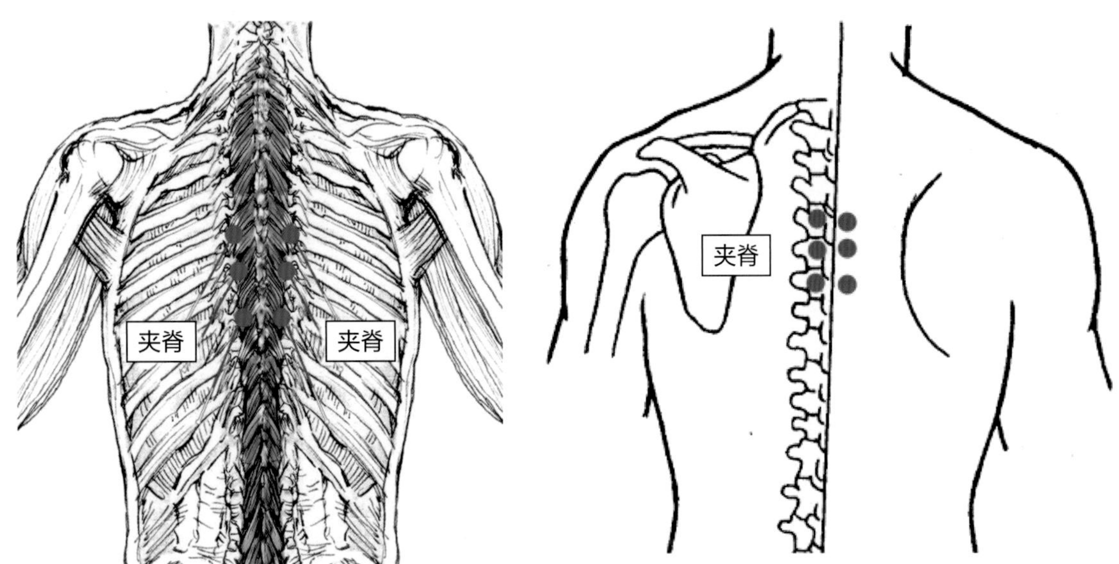

图2-3-24 多裂肌、回旋肌损伤的芒针治疗示意图　　图2-3-25 多裂肌、回旋肌损伤的治疗穴位图

（胡凤军）

第三编

诊疗编

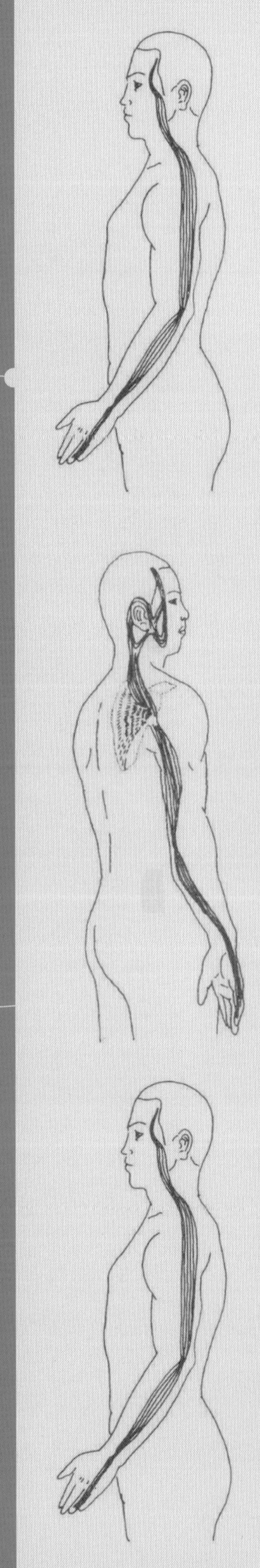

第一章 肩及臂部筋伤病变

肩关节一般仅指肱骨头与肩胛骨关节盂之间的盂肱关节，但肩部活动实际上是由盂肱关节、胸锁关节及肩胛骨与胸壁之间的连结、喙锁关节、肩峰下关节共同参与完成的。

1. 盂肱关节

由肩胛骨关节盂与肱骨头构成，是一典型球窝关节。虽然四周有盂唇附着增加了关节盂的深度，但是仍只有1/4～1/3的肱骨关节面与关节盂相接触，故其活动范围大，同时也造成关节不稳定。

（1）关节盂：呈梨形，上窄下宽，位于肩胛骨上外侧，向外、下、前与肱骨头相关节。关节盂的上、下方分别有盂上、盂下结节，分别为肱二头肌长头腱及肱三头肌肌腱的附着处。关节盂周围有致密堆集的纤维形成的盂唇加深盂窝。

（2）肱骨头：呈半球体的关节面，较肩胛骨关节盂为大，仅有一部分与其接触。肱骨头与肱骨干之间有140°~180° 的内倾角，内翻时，此角度减小至140° 以下，肱骨头后倾角为15° 。肱骨头前外侧有大、小二结节，大结节上有冈上肌、冈下肌和小圆肌附着，向下移行为大结节嵴，小结节上有肩胛下肌附着，结节间沟内有肱二头肌的长头腱经过。

（3）肩关节囊：盂肱关节周围有松弛关节囊包裹。关节囊后下部起于关节盂唇的周缘及相邻关节盂的骨质。前部如无滑膜隐窝，则起于关节盂唇的周缘及相邻骨质。如有较大滑膜隐窝，可向内附着于肩胛颈直至喙突基底，并借一层纤维组织沿肩胛颈前面反折至盂唇。关节囊的内面衬以滑膜层。

（4）肩部滑膜囊：肩部周围有很多滑膜囊，如肩峰下囊、肩胛下肌腱下囊、喙突下滑膜囊、肩峰皮下囊等，有利于肩关节的活动。

（5）肩关节韧带：肩关节的韧带均小而窄，可允许肩关节有较大的活动范围，但强度不够，容易受损甚至断裂，特别是前方，因此肩关节较易向前脱位。

喙肩韧带：起自喙突外缘，止于肩峰尖部的前缘，前后部较厚。中部纤维甚薄或缺如，形成两个坚强纤维，呈分支状。此韧带是盂肱关节上部强有力的屏障。

喙肱韧带：起自喙突基底及后外缘和喙肩韧带起始部，止于大、小结节及邻近关节囊，形成前后束。此韧带可阻止肱骨头向上脱位。

盂肱韧带：起于肱骨解剖颈的前下部，向上、向内止于关节盂上结节及关节盂唇，与肱二头肌腱相续，分为上、中、下3束，分别称为盂肱上韧带、盂肱中韧带、盂肱下韧带。以盂肱中韧带最为重要。盂肱韧带可增强关节囊的前部。

2. 胸锁关节

胸锁关节为锁骨的胸骨关节面与胸骨柄锁切迹及第一肋骨所形成的微动关节，是肩带与躯干相连的唯一关节。盂肱关节无论向何方运动，均需要胸锁关节的协同。胸锁关节是具有完整软骨盘的鞍状关节，其周围为关节囊和胸锁前后韧带所包绕。

3. 肩锁关节

由肩胛骨肩峰关节面与锁骨肩峰关节面构成。关节囊肩锁韧带、三角肌、斜方肌和喙锁韧带等可维持该关节的稳定，特别是喙锁韧带对稳定肩锁关节有重要作用。

4. 肩胛胸壁连结

肩胛骨胸壁之间无真正的关节结构，仅有丰富的肌肉联系，肩胛骨通过胸锁关节和肩锁关节在胸壁上做旋转运动，可使上肢上举180° 左右，因此，在功能上肩胛胸壁连结为肩部关节的一部分。

5. 喙锁关节

肩胛骨喙突与锁骨之间只存在喙锁韧带，但由于肩部长期负重，锁骨与喙突根部长期摩擦且锁骨对喙突根部长期压迫，因此可发生喙锁关节。该关节属于平面关节，运动幅度不大，与肩锁关节和胸锁关节组成联合关节。

6. 肩峰下关节

肩峰下关节是将由肩峰喙突和喙肩韧带组成的喙肩弓看作关节臼窝样结构，将肱骨大结节看作杵状部分，将肩袖各肌看作关节内半月板，而肩峰下囊相当于关节囊。这种结构虽不具备正常关节形态，但从功能上看，肩袖和肱二头肌长头腱可作为关节运动的动力机构，肩峰下囊则起润滑、应力吸收作用。喙肩弓可防止肱骨头向后上脱位。

上肢肌肉分为肩部肌肉、臂部肌肉、前臂肌肉和手部肌肉（表3-1-1）。肩部肌肉均起于上肢带骨，跨越肩关节，止于肱骨上端，有稳定和运动肩关节的作用。臂部肌肉位于肱骨周围，可分为前群和后群，前群为屈肌，后群为伸肌。

表3-1-1　肩部及臂部肌肉简表

<table>
<tr><th>肌肉</th><th>名称</th><th>起点</th><th>止点</th><th>作用</th><th>神经支配</th></tr>
<tr><td rowspan="6">肩部肌肉</td><td>三角肌</td><td>锁骨外侧1/3、肩峰、肩胛冈</td><td>肱骨三角肌粗隆</td><td>外展、前屈、后伸肩关节</td><td>腋神经（C4~6）</td></tr>
<tr><td>冈上肌</td><td>肩胛骨冈上窝</td><td>肱骨大结节上部</td><td>外展肩关节</td><td rowspan="2">肩胛上神经（C5~6）</td></tr>
<tr><td>冈下肌</td><td>肩胛骨冈下窝</td><td>肱骨大结节中部</td><td rowspan="2">内收、外旋肩关节</td></tr>
<tr><td>小圆肌</td><td>肩胛骨外侧缘后面</td><td>肱骨大结节下部</td><td>腋神经（C5）</td></tr>
<tr><td>大圆肌</td><td>肩胛骨外侧缘和下角后面</td><td>肱骨小结节嵴</td><td rowspan="2">后伸、内收、内旋肩关节</td><td rowspan="2">肩胛下神经（C5~7）</td></tr>
<tr><td>肩胛下肌</td><td>肩胛下窝</td><td>肱骨小结节</td></tr>
<tr><td rowspan="5">臂部肌肉</td><td>肱二头肌</td><td>长头：肩胛骨盂上结节
短头：肩胛骨喙突</td><td>桡骨粗隆</td><td>屈肘，协助屈肩；当前臂处于旋前位时，能使前臂旋后</td><td rowspan="3">肌皮神经（C5~7）</td></tr>
<tr><td>喙肱肌</td><td>肩胛骨喙突</td><td>肱骨中部内侧</td><td>屈肩及内收上臂</td></tr>
<tr><td>肱肌</td><td>肱骨前面下1/2及臂内侧肌间隔</td><td>尺骨粗隆</td><td>屈肘</td></tr>
<tr><td>肱三头肌</td><td>长头：肩胛骨盂下结节
外侧头、内侧头：分别在肱骨后面桡神经沟外上方、内下方</td><td>尺骨鹰嘴</td><td>伸肘，助肩关节后伸及内收（长头）</td><td rowspan="2">桡神经（C6~8）</td></tr>
<tr><td>肘肌</td><td>肱骨外上髁</td><td>尺骨后面上1/4</td><td>伸肘</td></tr>
</table>

第一节　肩　周　炎

一、概述

肩周炎即肩关节周围炎的简称，是指肩关节及其周围软组织退行性改变所引起的肌肉、肌腱、滑囊、关节囊等肩关节周围软组织的广泛慢性炎症反应，以肩部疼痛、肩关节活动障碍及肌肉萎缩为主要特征。由于发病者以50岁左右者居多，所以又称五十肩。又因患病后肩关节僵硬，功能活动受限，像被冻结了一样，故又称为冻结肩或肩凝症。一般女性患者居多。肩周炎为自愈性疾病，自愈时间六个月至两年不等。

二、解剖

肩关节是人体活动度最大的关节，有多个轴位上的运动，还可以做各方向上的环转运动。当肩周炎发生时，肩部各方向的活动功能均会受限。

三、病因病机

肩周炎多发于中老年人群，以女性多见，多一侧发病，其病因至今未明，一般认为其诱发因素主要有三：一是软组织退变，对外力的承受能力减弱，容易造成损伤而引起炎症；二是上肢外伤后固定过久，无菌性炎症因子积聚，使肩关节周围软组织继发萎缩、粘连；三是肩部急性损伤后治疗不当、迁延不愈，使周围损伤的软组织产生慢性炎症。

中医认为，本病是以肝肾亏虚、气血不足为本，疼痛、功能受限为标，属本虚标实的疾病，其与体虚、劳伤、风寒湿邪及筋骨损伤有关。最早关于肩周炎的记载见于《针灸甲乙经》，书中称之为“肩胛周痹”。其根本病机是素体亏虚，气血不足，筋失所养，日久则使筋骨衰颓、拘急不用，复加外邪、劳损或创伤等因素，致其气血不通，脉络疼痛，筋脉拘急或废萎不用而发病。

四、临床表现

肩周炎主要表现为肩部疼痛，肌肉痉挛、萎缩，以及肩关节活动受限。肩部疼痛多为慢性发作，后痛感逐渐加剧，呈持续性刀割样痛或钝痛，天气变化、活动或劳累后加剧，夜间痛甚。关节受限可以是某一方向的活动受限或是各方向的活动同时受限，多见外展、上举、内旋及外旋受限。早期活动受限多因疼痛所致，后期则因肌肉组织废用而萎缩粘连所致。

五、诊断

（1）多见于50岁以上中老年人，女性居多。

（2）肩部疼痛及活动痛，夜间加重。肩关节活动表现为上举、外展、内旋、外旋受限，出现典型“扛肩”现象。

（3）肩前、后、外侧均有压痛，特别是肱二头肌长头腱沟。早期可见三角肌、冈上肌等肩周肌肉出现痉挛，晚期可发生失用性肌萎缩。病变肌肉在其起止点、肌腹及腹腱衔接处有明显压痛，抗阻试验阳性。

（4）X线一般无异常发现，后期部分患者可见骨质疏松，但无骨质破坏。关节囊、滑液囊、冈上肌腱、肱二头肌长头腱等处可见密度淡而不均的钙化斑影。

六、鉴别诊断

（1）颈椎病：颈椎病表现为颈项肩的疼痛，痛感多为麻痛、灼痛、钝痛或放射痛，多向手部放射，无肩关节活动障碍表现。

（2）肩峰下滑囊炎：表现为肩峰下疼痛，压痛，痛感可放射至三角肌，三角肌前后可见有局限性隆起，有囊性波动感。

（3）肩袖损伤：表现为肩部疼痛，肩部外展时有60°~120°的疼痛弧。主动外展、内旋肩关节受限，被动运动则无明显受限。患者多有外伤史或劳累史。

七、治疗

（1）患者取俯卧位，患侧上肢外展，于患侧肩井穴斜刺进针后，针尖向巨骨穴方向透刺，直至针尖抵达巨骨穴下，运针至得气后出针。见图3-1-1至图3-1-3。

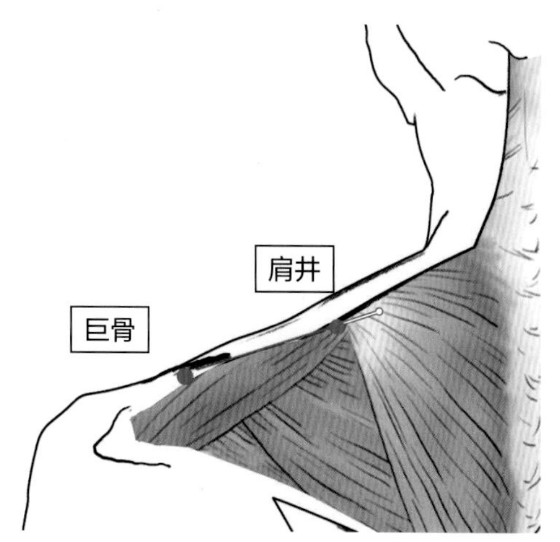

图3-1-1　肩周炎的治疗示意图（1）

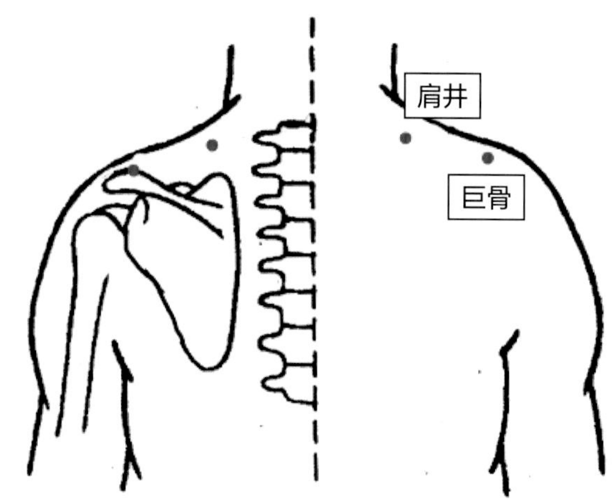

图3-1-2　肩周炎的治疗穴位图（1）

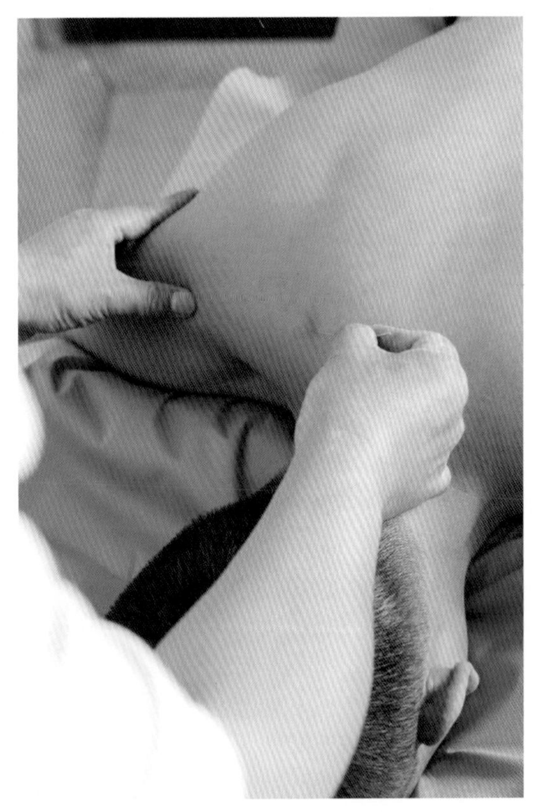

图3-1-3　肩周炎的芒针治疗图（1）

（2）患者取俯卧位，患侧上肢外展，于患侧天宗穴斜刺进针后，针尖向各方向透刺，依次运针至得气后出针。见图3-1-4至图3-1-6。

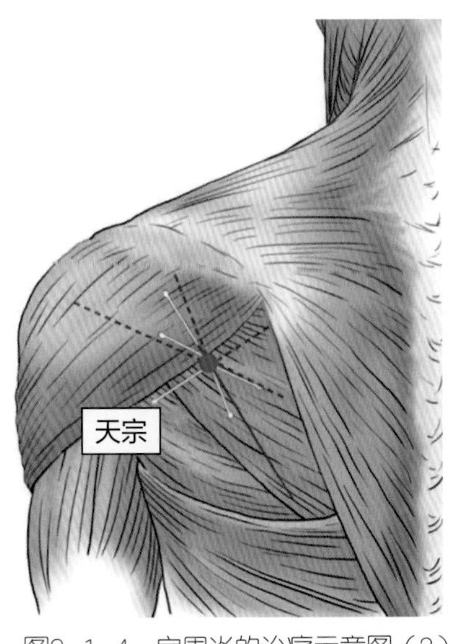

图3-1-4　肩周炎的治疗示意图（2）

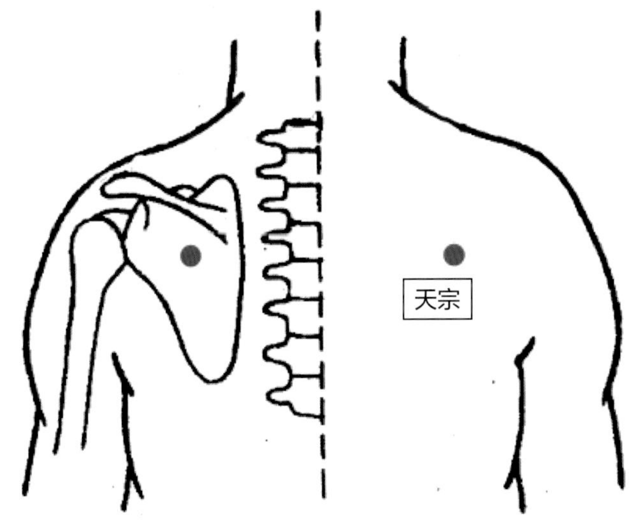

图3-1-5　肩周炎的治疗穴位图（2）

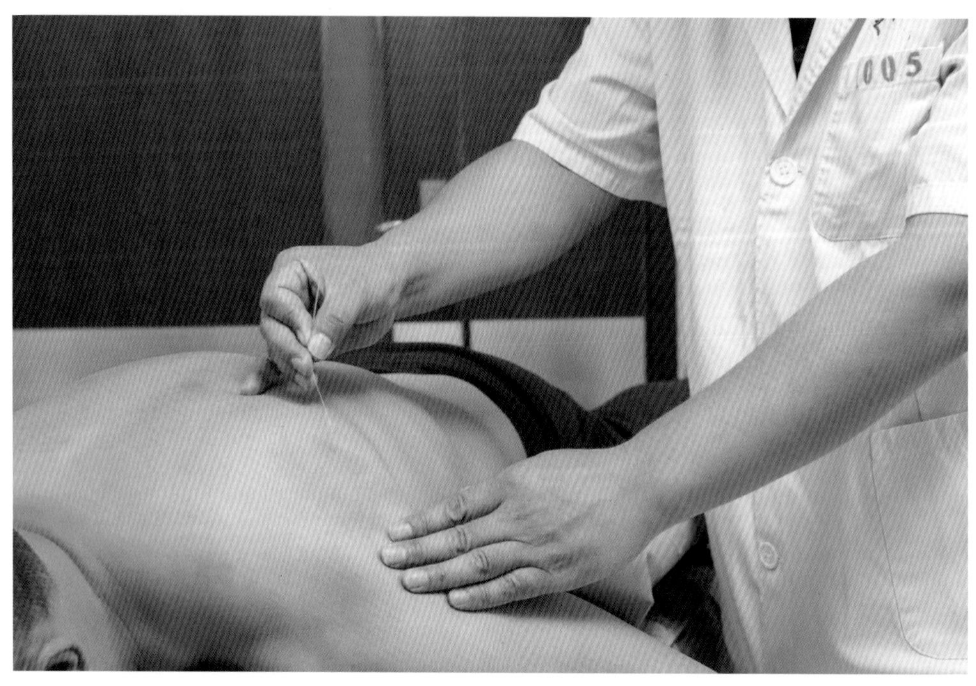

图3-1-6　肩周炎的芒针治疗图（2）

（3）患者取侧卧位，患侧上肢在上、外展，于臂臑穴直刺进针后，针尖依次向肩髃穴、肩髎穴、抬肩穴透刺，均需抵至穴位之下，依次运针至得气后出针。见图3-1-7至图3-1-9。

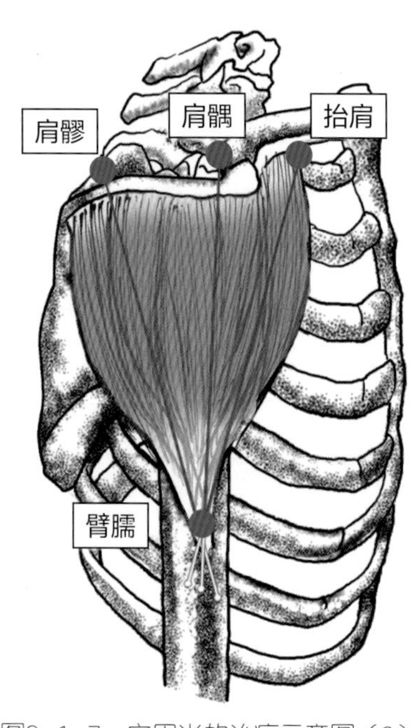

图3-1-7　肩周炎的治疗示意图（3）

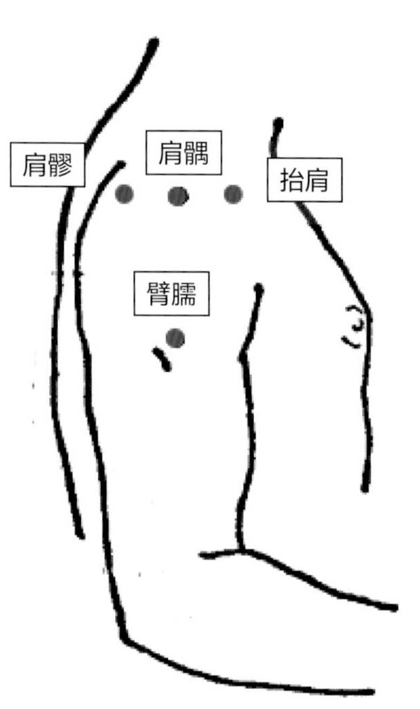

图3-1-8　肩周炎的治疗穴位图（3）

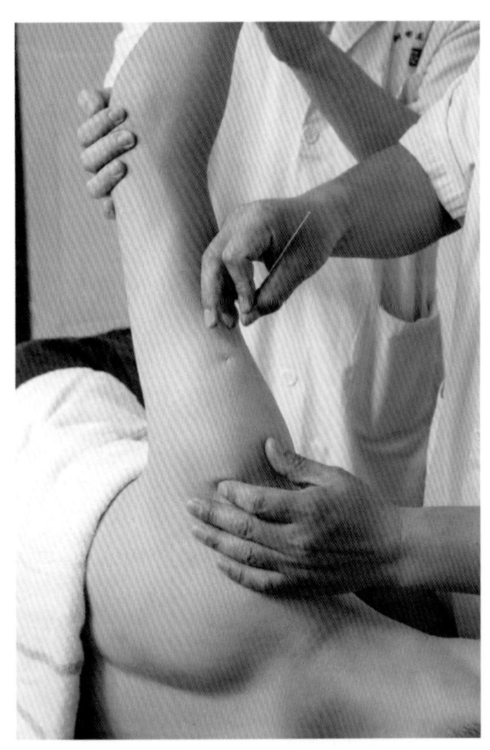

图3-1-9 肩周炎的芒针治疗图（3）

（4）患者取侧卧位，患侧上肢外展至90° 以上，医者一手固定患侧上肢，一手持针直刺极泉穴，进针后依次向肩髃穴、肩髎穴、肩贞穴透刺，针感需抵达穴位附近，依次运针至得气后出针。见图3-1-10至图3-1-14。

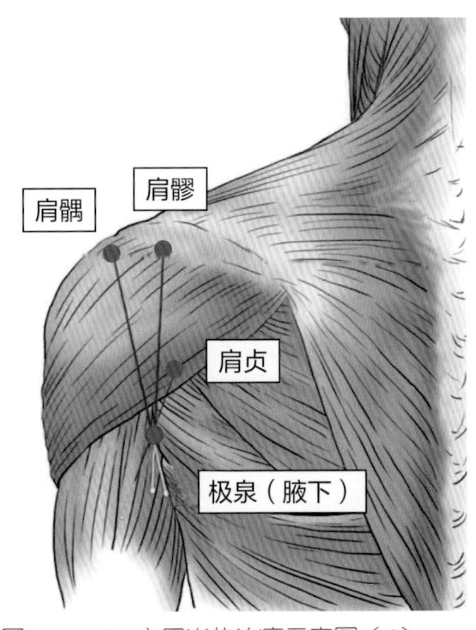

图3-1-10 肩周炎的治疗示意图（4）

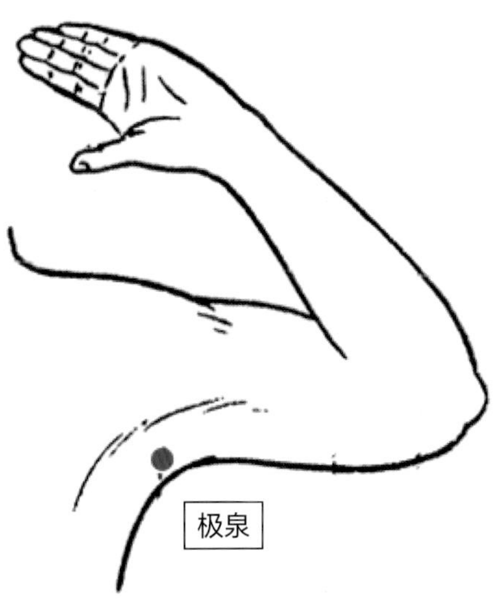

图3-1-11 肩周炎的治疗穴位图（4）

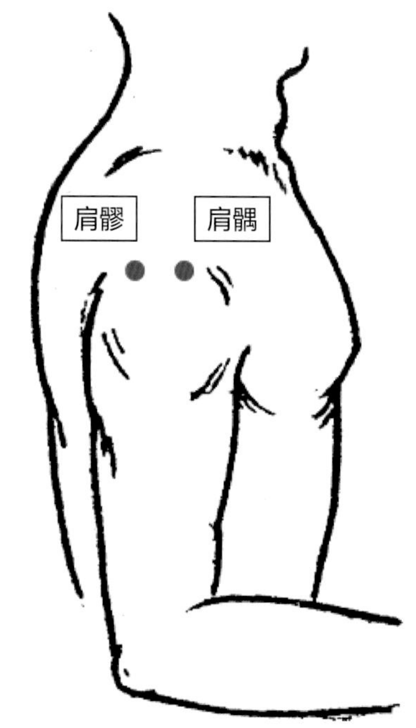

图3-1-12 肩周炎的治疗穴位图（5）

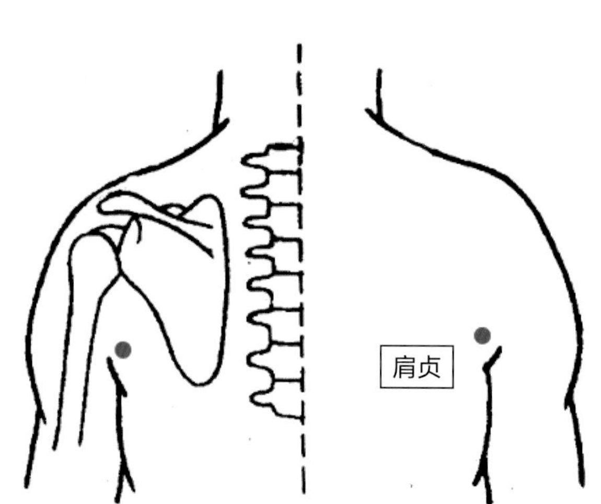

图3-1-13 肩周炎的治疗穴位图（6）

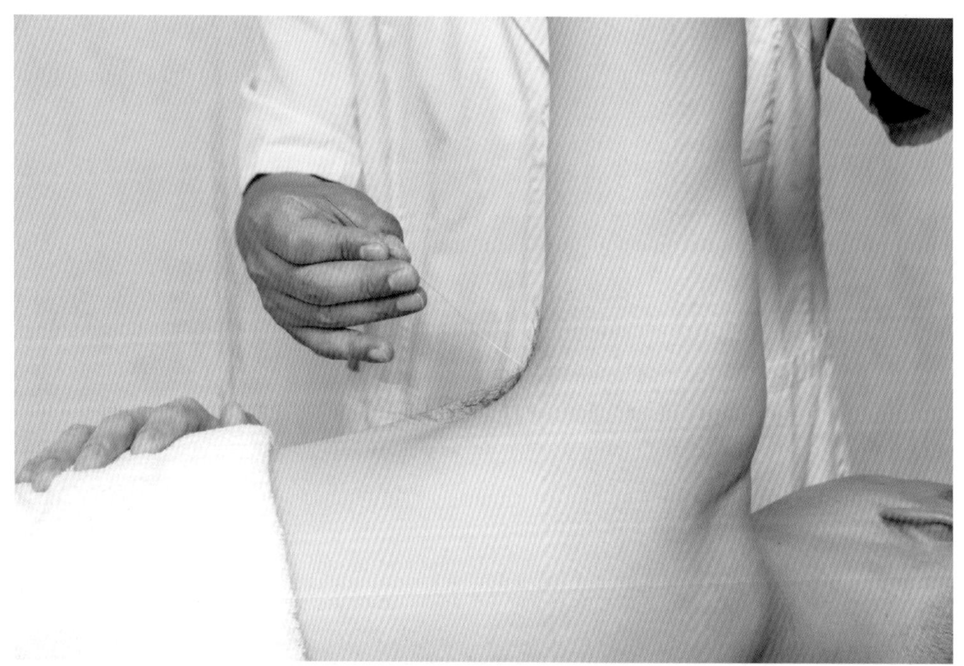

图3-1-14 肩周炎的芒针治疗图（4）

八、预防护理

肩周炎为自愈性疾病，自愈时间六个月至两年不等，症状可逐渐缓解，但病程较长且容易复发。预防该病应注意肩部的防寒保暖，纠正不良姿势，避免慢性劳损，注重功能锻炼，开展肩关节的主动和被动运动，保持肩关节的活动度，平时结合自己的生活习惯做一些简单的功能锻炼，如屈肘甩手、体后拉手、展臂站立、头枕双手、旋肩等动作。

第二节 肩袖损伤

一、概述

肩袖损伤主要以肩部疼痛、肩关节活动功能受限为主要表现，多发于中老年人群，常见于需要肩关节极度外展、上举或后伸等运动中，这是因为在此类运动中附着于肱骨大结节的冈上肌腱最易受到肩峰喙肩韧带的摩擦而产生损伤。

二、解剖

肩袖是肩峰与肱骨头之间的一个重要结构，它由冈上肌腱、冈下肌腱、小圆肌腱、肩胛下肌腱4个肌腱组成。肌腱包绕肱骨头，与关节囊紧密相连，类似袖口，故名肩袖。肩袖是稳定肱骨头及肩关节活动的重要结构，其功能是协助肩关节外展及旋转。

三、病因病机

肩袖损伤可分为部分破裂和完全破裂，若处理不当，部分破裂可发展为完全破裂。引起该病的原因包括外伤、组织退变和慢性撞击损伤。由于肩袖有肩峰保护，因此直接暴力外伤造成的损伤临床上少见，多见于肩外展时突然内收或手持重物时突然上举而损伤肌腱，导致发病。此外，在肩关节活动中肱骨头容易对肩袖造成压迫，使肩袖组织处于相对缺血状态，而长期缺血则会造成组织的退变，功能受损，受外力作用时更容易造成肩袖损伤。部分中老年患者或需要肩关节反复极度外展运动的人群，则可因肩袖组织长期受到肩峰的撞击和摩擦，刺激局部产生慢性的无菌性炎症、肩峰下滑囊炎和肌腱侵袭而造成损伤。

中医认为，本病当属本虚标实之证。患者素体亏虚，气血不足，筋脉失养，肩部肌肉筋骨失去濡养，加之长期劳损、暴力损伤或风寒湿邪侵袭，损伤、阻塞筋脉，故而发为此病。

四、临床表现

临床上主要表现为肩部的疼痛，初起时为一过性的疼痛，随后疼痛加重呈持续性，伴肩关节外展受限，于肱骨大结节、肩峰附近有明显压痛点，并向三角肌粗隆方向发散。肩部外展时有60° ~120° 的疼痛弧。疾病后期可见肩部肌肉不同程度的萎缩。

五、诊断

（1）一般有明确的外伤史，急性损伤史及重复性或累积性损伤史对本病的诊断有参考意义。多见于40岁以上的中老年人、重体力劳动者，以及进行游泳、球拍运动等需要肩部反复外展的运动员。

（2）肩部三角肌前方及外侧疼痛，在肩部活动后或增加负荷后症状加重，夜间疼痛症状加重。

（3）压痛点多见于肱骨大结节近侧，或肩峰下间隙部位。肩袖大型断裂者，主动肩上举及外展功能均受限。外展与前举范围均小于45° ，但被动活动范围无明显受限。病史超过3周以上者，肩周肌肉有不同程度的萎缩，以三角肌、冈上肌及冈下肌较常见。肩坠落试验、撞击试验、疼痛弧试验阳性。

肩坠落试验（arm drop test）：被动抬高患臂至上举90° ~120° 范围，撤除支持，患臂不能自主支撑而发生臂坠落和疼痛即为阳性。

撞击试验（impingement test）：向下压迫肩峰，同时被动上举患臂，如在肩峰下间隙出现疼痛或伴有上举不能时为阳性。

疼痛弧试验（painful arc test）：患臂上举60° ~120° 范围内出现肩前方或肩峰下区疼痛即为阳性，该试验对肩袖挫伤和部分撕裂有一定的诊断意义。

（4）影像学检查一般需用CT或MRI。受损肌腱在水肿、充血、断裂及钙盐沉积时的不同信号可显示肌腱组织的病理变化。

六、鉴别诊断

（1）肩周炎：由于肩关节周围软组织退变产生无菌性炎症而造成的肩关节疼痛、活动功能受限的疾病，多见于中老年人，其特点是无明显外伤史或运动、重体力劳动史，主动和被动运动肩关节均受限。

（2）肩峰下滑囊炎：表现为肩峰下疼痛，压痛，痛感可放射至三角肌，肩关节外展受限，三角肌前后可见局限性隆起，有囊性波动感。

七、治疗

患者取俯卧位，患侧上肢外展，于患侧秉风穴向外斜刺进针后，针尖向巨骨穴方向透刺，运针得气后继续进针，针尖微弯，通过肩关节肩峰与肱骨间的间隙进针，至针尖抵达三角肌下，运针至得气后出针。见图3-1-15至图3-1-17。

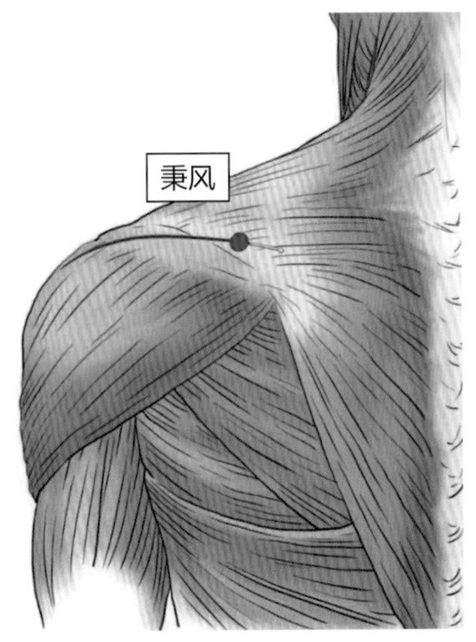

图3-1-15　肩袖损伤的治疗示意图

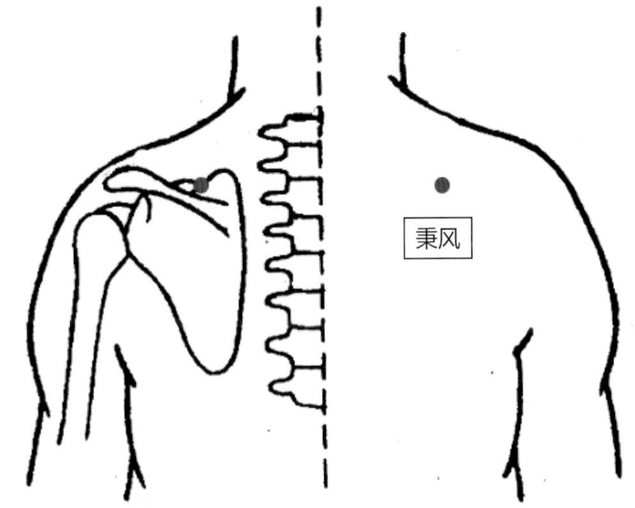

图3-1-16　肩袖损伤的治疗穴位图

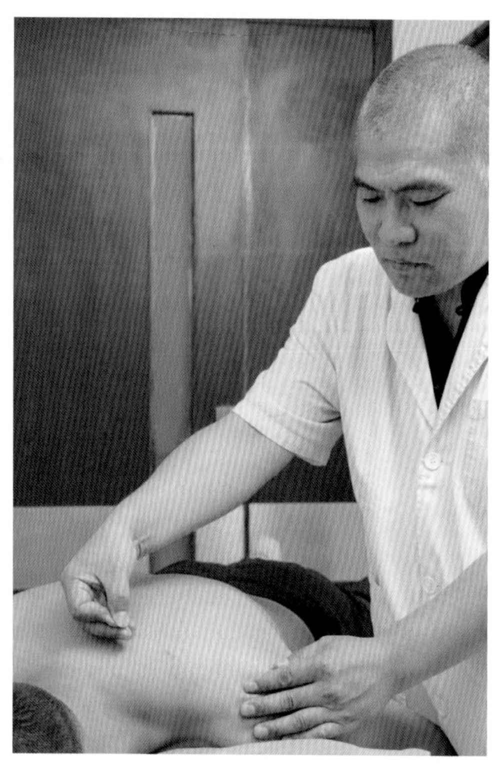
图3-1-17　肩袖损伤的芒针治疗图

八、预防护理

发病早期应尽量肩关节制动，包扎患处并冰敷，避免做关节扭动动作，同时应进行康复训练，抬高患肢，加强肱二头肌及肘关节、腕关节的功能锻炼。中后期逐渐加强肩关节上举及背伸功能的锻炼，并可适当进行牵拉和力量训练。

第三节　肱二头肌短头肌腱损伤

一、概述

肱二头肌短头肌腱损伤是指因肱二头肌短头肌腱受外力损伤而形成的病症，表现为肩部疼痛、活动障碍，以小儿或运动员多见。

二、解剖

肱二头肌短头起于肩胛骨的喙突尖，长头起于肩胛骨的盂上结节，此二头下行形成肱二头肌腱，止于桡骨粗隆的后部。当上臂做旋转活动时，肱骨的大小结节与短头肌腱摩擦可造成后者损伤。

三、病因病机

小儿在受到突然牵拉时，肱二头肌短头肌腱可产生轻微错缝，从而造成损伤。成年人则多由于动作不协调，在上臂上举并旋外的情况下（如投掷物体），肱二头肌短头肌腱受到突然的牵拉、扭转外力的作用，从而发生肌腱的扭转损伤，严重者甚至发生部分肌纤维的撕裂。

中医认为，本病为外力导致筋骨受伤、经脉错乱、气滞血瘀而发病。

四、临床表现

本病临床表现为肩部的疼痛及活动障碍，严重者可表现为肩部肌肉的痉挛及持续性的钝痛。小儿表现为哭闹，患肢拒绝活动。

五、诊断

（1）临床上以小儿患病多见，成年人患病则多有运动史。

（2）肩部疼痛、活动障碍，严重者可有肌肉痉挛。

（3）喙突处压痛，肩关节外展及后伸功能受限，多保持在内收、内旋位。

（4）X线检查一般无异常，应排除撕脱骨折。

六、鉴别诊断

肱二头肌长头肌腱断裂：多见于青壮年人，多有明显外力牵拉史，可出现肌力减弱及屈肘功能减弱，抗阻力屈肘试验阳性。

七、治疗

（1）患者取仰卧位，患侧上肢略外展，于云门穴斜刺进针后，针尖向肱二头肌短头肌腱方向斜刺，针尖需抵达肌腱处；再于天泉穴直刺进针后，针尖向肌腱方向斜刺，针尖需抵达肌腱处。各针运针至得气后出针。见图3-1-18至图3-1-21。

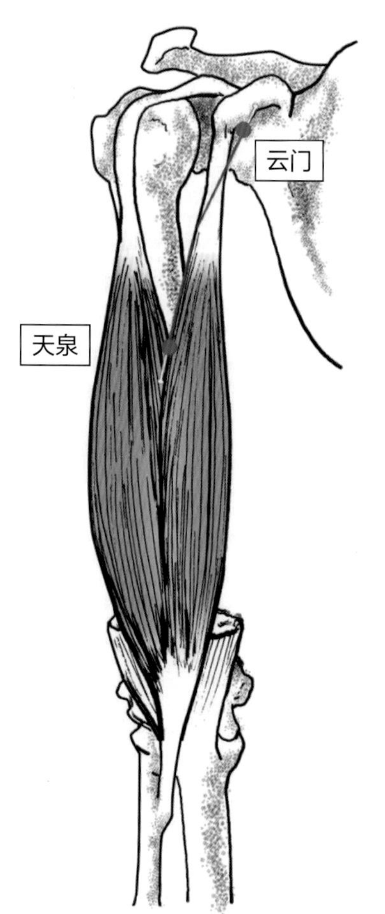

图3-1-18　肱二头肌短头肌腱损伤的治疗示意图（1）

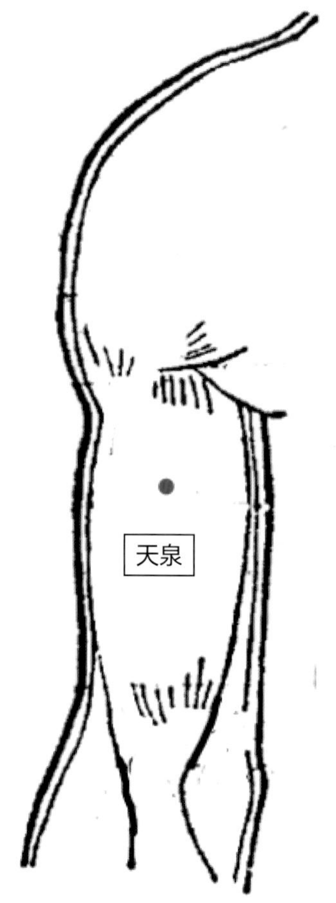

图3-1-19　肱二头肌短头肌腱损伤的治疗穴位图（1）

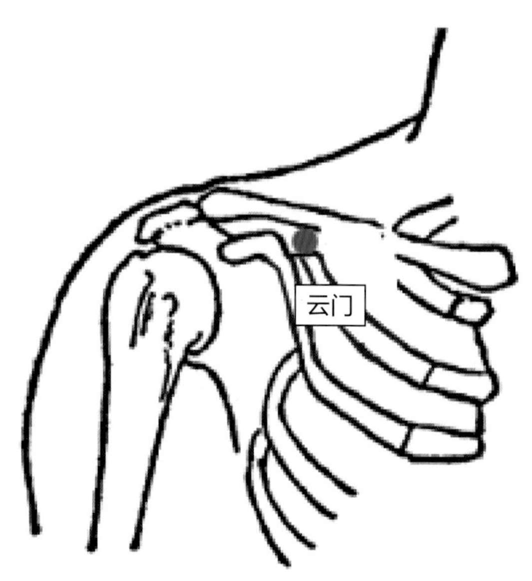

图3-1-20　肱二头肌短头肌腱损伤的治疗穴位图（2）

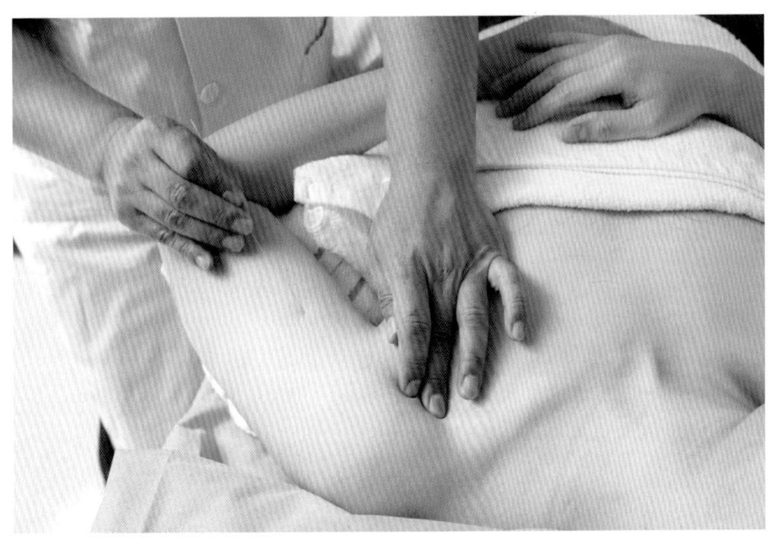

图3-1-21　肱二头肌短头肌腱损伤的芒针治疗图（1）

（2）患者取仰卧位，患侧上肢略外展，于天泉穴直刺进针并运针得气后，调整针尖方向，押手手指按住针体使其呈弧形弯向短头肌腱对侧并进针，针尖到达肌腱对侧后运针，至得气后出针。见图3-1-22至图3-1-24。

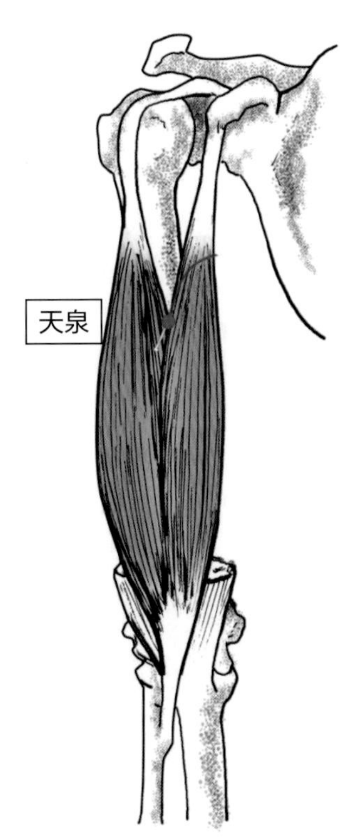

图3-1-22　肱二头肌短头肌腱损伤的治疗示意图（2）

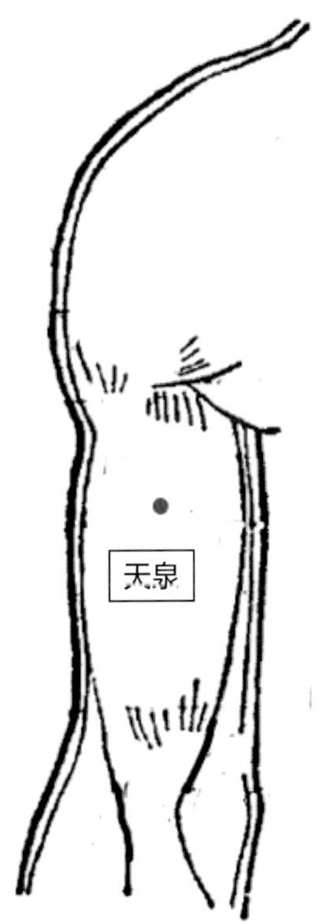

图3-1-23　肱二头肌短头肌腱损伤的治疗穴位图（3）

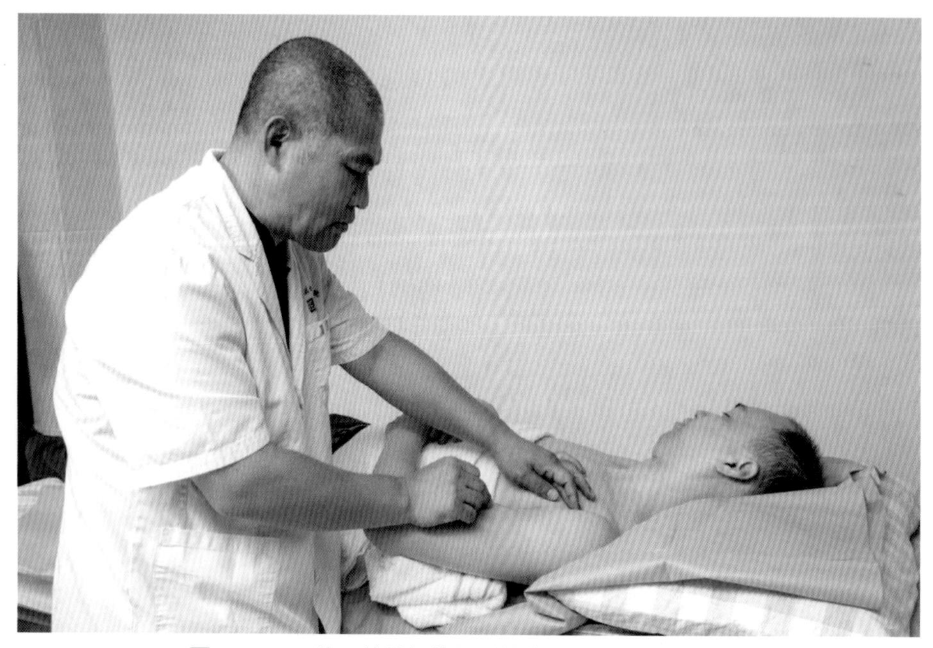

图3-1-24　肱二头肌短头肌腱损伤的芒针治疗图（2）

八、预防护理

小儿发育未成，故应注意避免突然牵拉小儿肩部。成人在运动时应做好保护措施及热身运动，避免受伤。

第四节　肱二头肌长头肌腱炎

一、概述

肱二头肌长头肌腱炎是由于肱二头肌长头肌腱长期反复受到摩擦损伤而导致的局部炎症，表现为肩前疼痛，并可向上臂和颈部放散。本病多见于长期反复过度劳动的体力劳动者。

二、解剖

肱二头肌长头起于肩胛骨盂上结节，在肱骨结节间沟与横韧带形成的纤维管道中通过。当肩关节内收、内旋及后伸时肌腱滑向上方，当肩关节外展、外旋和屈曲时肌腱滑向下方。

三、病因病机

本病病因为长头肌腱长期、过度受到磨损，引起腱鞘充血、水肿、增厚，导致粘连和肌腱退变而发病。由于肱二头肌长头肌腱腱鞘与肩关节相通，故肩关节的慢性炎症均可引起腱鞘的充血、水肿，同样可导致本病的发生。

中医认为，本病为慢性劳损导致筋骨受损，经络不通，气滞血瘀而引起。

四、临床表现

肩前部的疼痛，并向上臂及颈部放散。肩外展、外旋和前屈活动均可使症状加重，疼痛同时可导致患者肩部活动受限。

五、诊断

（1）多见于中年人，多有长期劳损史。

（2）肩前部疼痛，活动时加重，活动受限。

（3）肱骨结节间沟内的肱二头肌腱长头部位局限性深压痛。肱二头肌抗阻力试验（Yergason征）阳性，即抗阻力屈肘及前臂旋后时，在肱二头肌长头肌腱处出现剧烈疼痛。

（4）X线检查一般无异常，部分患者可见结节间沟变窄、变浅，沟底或沟边有骨刺形成。

六、鉴别诊断

肱二头肌长头肌腱滑脱：肱二头肌长头肌腱由肱骨横韧带维持在结节间沟中，当横韧带纤维过度牵拉或撕裂时或结节间沟过浅，均可造成肌腱滑脱。检查时可用一手固定患肢于屈曲90°位，并做内外旋转，另一手在肱二头肌腱最上端处触摸，可以明显感觉到肌腱在腱沟内滑动，并发出弹响声，出现局部疼痛。

七、治疗

患者取仰卧位，患侧上肢略外展，于肩峰下肱二头肌长头肌腱前后两侧分别向下斜刺，针尖需抵达肌腱处，各针运针至得气后出针。见图3-1-25至图3-1-27。

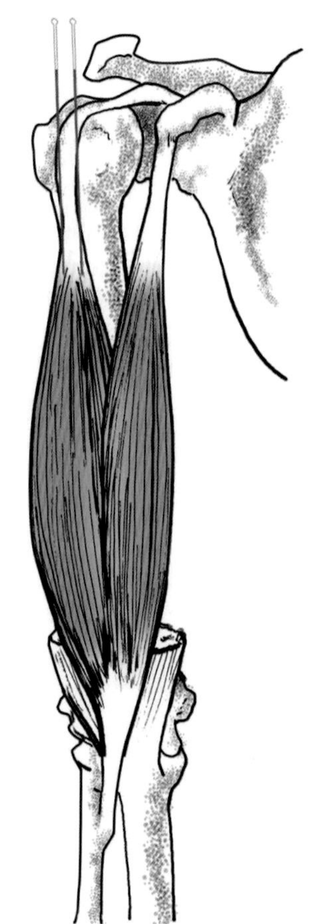

图3-1-25 肱二头肌长头肌腱炎的治疗示意图

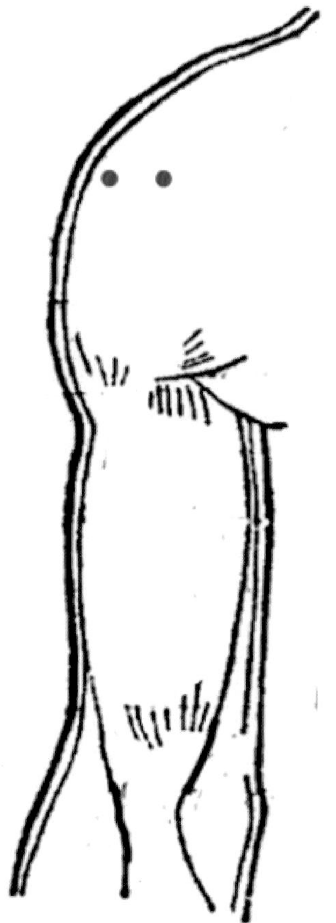

图3-1-26 肱二头肌长头肌腱炎的治疗穴位图

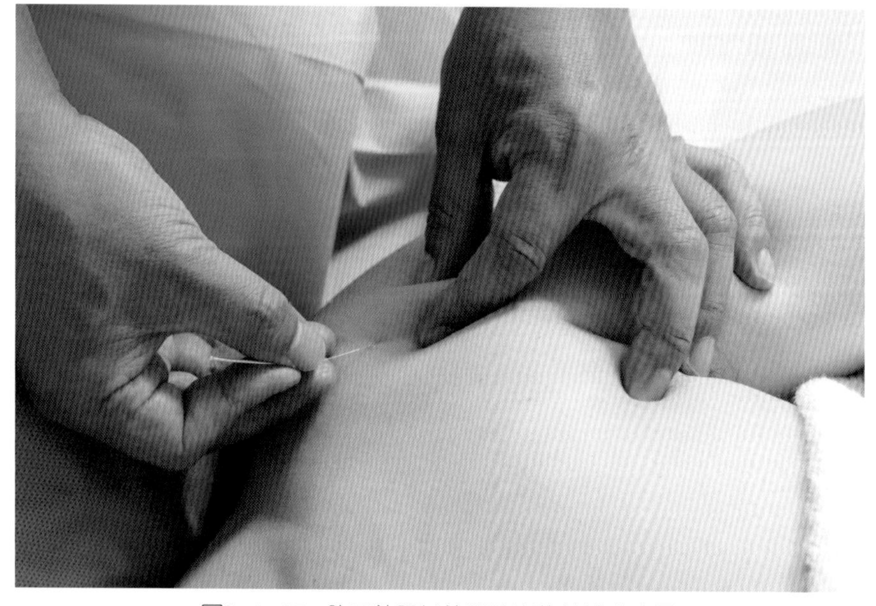

图3-1-27 肱二头肌长头肌腱炎的芒针治疗图

八、预防护理

注意劳逸结合，避免长时间、高强度的体力劳动。平时可做摇肩、晃肩与摆肩等肩部功能锻炼。

第五节　肩峰下滑囊炎

一、概述

肩峰下滑囊炎是指因肩峰下滑囊长期反复受摩擦导致损伤，表现为肩部疼痛、运动时加重的一种病症。因该滑囊与冈上肌紧密相连，故本病多与冈上肌病变相互影响。

二、解剖

肩峰下滑囊和三角肌下囊同介于三角肌深面与喙肩弓及盂肱关节之间，当盂肱关节外展90°时，肩峰下滑囊几乎隐在肩峰下。滑囊将肱骨大结节与三角肌、肩峰隔开，可防止肱骨大结节与肩峰发生摩擦。冈上肌腱上方与肩峰下滑囊紧密相连，下方与肩关节囊紧密相连，病变时可互相波及。

三、病因病机

本病是由于肩关节活动频繁，肩峰下滑囊处于肩峰及肱骨之间，长期受摩擦导致的损伤。损伤后产生急性炎症性渗出，导致局部疼痛、肿胀。若治疗不当容易转为慢性炎症，不断刺激滑囊组织增生、肥厚，相互粘连，失去正常的缓冲功能，从而影响关节活动，出现活动痛及压痛，并与邻近软组织慢性炎症并存，相互影响、传变。

中医认为，本病病因为长期劳损导致肩部筋骨受损，经脉不通，气血运行受阻而发病。若疾病迁延不愈，气血不能濡养筋骨则可导致筋骨萎软，肩部活动不利。

四、临床表现

肩部疼痛且逐渐加剧，夜间痛甚，活动时加重，以外展和外旋明显，故常见患者肩关节保持在内收、内旋位。

五、诊断

（1）一般有长期劳损史。

（2）肩部疼痛，活动时加重。

（3）肩峰下、大结节处多有压痛。若滑囊积液、肿胀，肩关节区域三角肌范围内可有压痛，三角肌前后可见局限性隆起，有囊性波动感。

（4）X线检查一般无异常，部分病程较长的患者可见冈上肌钙化影。

六、鉴别诊断

肩周炎：肩周炎多见于中老年患者，以女性多见，表现为肩部的疼痛与活动受限，肩部肱二头肌长头腱沟、三角肌、冈上肌等肩周部位有压痛及肌紧张，病程日久者可见肌肉萎缩。

七、治疗

患者取俯卧位，患侧上肢外展，于患侧肩井穴斜刺进针后，针尖向滑囊方向透刺，运针至得气后穿过滑囊继续进针，针尖通过肩关节肩峰与肱骨间的间隙进针，至针尖抵达三角肌，运针至得气后出针。见图3-1-28至图3-1-30。

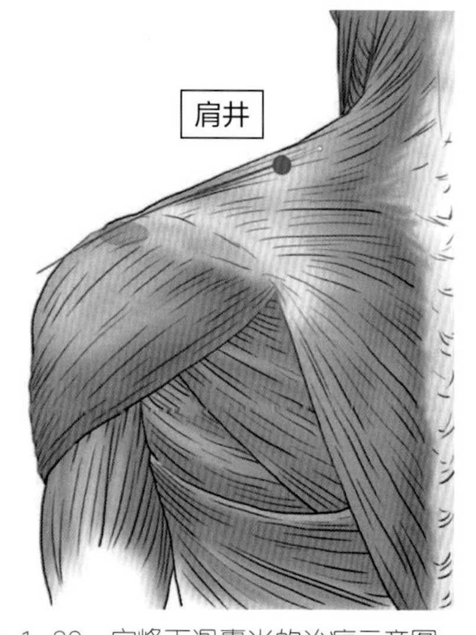

图3-1-28　肩峰下滑囊炎的治疗示意图

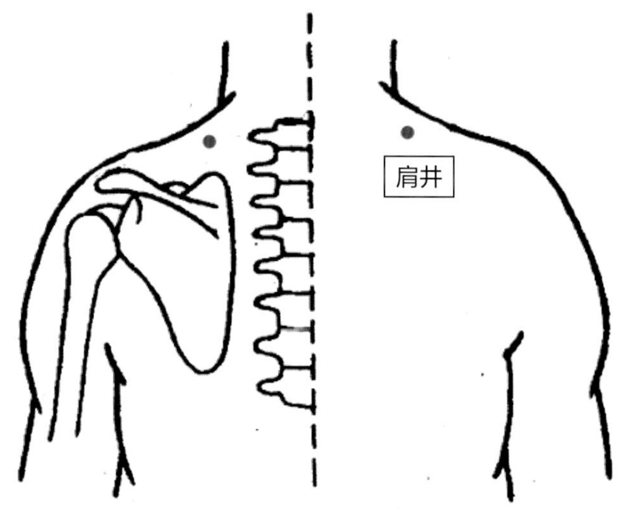

图3-1-29　肩峰下滑囊炎的治疗穴位图

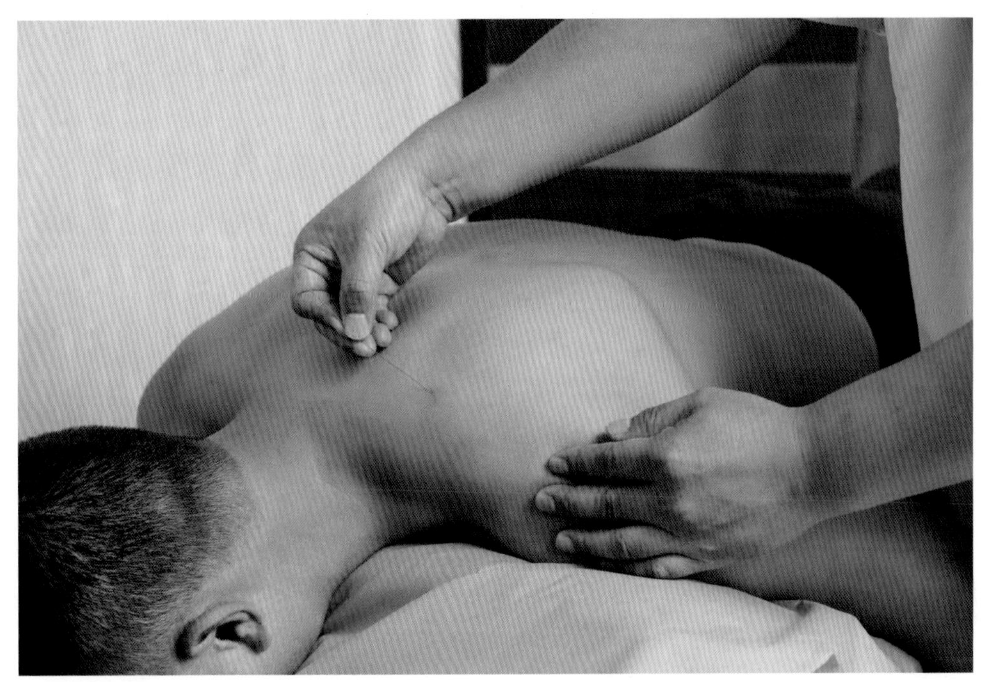

图3-1-30　肩峰下滑囊炎的芒针治疗图

八、预防护理

平时注意劳逸结合，避免损伤。发病时应及时进行治疗，并配合肩部功能锻炼，做外展、内收、前屈、后伸以及旋转等肩部活动，以促进恢复。

（胡风军）

第二章 肘及前臂部筋伤病变

肘关节是由肱骨下端、桡骨和尺骨上端构成的复合关节，由肱尺、肱桡和上桡尺关节组成，共同包在一个关节囊内，属屈戌关节。肱尺关节由肱骨滑车和尺骨鹰嘴切迹组成，属屈戌关节，能在冠状轴上做伸屈运动，其伸屈活动度为0°～140°。上臂与前臂的纵轴不是呈一条直线的，正常情况下前臂向外倾，外倾角度男性为5°～10°，女性为10°～15°，称为携带角。提物时对关节所施加的张力由关节周围的软组织传导，肌肉因对抗负荷和保持关节稳定而收缩。当收缩力小于张力时，不足部分由韧带和关节囊承担。肘关节周围的韧带，包括尺侧和桡侧副韧带、桡骨环状韧带及前臂骨间膜，都是稳定肘关节的因素之一。

通过肘部的神经全部为臂丛神经的终末支，肘部深层神经系正中神经、桡神经、尺神经的分支。正中神经在肱二头肌内侧沟进入肘部，位于肱动脉的内缘。桡神经在相当于肱骨外上髁前方处、肱桡肌深面分出浅、深两支，深支横越关节线并向下后方穿过旋后肌而紧靠桡骨头。尺神经在肱骨内上髁后下方的尺神经沟中行走，然后经尺侧腕屈肌两头之间，进入前臂内侧面下行。

肘部周围的肌肉为肘关节活动提供动力，其有4组：①屈肌为肱肌、肱二头肌；②伸肌为肱三头肌、肘肌；③旋前肌为旋前圆肌；④旋后肌为肱二头肌、旋后肌和肱桡肌。腕部伸肌起于肱骨外上髁，腕部屈肌起于肱骨内上髁。挤压应力由骨骼承担和传导，纵向牵引力主要由肌肉、韧带来抗衡（表3-2-1）。

表3-2-1 肘及前臂部肌肉简表

<table>
<tr><th>名称</th><th>起点</th><th>止点</th><th>作用</th><th>神经支配</th></tr>
<tr><td>肱桡肌</td><td>肱骨外上髁上方</td><td>桡骨茎突</td><td>屈肘</td><td>桡神经
（C6～7）</td></tr>
<tr><td>旋前圆肌</td><td rowspan="4">肱骨内上髁</td><td>桡骨外侧面中部</td><td>屈肘、前臂旋前</td><td rowspan="3">正中神经
（C6～7）</td></tr>
<tr><td>桡侧腕屈肌</td><td>第二掌骨底</td><td>屈肘、屈腕、腕外展</td></tr>
<tr><td>掌长肌</td><td>掌腱膜</td><td>屈腕、紧张掌腱膜</td></tr>
<tr><td>尺侧腕屈肌</td><td>豌豆骨</td><td>屈腕、腕内收</td><td>尺神经
（C8～T1）</td></tr>
</table>

续表

名称	起点	止点	作用	神经支配
指浅屈肌	肱骨内上髁	第二至第五指的中节指骨体的两侧	屈肘、屈腕、屈掌指关节和近侧指间关节	正中神经（C6～T1）
指深屈肌	桡、尺骨上端的前面和骨间膜	第二至第五指的远节指骨底	屈腕，屈第二至第五指间关节、掌指关节	正中神经（C6～T1）尺神经（C8～T1）
拇长屈肌		拇指远节指骨底	屈腕、屈拇指的掌指和指间关节	正中神经（C6～T1）
旋前方肌	尺骨远侧端	桡骨远端	前臂旋前	
桡侧腕长伸肌	肱骨外上髁	第二掌骨底背面	伸腕，腕外展	桡神经（C6～8）
桡侧腕短伸肌		第三掌骨底背面		
指伸肌		第二至第五指的指背腱膜（中远节指骨底背面）	伸肘，伸腕，伸指	
小指伸肌		小指指背腱膜	伸小指	
尺侧腕伸肌		第五掌骨底背面	伸腕，腕内收	
旋后肌	肱骨外上髁和尺骨外侧缘的上部	桡骨前面上部	前臂旋后，伸肘	
拇长展肌	桡、尺骨后面和骨间膜的背面	第一掌骨底	外展拇指和手	
拇短伸肌		拇指近节指骨底	伸拇指，助手外展	
拇长伸肌		拇指远节指骨底		
示指伸肌		示指的指背腱膜	伸腕、伸示指掌指关节及指间关节	

第一节　肱骨外上髁炎

一、概述

肱骨外上髁炎又称网球肘或桡侧伸腕肌肌腱损伤，以肱骨外上髁局部疼痛，伴前臂旋转功能和伸腕功能障碍为特征。该病的发病与职业因素相关，多见于需反复用力伸腕活动的成年人，尤其是频繁地用力旋转前臂者，如网球运动员、小提琴手、瓦木工人、家庭主妇等。

二、解剖

起于肱骨外上髁部的有桡侧腕长伸肌、桡侧腕短伸肌、肱桡肌、旋后肌等，其主要功能为伸腕、伸指，其次是使前臂旋后。腕背或前臂旋外过度都会使附着于肱骨外上髁部的腕伸肌腱、筋膜受到牵拉而致伤。

三、病因病机

肱骨外上髁炎的主要发病机制为反复活动腕关节，特别是腕、指的背伸动作及前臂的旋转动作，使肌群对肱骨外上髁形成反复牵拉，容易造成前臂伸肌群肌腱紧张、变性和撕裂，局部组织产生无菌性炎症，由此发病。同时也存在腕处于背伸状态下，突然受到腕屈肌猛力牵拉而造成肱骨外上髁处急性损伤发病的情况。肱骨外上髁炎的病理变化特点是早期多局限于伸腕肌起点部分撕裂，产生渗出、血肿、炎症等改变，中晚期常波及周围组织引起粘连、纤维化形成、增生变性等改变，影响前臂的活动功能。

中医认为，本病的根本病因在于气血不足，血不荣筋，肌肉失去温煦，筋骨失于濡养，加上反复的牵拉损伤或暴力损伤，使筋脉受损，发为此病。

四、临床表现

本病起病缓慢，初期可仅感觉肘关节局部酸痛不适，腕背伸、前臂旋转时加重，有时可向上或向下放射，后疼痛逐渐加重，呈持续性的剧烈疼痛，压痛明显，伸指、伸腕、旋转活动明显受限，轻者不敢拧毛巾，重者提物时有突然“失力”现象。部分患者每在肘部劳累、阴雨天时疼痛加重。

五、诊断

（1）一般无明显外伤史。多见于需反复活动肘关节的职业，如木工、砖瓦工、家庭主妇等，或需长期操作电脑的职业。

（2）以肘关节外侧疼痛为主要表现，前臂旋前或旋后及腕关节屈曲时疼痛加重，可放射至前臂、腕部或上臂。

（3）肱骨外上髁处压痛明显，沿腕伸肌行走方向有广泛压痛。腕伸肌紧张试验

（Mills sign）阳性，即肘、腕、指屈曲，前臂被动旋前并逐渐伸直时，肱骨外上髁部出现疼痛。

（4）X线检查一般无明显异常，病程较长者X线检查可发现肱骨外上髁处有毛糙现象。

六、鉴别诊断

颈椎病：神经根型颈椎病除了表现为颈项部疼痛外，还表现为上肢的放射痛，但肘部无明显局限性压痛。

七、治疗

患者取仰卧位，患侧上肢外展、屈肘，于手三里穴直刺进针并运针至得气后，调整针尖方向，向曲池穴方向透刺，至针尖抵达穴位之下，运针至得气后出针。见图3-2-1至图3-2-3。

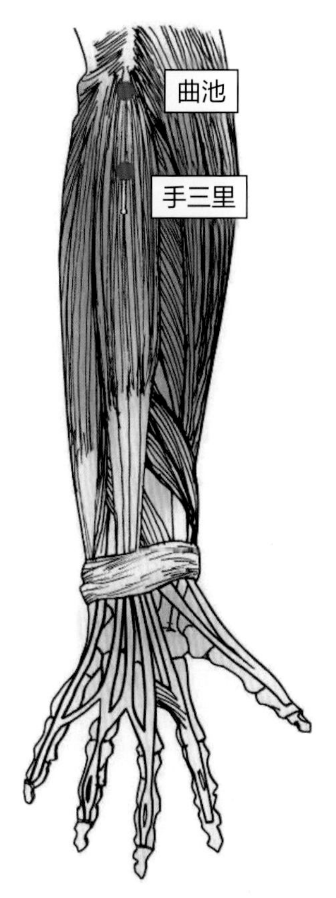

图3-2-1　肱骨外上髁炎的治疗示意图

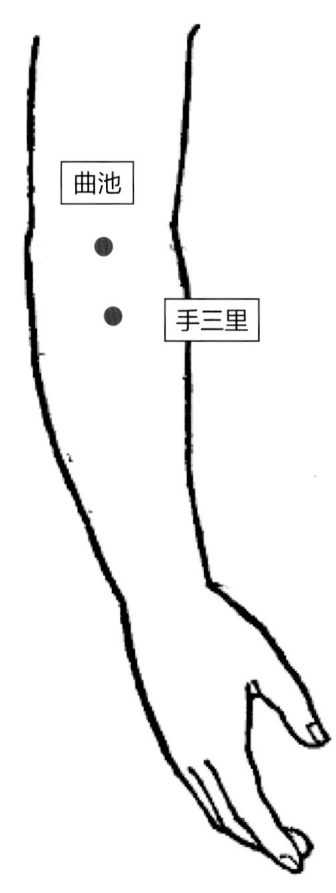

图3-2-2　肱骨外上髁炎的治疗穴位图

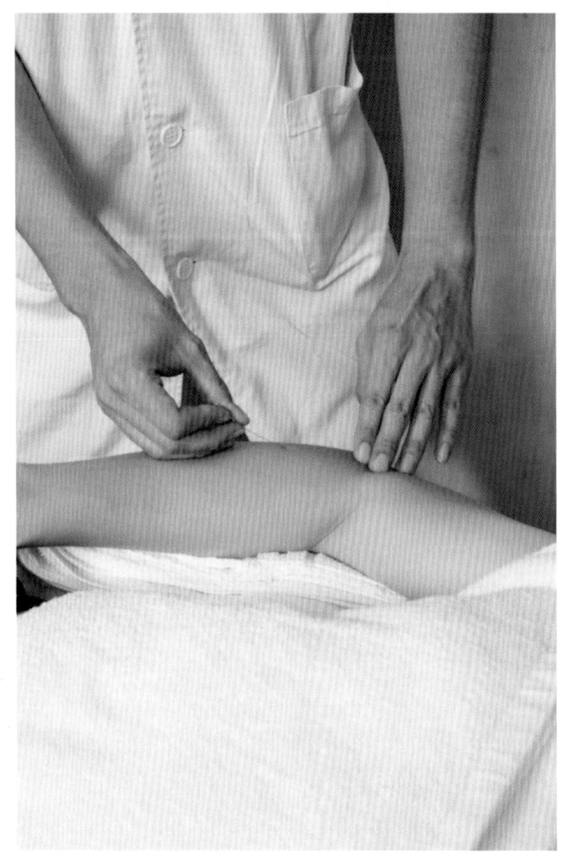

图3-2-3 肱骨外上髁炎的芒针治疗图

八、预防护理

应避免剧烈运动和过度劳累，必要时可使用支撑力较强的护腕和护肘，避免肘关节过度伸直，并用弹性绷带缠绕伸肌群肌腹。平时可适当加强手臂的力量训练，在运动前后做好准备运动和放松练习。

第二节 肱骨内上髁炎

一、概述

肱骨内上髁炎，又称前臂屈肌总腱损伤或尺侧屈腕肌损伤，俗称高尔夫球肘，表现为肱骨内上髁局部疼痛，前臂旋前、屈腕功能受限。前臂屈肌总腱起附于肱骨内上髁，其炎症与肱骨外上髁炎的病理相似，所不同的是肱骨内上髁炎以屈指、屈腕肌和前臂旋前肌的损伤为主。

二、解剖

肱骨内上髁有桡侧腕屈肌、掌长肌、旋前圆肌、指浅屈肌、尺侧腕屈肌等附着，主动或被动牵拉这些前臂屈肌总腱时，会在肱骨内上髁部产生牵引应力，当牵引应力超过人体的适应能力时，就会引起损伤。

三、病因病机

本病多因腕关节背伸、前臂半旋前位时，突然受到使肘外翻的力，导致紧张的屈腕肌群突然被动过牵，造成前臂屈肌总腱在肱骨内上髁附着处的肌腱和筋膜撕裂；或经常用力做屈腕、屈指或前臂旋前动作时，屈腕肌和旋前圆肌反复紧张收缩，使肱骨内上髁附着处长期受牵拉，从而发生疲劳性损伤。急性损伤常见于前者，慢性损伤多见于后者。同时，损伤可造成局部组织的粘连，刺激肘内侧副韧带和环状韧带，并反射性地造成肱桡关节滑膜炎。

中医认为，本病与肱骨外上髁炎的病因病机相似，其根本的病因在于机体的气血不足，血不荣筋，肌肉、肌腱失于濡养，在受到反复的牵拉损伤或突然的外力挫伤时，筋脉受损，发为此病。

四、临床表现

本病临床上主要表现为肘部后内侧酸痛，一般起病缓慢，随病情发展疼痛可逐渐加重，并放射至前臂掌侧。屈腕、前臂旋前时疼痛加重，休息后减轻，与天气变化相关。由于局部疼痛，前臂旋前、屈腕等动作受限，肱骨内上髁处压痛明显。

五、诊断

（1）一般无急性受伤史，多缓慢发病。

（2）早期常表现为肘内侧疼痛或酸痛不适，后逐渐发展为肱骨内上髁部持续性疼痛，肘关节不能充分伸展或过屈，小指、无名指可出现间歇性麻木感。

（3）检查可见肘内侧局部轻微肿胀，可触及钝厚或粗硬之肌腱，肱骨内上髁部压痛。行握拳抗阻力屈腕试验、抗阻力前臂内旋试验及旋臂伸腕试验时，肱骨内上髁部均出现明显疼痛。

（4）X线检查一般无异常表现。少数病例后期可显示肱骨内上髁处骨膜增厚。

六、鉴别诊断

（1）肱骨外上髁炎：其发病机理与本病相似，均为伸肌或屈肌肌腱损伤导致。通过疼痛部位及腕抗阻力试验可鉴别。

（2）颈椎病：神经根型颈椎病与本病均可表现为前臂放射痛，而神经根型颈椎病还可表现为颈部的疼痛及活动不利，但肘内侧部无压痛，握拳抗阻力屈腕试验阴性。

七、治疗

患者取仰卧位，患侧上肢外展、屈肘、外旋，于少海穴和内关穴连线上距少海穴3寸处斜刺进针，针尖向少海穴方向透刺，进针2~3寸，运针至肘部局部得气后出针。见图3-2-4至图3-2-6。

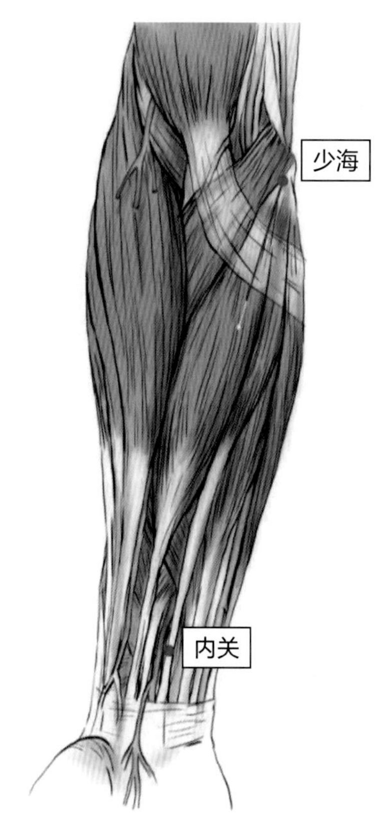

图3-2-4　肱骨内上髁炎的治疗示意图

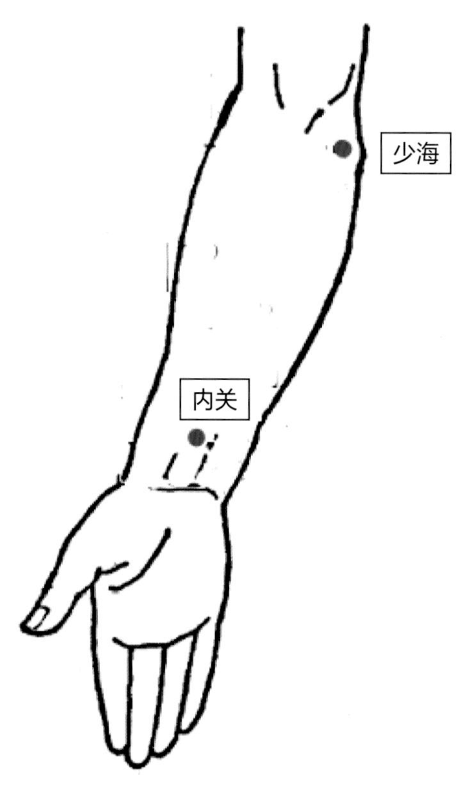

图3-2-5　肱骨内上髁炎的治疗穴位图

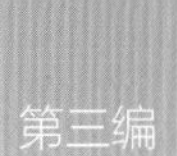

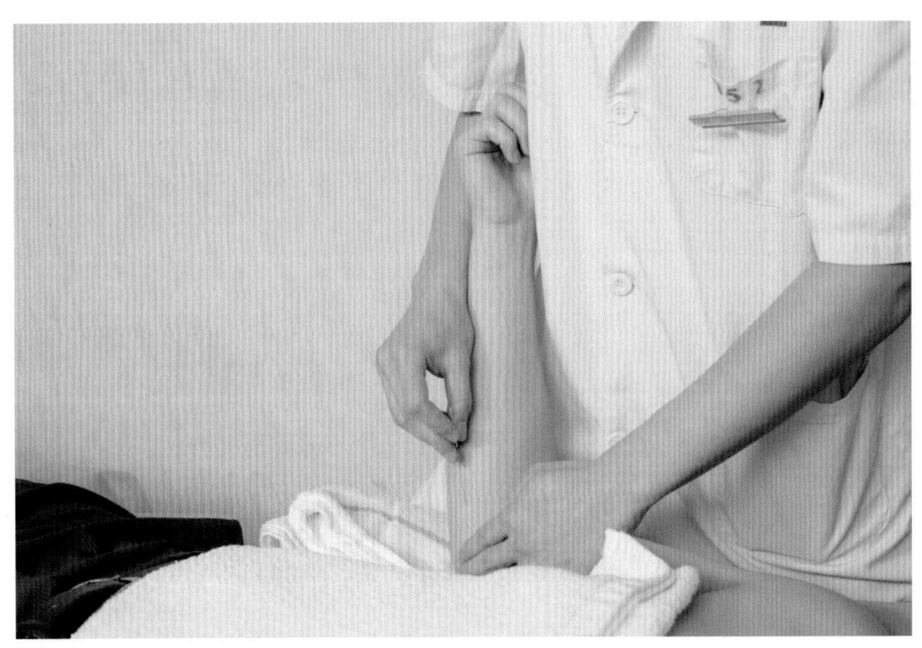

图3-2-6 肱骨内上髁炎的芒针治疗图

八、预防护理

急性发作期应予冰敷，并注意休息，慢性期可改用热敷。生活中应少提重物，劳作及运动时应注意手臂姿势，做好保护措施，减少手臂负担。

第三节 旋前圆肌综合征

一、概述

旋前圆肌综合征是指旋前圆肌损伤后刺激其中经过的正中神经所出现的手和臂部相关区域感觉、运动障碍综合征，多见于需长期紧握工具操作或旋转运动的人。

二、解剖

旋前圆肌的起点有两处，其一起自肱骨内上髁，称为肱头，其二起自尺骨冠突，称为尺骨头，这两头之间有正中神经通过。两头在下行过程中于正中神经前面会合，肌束斜向外下方，先在肱肌和肱二头肌的浅面，后于桡骨掌侧面形成扁腱，止于桡骨中1/3处的背面和外侧面。

三、病因病机

本病病因主要为肘部反复屈伸时前臂旋转而导致旋前圆肌劳损、肥大，肱二头肌腱膜、指浅屈肌纤维弓增厚，使旋前圆肌所在的筋膜腔内压力增高。而正中神经与旋前圆肌的位置关系并不恒定，随肱动脉分叉的高低、尺骨头的缺如及联合腱板的有无而变化。正常的解剖位置为正中神经通过旋前圆肌两头之间。若解剖异常，加上旋前圆肌损伤导致肌腱组织异常，可能使正中神经受到压迫，从而出现相应症状。

中医认为，本病主要因气血不足，经脉失养，筋骨不强，加之外力、劳累损伤，导致筋骨受损、经脉不通、气血瘀滞而发病。

四、临床表现

本病初期症状不明显，可仅表现为前臂、手部的酸胀、疲劳，旋前圆肌处疼痛，多在劳累后明显，经休息后可缓解。随病情发展可表现为疼痛加重，夜间痛甚，同时痛感向正中神经分布区域放射，可有局部感觉障碍及指、腕抽搐。

五、诊断

（1）多有慢性劳损史。

（2）前臂旋前圆肌处疼痛，随病情发展疼痛可放射至正中神经分布区。

（3）旋前圆肌压痛。若前臂旋前和屈腕抗阻力时前臂近端疼痛加重，则为正中神经在旋前圆肌平面受压；若前臂旋后和屈肘抗阻力时前臂近端疼痛加重，则为正中神经在肱二头肌腱膜外受压。患者拇指、示指肌力减退，感觉减退。

（4）X线检查一般无明显异常，严重者局部有骨膜增生改变。肌电图检查有诊断意义。

六、鉴别诊断

腕管综合征：指由于腕管内容积减少或压力增高，使正中神经受压，产生正中神经支配区疼痛、麻木、手指运动无力及血管、神经营养障碍等表现的综合征。在屈腕的同时压迫正中神经1～2分钟，麻木感加重，疼痛放射至中指、示指为阳性；用手指叩击腕掌部，中指等麻木为阳性。

七、治疗

患者取仰卧位，患侧上肢伸直、外旋，于曲泽穴和郄门穴连线上距曲泽穴3寸处斜刺进针，针尖向曲泽穴方向透刺，进针2～3寸，运针至得气后出针。见图3-2-7至图3-2-9。

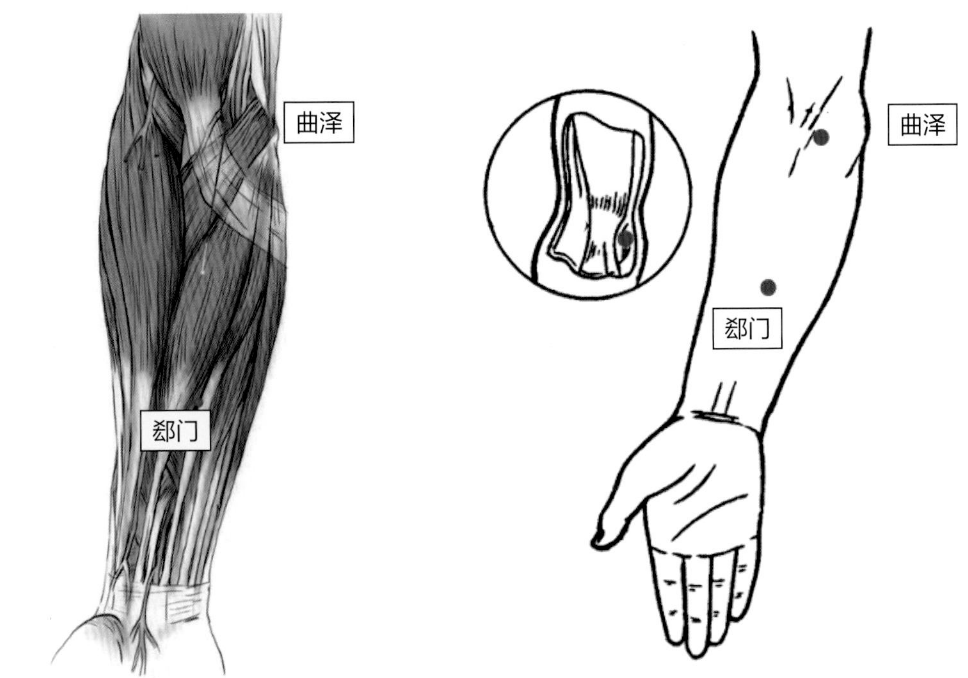

图3-2-7　旋前圆肌综合征的治疗示意图　　图3-2-8　旋前圆肌综合征的治疗穴位图

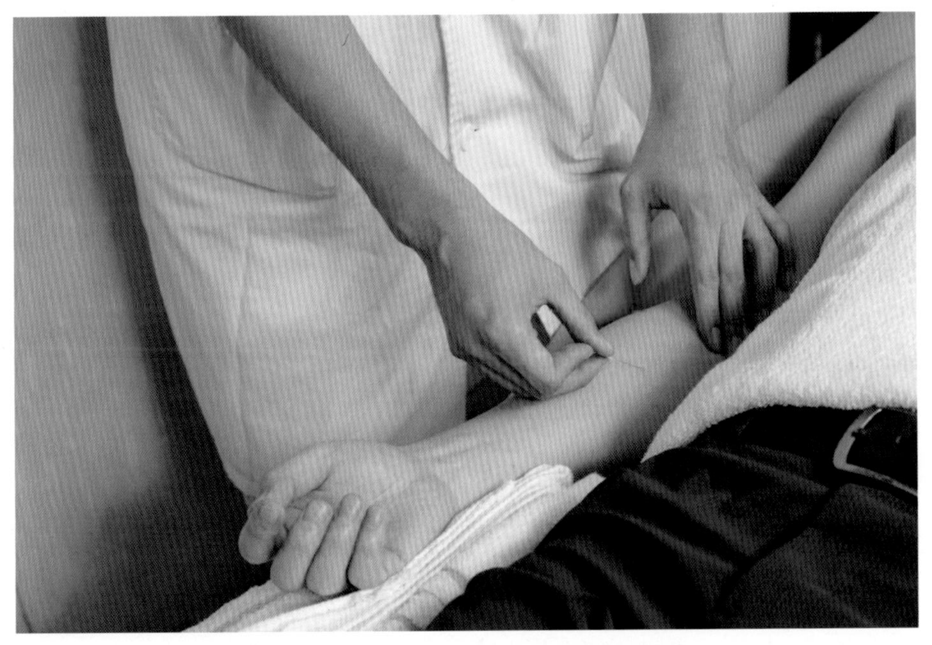

图3-2-9　旋前圆肌综合征的芒针治疗图

八、预防护理

运动时做好保护措施及热身运动，避免损伤。平时注意劳逸结合，注重肘、腕部功能锻炼。早期急性损伤时应适当制动。

第四节　尺骨鹰嘴滑囊炎

一、概述

尺骨鹰嘴滑囊炎是指尺骨鹰嘴部的两个滑囊发生炎性改变，表现为鹰嘴部滑囊内积液，急性期可有疼痛、肿胀等表现。患者以矿工、士兵、学生等多见，故又称为“矿工肘”。

二、解剖

尺骨鹰嘴滑囊有两个，一个是位于鹰嘴后与皮肤间的鹰嘴皮下囊，另一个是位于肱三头肌肌腱深浅两层间的肌腱下囊。

三、病因病机

本病可分为急性损伤及慢性损伤两种。急性外力损伤后滑囊可出现充血、水肿、渗液，使滑囊肿胀、膨隆。慢性损伤见于肱三头肌反复受到外力作用，造成肌腱止点末端纤维破裂，进而继发滑囊炎；或长期反复摩擦、压迫，使滑囊增厚，囊腔内绒毛样形成，滑膜充血、水肿并增生、纤维化，滑液逐渐增多而导致肿胀。

中医认为，本病成因有二：一是外力损伤，经脉受损，经络不通，气滞血瘀而致病；二是素体亏虚，气血不足，筋骨得不到濡养，加之长期劳损，筋骨受损，得不到气血濡养修复，损伤积累而致病。

四、临床表现

急性炎症或慢性炎症急性发作期表现为局部疼痛、肿胀，肤温可稍高。慢性炎症临床表现不明显，局部肿胀不显，肘后部隆起高度为1～2cm。关节活动不受影响，若合并感染则肘关节处于半屈曲位。

五、诊断

（1）有外伤史或慢性劳损史。

（2）急性期局部疼痛、肿胀，慢性期症状不明显。关节活动不受限。

（3）局部压痛，触之有波动感。肱三头肌抗阻力时疼痛，但伸直重力试验阴性。

（4）早期X线无明显改变，晚期X线侧位片可见尺骨鹰嘴结节变尖、成角样改变。

六、鉴别诊断

单纯性皮下血肿、肱三头肌肌腱断裂后积血：一般单纯性皮下血肿范围较广。肱三头肌肌腱断裂后积血也可进入滑囊，引起滑囊积血，以致掩盖了肌腱断裂的症状。

七、治疗

患者取侧卧位，患侧上肢在上、屈肘，于天井穴直刺进针并运针至得气后，调整针尖方向分别向鹰嘴皮下囊和肌腱下囊透刺，针尖需抵达滑囊处，运针至得气后出针。见图3-2-10至图3-2-12。

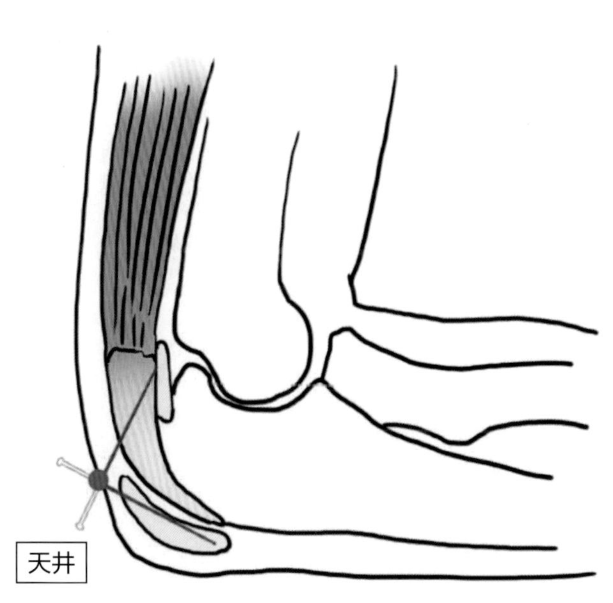

图3-2-10 尺骨鹰嘴滑囊炎的治疗示意图

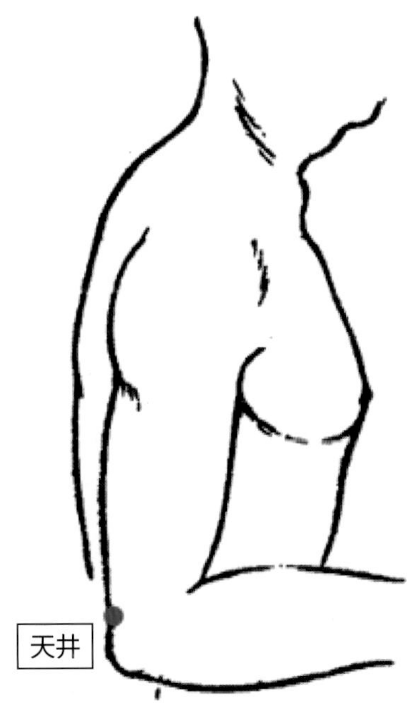

图3-2-11 尺骨鹰嘴滑囊炎的治疗穴位图

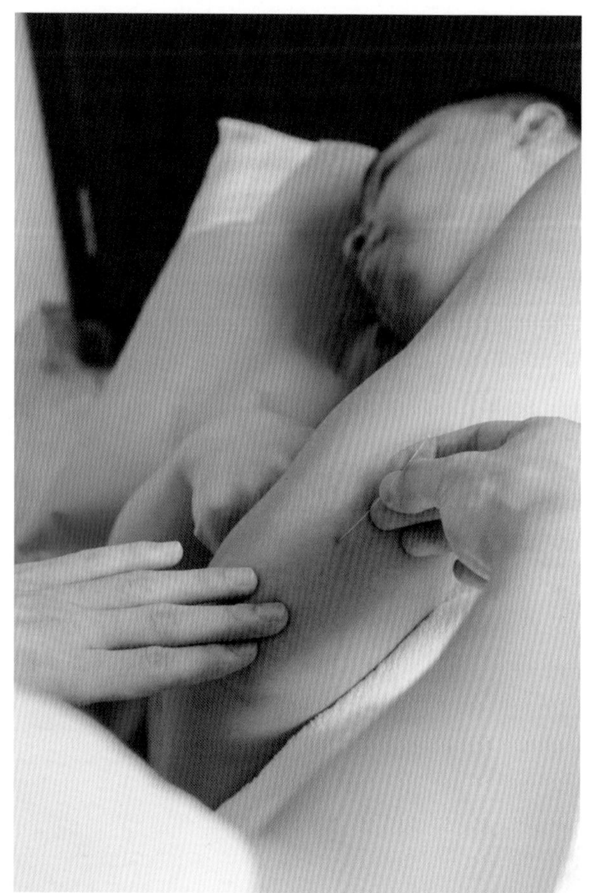

图3-2-12　尺骨鹰嘴滑囊炎的芒针治疗图

八、预防护理

发病时需及时治疗，避免转为慢性，可进行前臂旋前屈伸与旋后屈伸等功能锻炼以促进恢复。平时做好保护措施，注意劳逸结合。

（胡凤军　黄熙谋）

第三章 髋及大腿部筋伤病变

髋关节由髋臼与股骨头构成，是典型的杵臼关节，能做屈曲、伸直、内收、外展、旋转和环转等活动。髋臼周围有纤维软骨构成的髋臼唇，髋臼唇加深了髋臼，使其可容纳股骨头2/3的面积，髋臼窝内充满富有移动性的脂肪组织，周围为坚韧的关节囊及坚强的韧带，可增加关节的稳定性。

髋关节囊由坚韧致密的纤维组织组成，纤维组织上方附着于髋臼边缘横韧带，远端附着于股骨颈，远端的前方附着于粗隆间线，后方仅包围股骨颈的内侧2/3，故股骨颈骨折有囊内骨折、囊外骨折和混合性骨折之分。

髋关节韧带主要包括髂股韧带、耻股韧带和坐股韧带，其分别位于关节囊的前方、下方及后方。其中髂股韧带最坚韧，呈“人”字形，其上端附着于髂前下棘，向下呈两股附着于粗隆间线，此韧带能维持伸直而不需要肌肉的主动收缩，可限制髋关节过伸和内收，对维持人体直立有重要作用。关节囊的后下方缺乏韧带保护，故临床上股骨头脱位多见于向后下方脱位。此外，关节囊内还有股骨头韧带，内含股骨头的营养血管，位于股骨头与髋臼横韧带之间。

髋关节周围感觉受坐骨神经分支和闭孔神经前支的支配，后者又有一分支同时支配膝关节，故髋部疾患除引起局部疼痛外，还常引起膝关节周围疼痛。

髋关节周围的肌肉非常丰富，可控制髋关节进行各种动作，并对维持人体正常的直立姿势具有重要作用。因肌肉丰富，故髋关节周围的筋膜同样丰富。髂腰肌筋膜使髋部筋膜与腰、骶部筋膜相连。大腿的深筋膜是全身最厚的筋膜，即阔筋膜。阔筋膜呈鞘状包裹大腿诸肌，将其分割形成3个肌间隔。其远端与小腿深筋膜相延伸，近端附着于髂嵴和腹股沟韧带，以及坐骨、耻骨支、骶结节韧带上。见表3-3-1。

表3-3-1　髋及大腿部肌肉简表

<table>
<tr><th>部位</th><th>名称</th><th>起点</th><th>止点</th><th>作用</th><th>神经支配</th></tr>
<tr><td rowspan="13">髋部</td><td rowspan="2">髂腰肌</td><td>髂肌：髂窝</td><td rowspan="2">股骨小转子</td><td rowspan="2">前屈、外旋髋关节</td><td rowspan="2">腰神经（L1～4）</td></tr>
<tr><td>腰大肌：第十二胸椎体和腰椎体侧面、横突</td></tr>
<tr><td>腰小肌</td><td>第十二胸椎体和第一腰椎体侧面</td><td>髂骨体的腰肌结节</td><td>紧张髂筋膜</td><td rowspan="2">臀上神经（L4～S1）</td></tr>
<tr><td>阔筋膜张肌</td><td>髂前上棘</td><td>胫骨外侧髁</td><td>紧张阔筋膜、屈髋关节</td></tr>
<tr><td>臀大肌</td><td>髂翼外面、骶骨后面、骶结节韧带</td><td>臀肌粗隆及髂胫束</td><td>伸髋关节</td><td>臀下神经（L4～S5）</td></tr>
<tr><td>臀中肌</td><td>髂翼外面</td><td rowspan="2">股骨大转子</td><td rowspan="2">外展髋关节</td><td rowspan="2">臀上神经（L4～S1）</td></tr>
<tr><td>臀小肌</td><td>髂翼外面</td></tr>
<tr><td>梨状肌</td><td>骶骨前面</td><td>股骨大转子</td><td>外展、外旋髋关节</td><td>梨状肌神经（S1～2）</td></tr>
<tr><td>上孖肌</td><td>坐骨棘</td><td rowspan="4">股骨转子窝</td><td rowspan="5">外旋髋关节</td><td rowspan="2">骶丛分支（L4～S2）</td></tr>
<tr><td>下孖肌</td><td>坐骨结节</td></tr>
<tr><td>闭孔外肌</td><td>闭孔膜外面及其周围骨面</td><td>闭孔神经及骶丛分支（L2～S5）</td></tr>
<tr><td>闭孔内肌</td><td>闭孔膜内面及其周围骨面</td><td>闭孔内肌神经（L5～S2）</td></tr>
<tr><td>股方肌</td><td>坐骨结节</td><td>转子间嵴</td><td>骶丛分支（L4～S2）</td></tr>
<tr><td rowspan="6">大腿部</td><td>缝匠肌</td><td>髂前上棘</td><td>胫骨上端的内侧面</td><td>屈髋关节，屈膝关节，使已屈的膝关节旋内</td><td>股神经（L2～3）</td></tr>
<tr><td rowspan="4">股四头肌</td><td>股直肌：髂前下棘</td><td rowspan="4">经髌骨及髌韧带止于胫骨粗隆</td><td rowspan="4">伸膝关节，股直肌有屈髋作用</td><td rowspan="4">股神经（L2～4）</td></tr>
<tr><td>股内侧肌：股骨粗线内侧唇</td></tr>
<tr><td>股外侧肌：股骨粗线外侧唇</td></tr>
<tr><td>股中间肌：股骨体前面</td></tr>
<tr><td>股薄肌</td><td>耻骨下支前面</td><td>胫骨上端内侧面</td><td>内收、外旋髋关节</td><td>闭孔神经（L2～3）</td></tr>
</table>

续表

部位	名称	起点	止点	作用	神经支配
大腿部	耻骨肌	耻骨梳附近	股骨粗线	内收、外旋髋关节	股神经及闭孔神经（L2～4）
	长收肌	耻骨支前面、耻骨结节下方	股骨粗线内侧唇中1/3部		闭孔神经（L2～3）
	短收肌	耻骨下支	股骨粗线内侧唇上1/3部		
	大收肌	坐骨结节、坐骨支、耻骨下支	股骨粗线内侧唇上2/3部、收肌结节		闭孔神经（L2～3）、坐骨神经内侧分支
	股二头肌	长头起于坐骨结节，短头起于股骨粗线	腓骨头	伸髋关节、屈膝关节	坐骨神经（L4～S2）
	半腱肌	坐骨结节	胫骨上端内侧		
	半膜肌		胫骨内侧髁后面		

第一节　坐骨结节滑囊炎

一、概述

坐骨结节滑囊炎是由于臀部长期摩擦、挤压造成劳损而引起局部炎症、产生疼痛的一种病症，又称“脂肪臀”。多见于体质瘦弱而久坐的中老年人，也可见于儿童因蹲地挫伤而引起者。

二、解剖

坐骨结节滑囊位于坐骨结节与臀大肌之间，其作用是减少肌肉、肌腱与坐骨间的摩擦。

三、病因病机

本病发病与长期坐位工作及臀部脂肪组织较少相关。随着年龄增长，滑囊分泌的液体逐渐减少，皮下脂肪萎缩，加之长期坐位，臀部反复受到挤压、刺激，滑囊受到刺激致使囊壁增厚、纤维化而引起症状。少数患者因臀部损伤导致。

中医认为，本病因肝肾不足、气血亏虚，不能濡养筋骨，加之长期劳损、摩擦，损伤局部经脉，气血运行受阻不通而致病。

四、临床表现

本病主要表现为臀部的不适或疼痛，坐位或硬物接触臀部时明显，站立时缓解。局部压痛明显，无下肢放射痛。

五、诊断

（1）有长期坐位工作史或外伤史。

（2）臀部坐骨结节处疼痛，坐位明显，站位缓解。

（3）局部压痛明显，部分患者可于局部触及边缘清晰的椭圆形肿块，与坐骨结节粘连在一起。

（4）X线检查无异常。

六、鉴别诊断

梨状肌综合征：表现为臀部及下肢的放射痛，梨状肌局部压痛。本病有坐骨结节处疼痛及压痛，但无下肢放射痛，可由此鉴别。

七、治疗

患者取俯卧位，于坐骨结节附近阿是穴直刺进针后，针尖向坐骨结节方向前进抵及骨面，运针至得气后出针。见图3-3-1至图3-3-3。

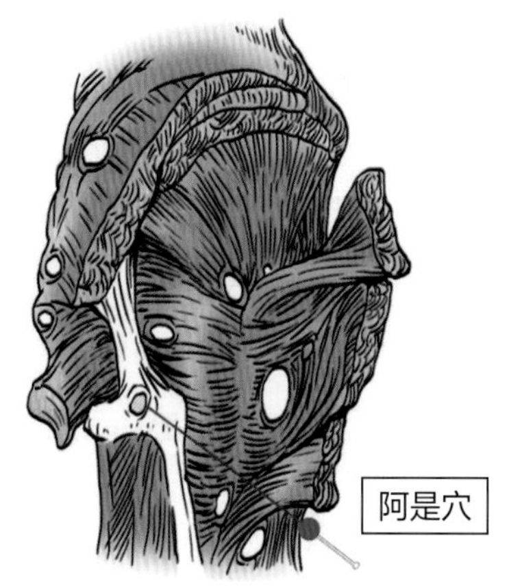

图3-3-1　坐骨结节滑囊炎的治疗示意图

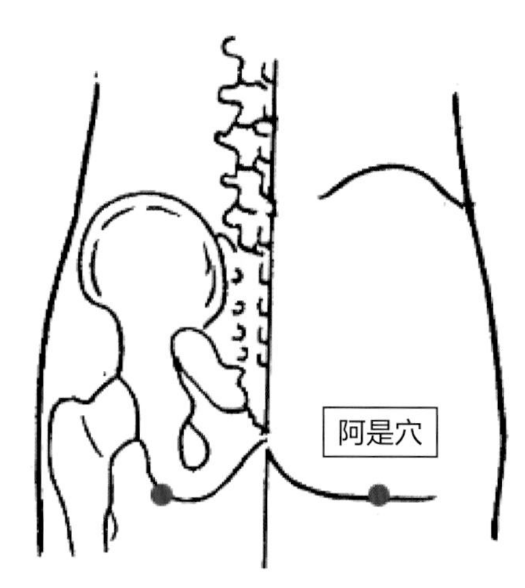

图3-3-2　坐骨结节滑囊炎的治疗穴位图

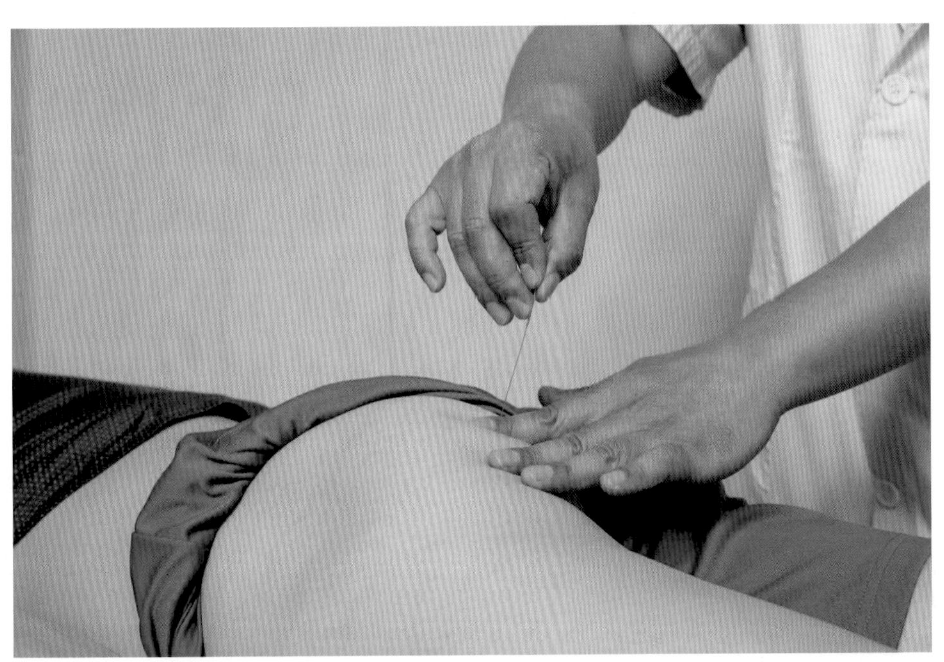

图3-3-3 坐骨结节滑囊炎的芒针治疗图

八、预防护理

发病时或需久坐时可在臀下垫一棉垫，适当减少坐位时间，加强髋部功能活动。

第二节 髂胫束摩擦综合征

一、概述

髂胫束摩擦综合征是指在髋关节活动过程中或在某一动作时可听到弹响或感到跳动的一种疾病，又称为弹响髋。常由长期运动导致，还有部分见于髋关节先天脱位或关节囊松弛，可分为关节内弹响和关节外弹响。

二、解剖

位于大腿上部前外侧的是全身最厚的筋膜——阔筋膜，阔筋膜的外侧部分，因有阔筋膜张肌的腱纤维编入（相当在股外侧中上1/3部位）而特别增厚呈扁带状，称髂胫束，髂胫束向下止于胫骨外上髁。

三、病因病机

本病病因在于髋关节或大转子结构改变，如髂胫束后缘或臀大肌腱前缘等组织增厚，在髋关节活动时与大粗隆发生摩擦而导致弹响。反复发作后，可因增厚组织的刺激而发生大粗隆部位的滑囊炎，产生疼痛。或者大转子肥大，肌束在大粗隆上面滑动时发生弹响。此外，本病可见于部分髋关节发育不良的儿童，因髋关节脱位或髋关节囊松弛而发病。

中医认为，本病发病为风寒湿外邪侵袭，导致髋部气血凝滞，筋脉得不到气血濡养而挛缩，关节活动不利而产生弹响。

四、临床表现

本病主要表现为髋关节做屈伸、内收、内旋等运动时，髋关节发生弹响，并可在大粗隆处触及一条索状纤维前后滑动。一般无疼痛，若继发滑囊炎则可有局部疼痛。

五、诊断

（1）本病多见于青壮年。

（2）髋关节在活动时可发生弹响，并可触及条索状纤维在大粗隆处前后滑动。

（3）一般无疼痛或压痛，若并发髋关节滑囊炎则在大粗隆处有压痛。

（4）影像学检查一般无异常，需排除髋关节先天脱位、髋臼发育不良、关节滑膜软骨瘤或关节内游离体等疾病。

六、鉴别诊断

（1）先天性髋关节脱位：患儿在行走时关节脱出及复位时可有弹响，通过X线检查可见髋关节脱位及髋臼发育不良。

（2）髋关节骨性关节炎：髋关节活动时疼痛，功能受限，合并关节内游离体时可有关节弹响声，并有交锁现象。X线检查可见髋关节增生，合并游离体时可见关节内有小的钙化影。髂胫束摩擦综合征一般无关节功能受限及交锁现象。

七、治疗

患者取侧卧位，患侧下肢在上、屈曲，健侧下肢在下、伸直。于风市穴直刺进针并运针至得气后，调整针尖方向向下透刺，进针深度约5寸，运针至得气后出针。见图3-3-4至图3-3-6。

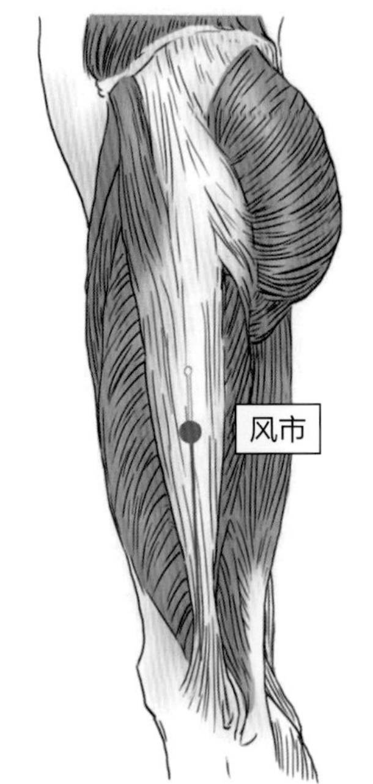

图3-3-4　髂胫束摩擦综合征的治疗示意图

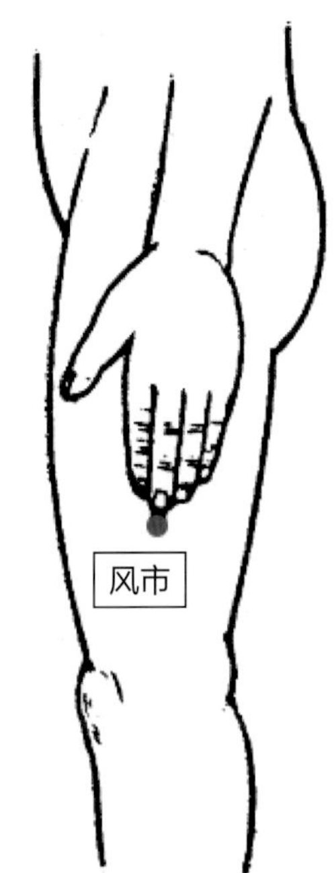

图3-3-5　髂胫束摩擦综合征的治疗穴位图

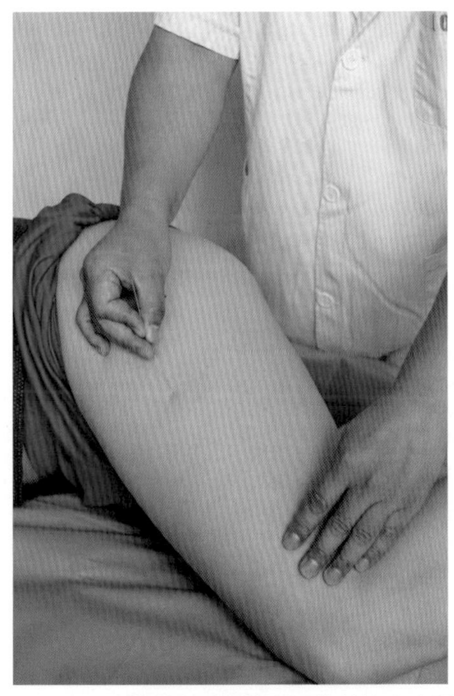

图3-3-6　髂胫束摩擦综合征的芒针治疗图

八、预防护理

本病仅有弹响声而无疼痛或其他表现者一般无须治疗。平时可注意行下肢锻炼及放松运动。

第三节　梨状肌综合征

一、概述

梨状肌综合征是由梨状肌损伤、痉挛、变性引起坐骨神经的梨状肌出口狭窄，从而使通过该孔的坐骨神经、骶丛神经及血管受到牵拉，导致骶髂关节区疼痛，坐骨切迹和梨状肌痛较重，并放射到大腿后外侧，引起以行走困难、跛行为主要表现的综合征。本病是引起干性坐骨神经痛的主要原因。

二、解剖

梨状肌起于骶骨第二至第四骶椎前面，向外经坐骨大孔，止于股骨大转子。从髂后上棘至尾骨尖做一连线，此线中点再与股骨大转子连线，则此线为梨状肌下缘的体表投影。梨状肌将坐骨大孔分为上、下两个空隙，分别称为梨状肌上孔和梨状肌下孔，其中均有血管、神经通过。坐骨神经多从梨状肌下孔穿出，部分可从梨状肌上孔或从梨状肌中穿过。因此当梨状肌痉挛时，梨状肌上、下孔及肌间隙变窄，会压迫坐骨神经和血管。

三、病因病机

梨状肌综合征的发病机制主要是梨状肌由于受到外力反复牵拉或急性扭伤损伤，肌组织发生充血、水肿、渗出，使肌肉产生保护性痉挛、粘连和挛缩，该肌间隙或该肌上、下孔变狭窄，挤压其间穿出的坐骨神经、血管，从而导致症状发生。部分人群可由于先天变异出现坐骨神经从梨状肌肌腹或梨状肌上孔穿出，或者坐骨神经在高位便分支为腓总神经和胫神经，腓总神经从梨状肌肌腹穿出等情况，当梨状肌受损时，坐骨神经更容易受到压迫刺激。此外，如盆腔炎、腹膜炎、髋关节炎症等疾病迁延不愈，其炎症因子浸润至邻近的梨状肌，使梨状肌产生无菌性炎症，同样可引起病症。

中医认为，本病属于经筋病范畴，由于扭挫伤或风寒湿邪侵袭，导致臀部肌筋损伤，经脉不通，气滞血瘀，肌肉痉挛，不通则痛，且疼痛可沿经脉走行放射。

四、临床表现

本病临床表现为臀部的酸胀疼痛，大腿后侧及小腿后外侧放射性疼痛、麻木，并可引起行走困难、跛行，休息后可稍缓解。急性损伤者疼痛较严重，可呈牵拉样、灼烧样或刀割样的疼痛，可出现痛性跛行；慢性损伤者常感到患侧下肢酸胀麻痛，劳累时疼痛加重，休息后可缓解。

五、诊断

（1）可有髋部扭伤史或受凉史。

（2）患侧臀部疼痛疼痛从臀部经大腿后方向小腿和足部放射可因不适症状较重而影响行走。部分患者可以出现皮肤麻木、感觉减退、肌肉萎缩。

（3）直腿抬高试验在60°以前出现疼痛，因梨状肌被拉长至紧张状态，损伤的梨状肌对坐骨神经的压迫刺激更加严重，但超过60°以后，梨状肌不再被继续拉长，疼痛反而减轻。

梨状肌紧张试验阳性。患者仰卧于检查床上，患肢伸直，做内收、内旋动作，如坐骨神经有放射性疼痛，再迅速将患肢外展、外旋，疼痛随即缓解。

梨状肌体表投影区域可触及条索状硬结及压痛。在髂后上棘与尾骨尖连线中点的上2cm、下1.5cm各做一点，以股骨大转子尖为一点，三点连线所成尖向外的三角形区域即为梨状肌体表投影。

（4）影像学检查一般无明显异常。

六、鉴别诊断

腰椎间盘突出症：表现为腰部疼痛及下肢放射痛，直腿抬高试验阳性；而梨状肌综合征主要表现为臀部疼痛和下肢放射痛，直腿抬高试验与腰椎间盘突出症的表现不同，梨状肌紧张试验阳性及梨状肌体表投影区触诊可鉴别。

七、治疗

患者取俯卧位或侧卧位，术者立其患侧，分别于环跳穴左右旁开约3寸处斜刺进针，针尖透过环跳穴、沿肌纤维方向向肌肉起止点透刺，运针至得气后出针。见图3-3-7至图3-3-10。

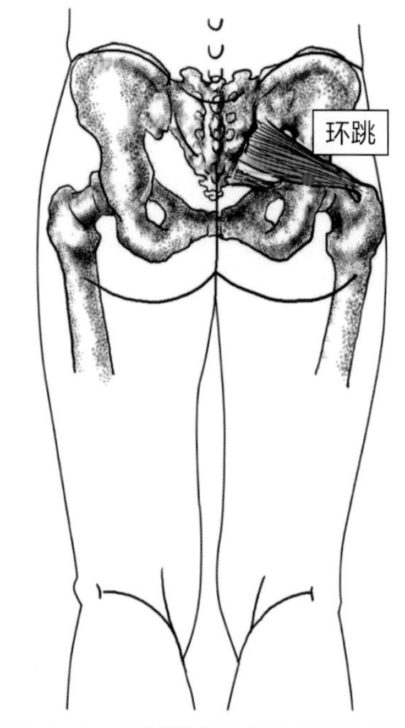

图3-3-7　梨状肌综合征的治疗示意图

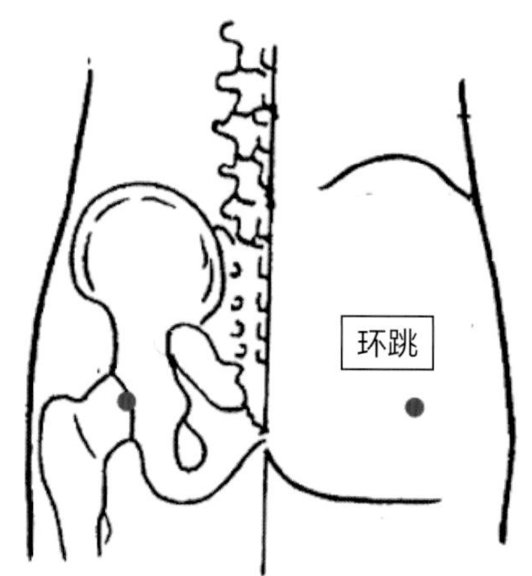

图3-3-8　梨状肌综合征的治疗穴位图

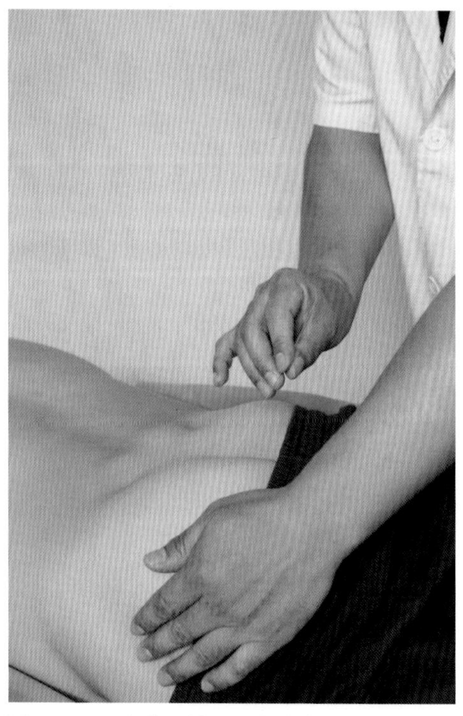
图3-3-9　梨状肌综合征的芒针治疗图（1）

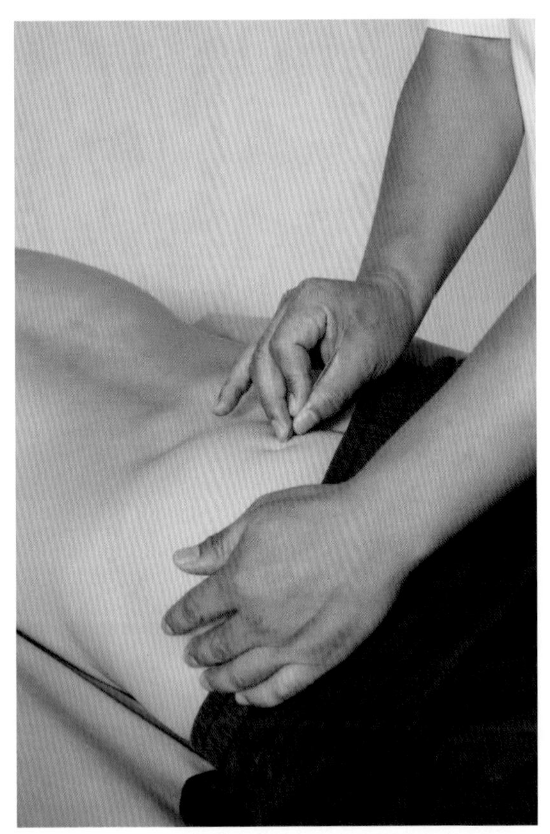

图3-3-10 梨状肌综合征的芒针治疗图（2）

八、预防护理

注意劳逸结合，平时加强下肢肌肉锻炼，避免肌肉受到损伤。养成良好的姿势、习惯，避免受到风寒侵袭。

第四节 臀中肌综合征

一、概述

臀中肌综合征是臀中肌损伤后产生的一种疾病，主要表现为臀部的疼痛及活动受限。日常生活中如弯腰、直立、行走、下蹲等动作，臀中肌都起很重要的作用，因而易产生劳损，而臀大肌和阔筋膜张肌可有效代偿臀中肌的功能，故臀中肌的损伤可能不会产生明显的症状。

二、解剖

臀中肌位于臀大肌的深面，起于髂嵴外侧，止于股骨大转子。其受源于第四、第五腰椎和第一骶椎的臀上神经支配。此肌收缩时能外展和内旋大腿，是髋部主要的外展肌之一。单足站立时，此肌能保证骨盆在水平方向的稳定，与维持人们正常的站立和行走功能关系密切。

三、病因病机

臀中肌在行走、下蹲、弯腰等动作中都有重要的作用，日久容易损伤，出现局部肌肉的挛缩、结疤和粘连，导致其活动受限。若不及时处理，损伤部位不断受牵拉和刺激，局部变性组织充血、肿胀，刺激周围的神经、血管，从而可产生一系列症状。此外，在进行臀部肌注时，药物和机械刺激也会造成臀中肌的损伤。其损伤产生的刺激经第四、第五腰椎和第一骶椎脊髓神经节段，可反射至同侧小腿，产生疼痛或麻、胀等症状。

中医认为，本病属于经筋病范畴，由于外伤、日久劳损或风寒湿邪侵袭，导致臀部肌筋损伤、气滞血瘀、肌肉痉挛而发病。

四、临床表现

本病的临床表现为臀部酸痛、不适，夜间、晨起时明显，疼痛可扩散至大腿外侧，少数可有小腿外侧不适，但无明确节段分布。部分患者可无臀部症状，仅表现为小腿外侧、足踝的酸胀感。久行、久立及劳累后症状加剧，患肢单腿站立或大腿用力外展时症状可加重。

五、诊断

（1）一般无明显外伤史，部分见于臀部药物肌注者。

（2）臀部酸痛、活动受限，痛感可传至大腿、小腿外侧。

（3）局部可触及痛性条索物，压痛点多在髂骨翼外侧臀中肌起始部。按压时可有同侧臀、骶部的胀痛及下肢的麻、胀感，但无神经根受刺激征。严重病例，小腿有触摸痛，但用力按压反而会有短暂的舒适感。梨状肌牵拉试验可诱发臀中肌疼痛加重。直腿抬高试验可有臀部疼痛，多无典型放射痛，加强试验阴性。

（4）影像学检查一般无异常。

六、鉴别诊断

（1）梨状肌综合征：梨状肌综合征与本病均表现为臀部的疼痛。前者还表现有下肢的放射痛，其压痛点较低，梨状肌牵拉试验阳性；后者压痛点多在臀中肌处，梨状肌牵拉试验可诱发臀中肌疼痛加重。

（2）腰椎间盘突出症：腰椎间盘突出症表现为腰部疼痛伴下肢的放射痛，其直腿抬高试验及加强试验阳性；臀中肌综合征仅表现为臀部的酸痛感，按压时可有下肢的胀痛感，直腿抬高试验仅有臀部疼痛，加强试验阴性。

七、治疗

患者取俯卧位或侧卧位，沿髂嵴寻找臀中肌阿是穴并做标记，直刺进针，针尖向股骨大转子透刺，运针至得气后出针。见图3-3-11至图3-3-14。

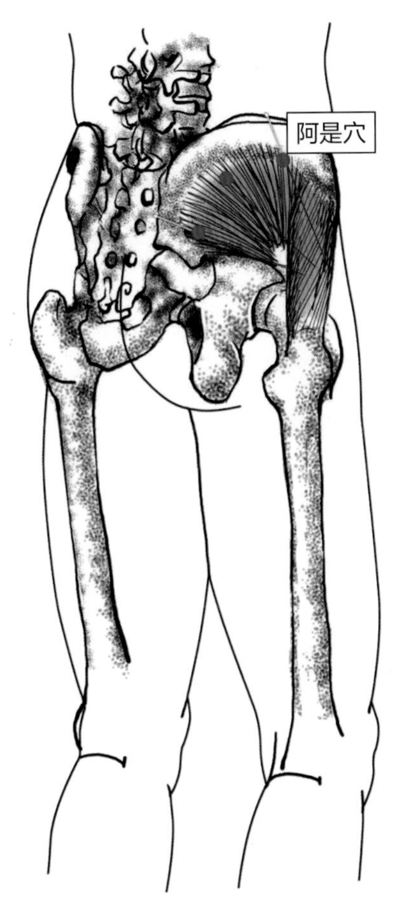

图3-3-11　臀中肌综合征的治疗示意图

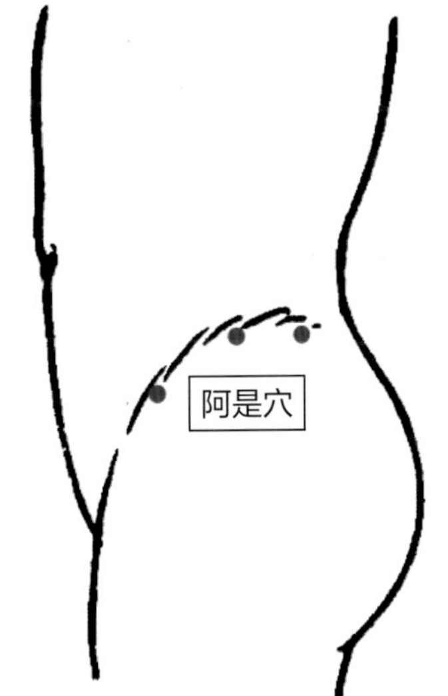

图3-3-12　臀中肌综合征的治疗穴位图

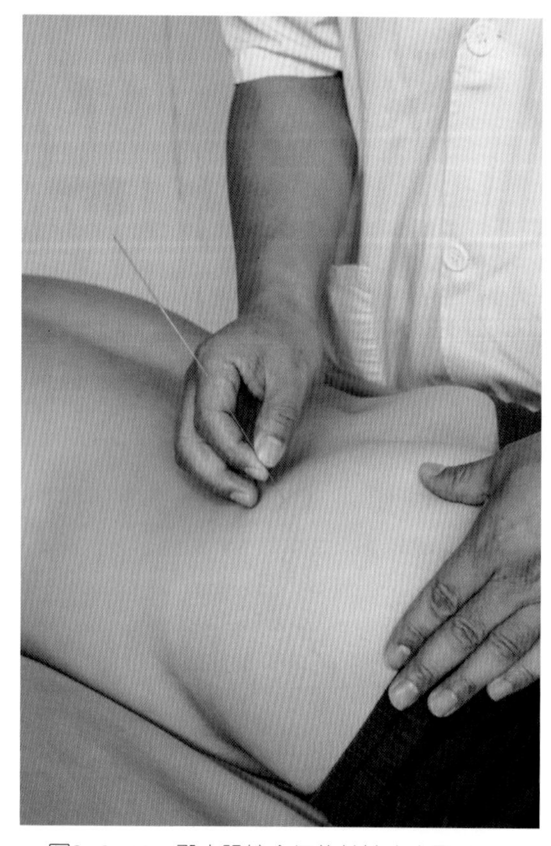
图3-3-13 臀中肌综合征的芒针治疗图（1）

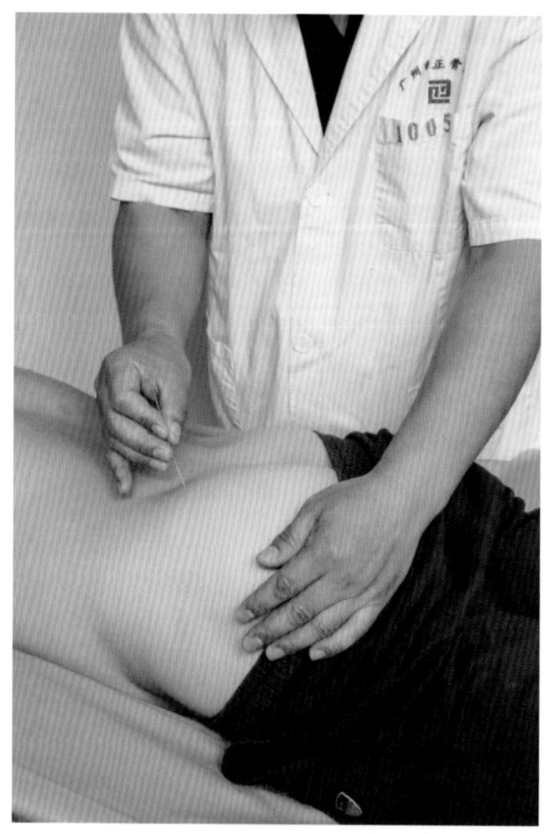
图3-3-14 臀中肌综合征的芒针治疗图（2）

八、预防护理

平时避免久行、久立，要劳逸结合。注重下肢肌肉的锻炼，如有不适及时就诊。

第五节 股四头肌损伤

一、概述

股四头肌损伤是常见的运动损伤疾病之一，以大腿前侧疼痛或酸痛为主要临床表现，甚者可以见有髋关节及膝关节的功能障碍，多见于田径、举重及登山等运动损伤。

二、解剖

股四头肌为全身体积最大的肌肉，可分为股直肌、股内侧肌、股外侧肌、股中间肌4部分。股四头肌的四个头分别起于髂前下棘、股骨粗线内侧唇和外侧唇、股骨体，四个头向下形成一个腱，包绕髌骨的前面和两侧缘，并向下延续为髌韧带，止于胫骨粗隆。其作用为伸膝关节和屈髋关节，当小腿屈曲时，叩击髌韧带可引出膝跳反射。

三、病因病机

股四头肌损伤多见于运动损伤，根据其病因及发病的时间可分为急性损伤和慢性损伤。急性损伤多见于运动员损伤及外伤，如当极度加速或起跑、起跳时，大腿前侧的肌肉极度收缩或过度牵伸，从而造成股四头肌受伤。慢性损伤多见于负重情况下下坡、起立或频繁地屈伸膝关节，如踩单车等，造成股四头肌疲劳而产生损伤。

中医认为，本病由于扭挫损伤致局部经脉损伤，气滞血瘀，不通则痛；或感受寒湿邪气，如运动后出汗受风寒或久居湿地，邪气侵袭，湿邪重滞，寒邪收引，从而使机体经脉受阻，同样不通则痛，发为本病。

四、临床表现

本病的临床表现为大腿前方的疼痛，其中急性损伤者可表现为剧痛、刺痛或刀割、烧灼样疼痛，慢性损伤者多表现为酸胀痛。活动时疼痛加重，可因疼痛而表现为髋、膝关节活动功能障碍。

五、诊断

（1）有外伤史或反复屈伸膝关节、髋关节病史。

（2）疼痛以大腿前方疼痛为主，可传导至膝关节上方。急性损伤表现为刺痛，慢性损伤以酸痛、胀痛为主。

（3）功能障碍。急性损伤可造成患者屈髋屈膝痛性保护体位，慢性损伤患者主要在伸膝抬腿时疼痛加重，痛甚者不能完全伸直膝关节，屈膝下蹲时髋关节处疼痛加重。

（4）X线检查一般无明显异常，需排除骨折、骨病。

六、鉴别诊断

（1）缝匠肌、阔筋膜张肌、股直肌、髂腰肌损伤：髂腰肌损伤多在腹股沟韧带中点附近有压痛，缝匠肌、阔筋膜张肌、股直肌损伤多在髂前上棘附近有压痛，可通过检查肌肉行经区域有无压痛及肌肉抗阻试验来鉴别。

（2）股神经皮支损伤：股神经皮支损伤可产生大腿前部剧烈疼痛及痛觉过敏现象，并表现出避免屈膝、步伐细小、先行健足等特殊步态。患者取俯卧位，上抬其下肢时可出现大腿前面和腹股沟疼痛。股四头肌损伤则表现为大腿前部疼痛而无以上表现，由此可鉴别。

七、治疗

患者取仰卧位，术者立于患者患侧，分别于伏兔穴、梁丘穴、血海穴向下斜刺进针，针尖向髌骨方向透刺，各运针至得气后出针。见图3-3-15至图3-3-17。

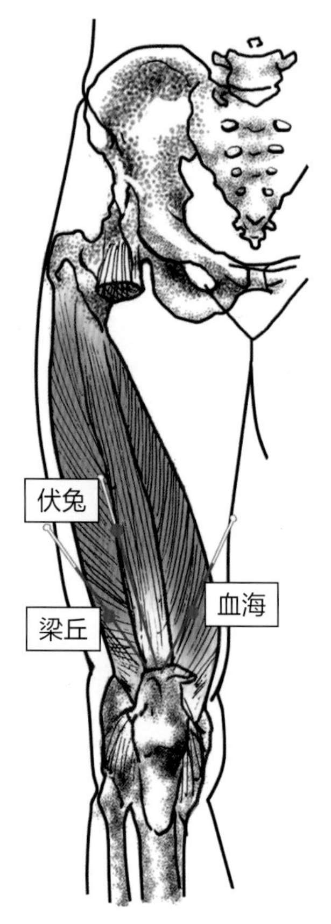

图3-3-15　股四头肌损伤的治疗示意图

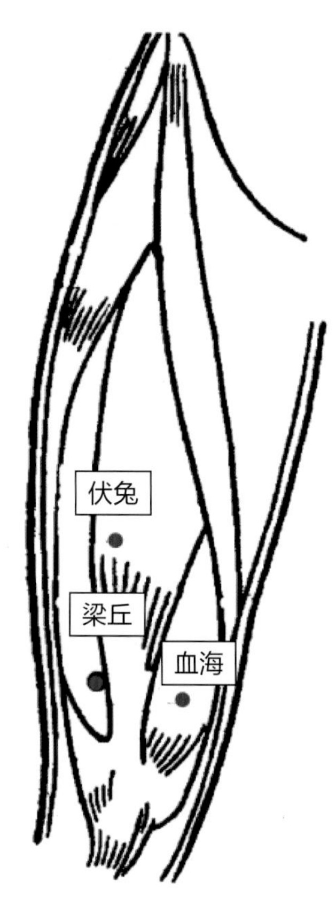

图3-3-16　股四头肌损伤的治疗穴位图

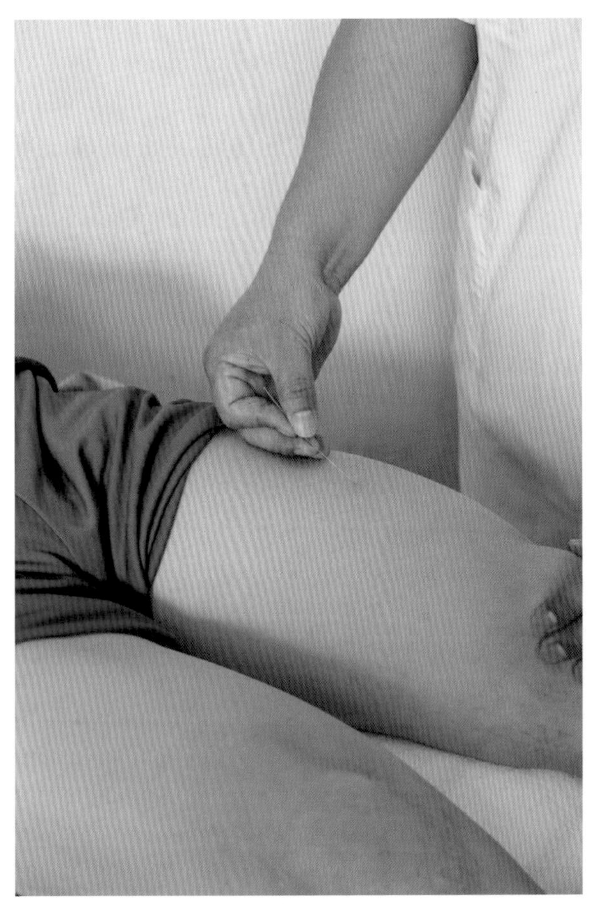

图3-3-17　股四头肌损伤的芒针治疗图

八、预防护理

运动前后要做好热身、拉伸及放松运动，避免运动损伤。注意劳逸结合，避免肌肉疲劳而导致损伤。

第六节　腘绳肌损伤

一、概述

位于大腿后侧，起自坐骨结节、止于胫骨的肌肉群总称腘绳肌，包括股二头肌长头、半腱肌和半膜肌，其作用为伸髋关节及屈膝关节，其损伤主要表现为大腿后侧疼痛，髋、膝关节活动障碍。

二、解剖

大腿后侧肌群的股二头肌长头、半腱肌和半膜肌统称为腘绳肌，其作用为伸髋屈膝。股二头肌位于大腿后面外侧，有长、短两头，长头起于坐骨结节，短头起于股骨粗线，会合后止于腓骨头。半腱肌位于股二头肌内侧，起于坐骨结节，止于胫骨上端内侧，因其肌腱较长，故而得名。半膜肌位于半腱肌深面，起于坐骨结节，止于胫骨内侧髁后面，因其扁平的腱膜较大，故而得名。

三、病因病机

腘绳肌损伤是常见的运动损伤疾病之一，常见于短跑或需高速跑动的运动。位于大腿后方的腘绳肌群与大腿前方的股四头肌相拮抗，而腘绳肌的肌力相对较弱，如果腘绳肌的肌力不足股四头肌的60%，那么股四头肌的过度用力就极易造成腘绳肌损伤。与其他运动损伤疾病相似，腘绳肌损伤的发病机制分为急性和慢性两种。急性损伤是由于暴力、间接暴力外伤或大腿发力不当、过度用力，导致腘绳肌极度收缩或过度牵伸而造成损伤。慢性劳损是由于长期端坐或长时间骑车骑马，坐骨结节所受压力及腘绳肌所受牵拉力较大而导致劳损。

中医认为，本病的病因病机主要分为两种：一是劳逸失当或运动不慎，损伤筋脉，气血运行不畅，气血瘀滞，瘀阻经脉，不通则痛；二是由于劳累汗出，寒湿之邪侵袭，寒邪侵入经脉，寒性凝敛收引，引起经脉受阻，经脉气血留滞，凝涩不畅，形成本病。

四、临床表现

腘绳肌损伤主要表现为大腿后方的疼痛、痉挛，活动时加重，休息后可稍缓解。局部可出现肿胀、瘀青，髋、膝关节活动受限。

五、诊断

（1）可能有外伤、久坐或受寒等病史。与特殊职业相关。

（2）大腿后方疼痛、牵拉感，肌肉痉挛，痛感可放射至膝关节下方。急性损伤者其髋关节及膝关节表现为痛性交锁固定；慢性劳损者，大腿后侧有压痛，但坐骨神经无压痛。髋关节背伸及外展功能受限。

（3）膝关节屈曲抗阻试验阳性。

六、鉴别诊断

梨状肌综合征：梨状肌综合征可表现为臀部疼痛及大腿后方的放射痛，与本病表现类似。但梨状肌综合征的压痛点在梨状肌体表投影区域，梨状肌紧张试验阳性；本病主要表现为大腿后方疼痛及压痛，由此可鉴别。

七、治疗

患者取俯卧位，踝关节垫枕，膝关节稍屈曲，术者立于患侧。分别于两侧肌肉肌腹中间寻找阿是穴并做标记，直刺进针，针尖分别沿肌纤维向上、向下透刺，各运针至得气后出针。见图3-3-18至图3-3-20。

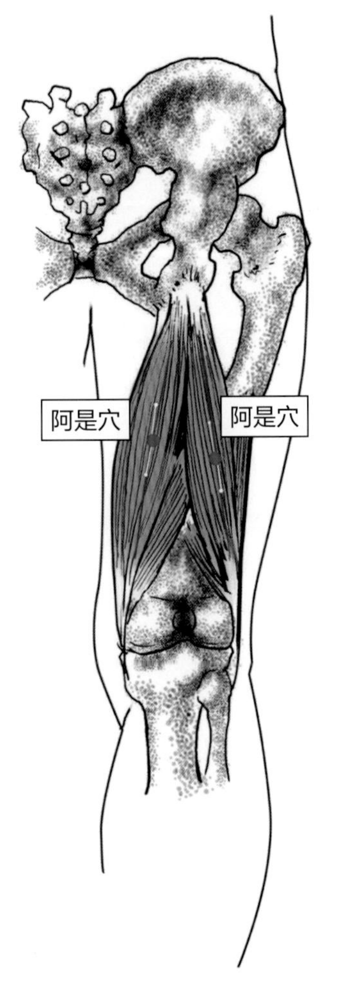

图3-3-18　腘绳肌损伤的治疗示意图

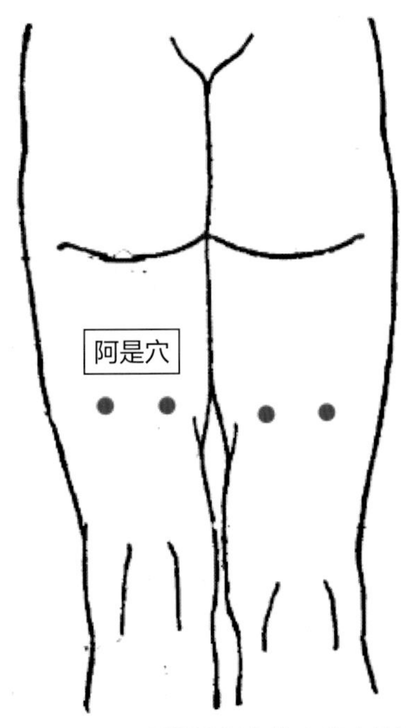

图3-3-19　腘绳肌损伤的治疗穴位图

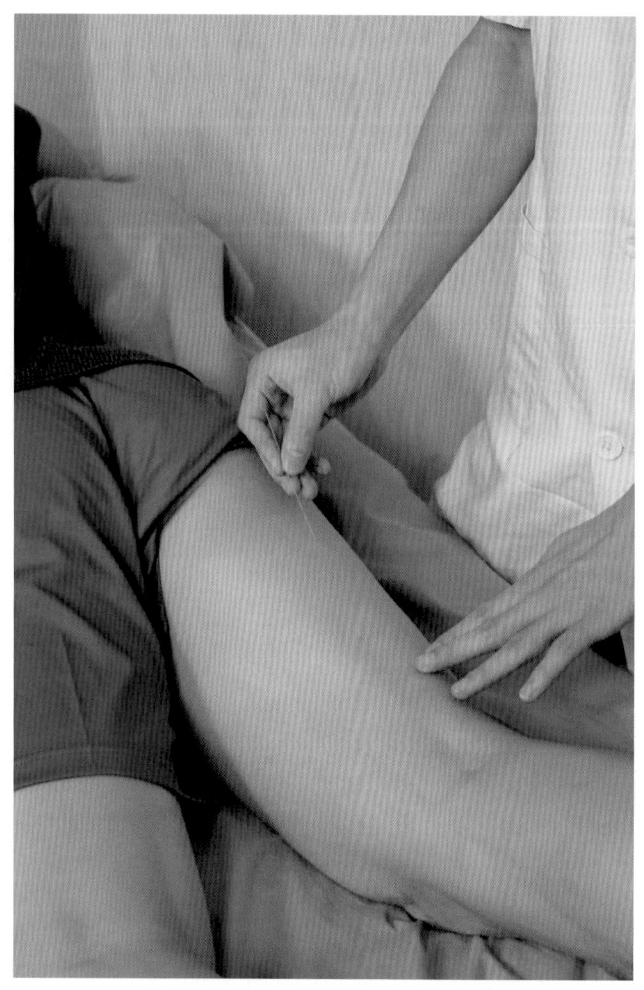

图3-3-20 腘绳肌损伤的芒针治疗图

八、预防护理

做好运动前的热身运动，避免运动疲劳。平时注意肌肉力量的均衡训练，加强核心力量训练。

第七节 股内收肌群损伤

一、概述

股内收肌群包括耻骨肌、长收肌、股薄肌、短收肌和大收肌，其主要功能是使髋关节内收及大腿外旋，其损伤后主要表现为大腿内侧疼痛，内收、外旋活动受限。

二、解剖

股内收肌群在浅层由外向内依次为耻骨肌、长收肌和股薄肌。耻骨肌起于耻骨上支，止于股骨粗线内侧唇上部；长收肌起于耻骨上支外面，止于股骨粗线内侧唇中部；股薄肌起于耻骨下支，止于胫骨粗隆内侧面。长收肌和耻骨肌的深面是短收肌，短收肌起于耻骨下支外面，止于股骨粗线上部。诸肌深面是大收肌，大收肌呈三角形，起于坐骨结节、坐骨支和耻骨下支，止于股骨粗线内侧唇上2/3处及股骨内上髁。

三、病因病机

本病多见于运动性损伤，可分为急性损伤和慢性损伤。急性损伤见于髋关节过度外展或大腿强力内旋，造成内收肌群的起点处受损。急性损伤一般情况下伤势较重，往往伴有局部出血，症状明显，如不能够及时有效地治疗，有可能会造成局部组织纤维化。慢性损伤见于内收肌群长期反复牵拉，容易导致肌肉起止点的损伤，引起局部的病理性改变。

中医认为，本病主要为运动不当或劳逸失调导致局部筋肉受损，经脉不通，气血运行受阻，瘀滞经络，不通则痛而发病。

四、临床表现

本病主要表现为大腿内侧的疼痛及髋部的活动受限，患肢髋关节、膝关节稍屈曲、外旋，行走时可出现跛行。若急性的严重损伤可在局部见肿胀及瘀斑。

五、诊断

（1）有外伤史或长期劳损史。

（2）大腿内侧疼痛及活动受限，有痛性跛行。

（3）大腿内侧肌群抗阻力试验阳性，“4”字试验阳性，股骨内侧有固定压痛点，有时可触及硬化变性的肌肉。肌肉完全断裂者在抗阻收缩时有异常隆起，并可触及断裂的凹陷。

（4）X线检查需排除撕脱性骨折及骨病。

六、鉴别诊断

股骨头坏死：股骨头坏死表现与本病相似，主要表现为髋关节、大腿近侧的疼痛，可放射至膝部，髋部活动受限，特别是旋转活动受限，有痛性和短缩性跛行，“4”字试验阳性。股内收肌群损伤多有外伤史，大腿内侧有固定压痛点，影像学检查髋部可鉴别。

七、治疗

患者取俯卧位，暴露病患部位，术者立于患侧。于殷门穴直刺进针，针尖分别沿肌纤维各方向透刺，运针至得气后出针。见图3-3-21至图3-3-23。

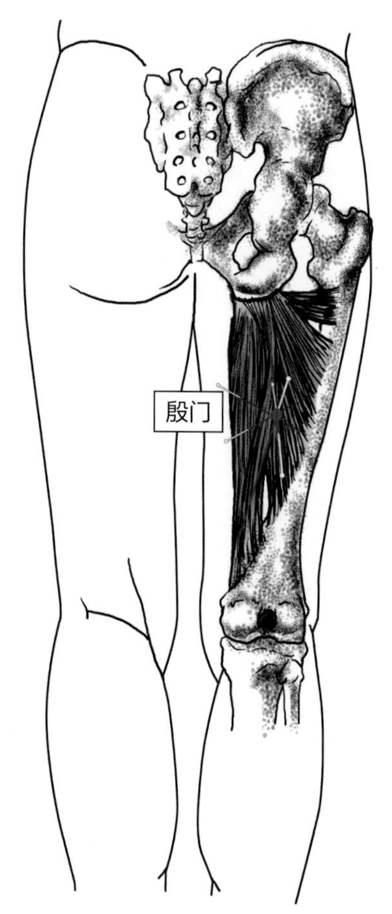

图3-3-21　股内收肌群损伤的治疗示意图

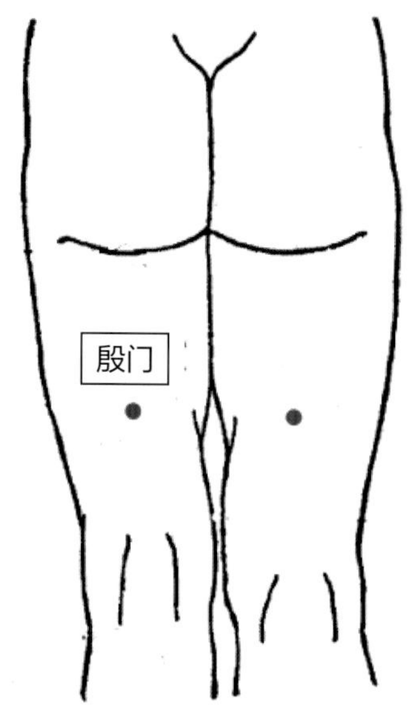

图3-3-22　股内收肌群损伤的治疗穴位图

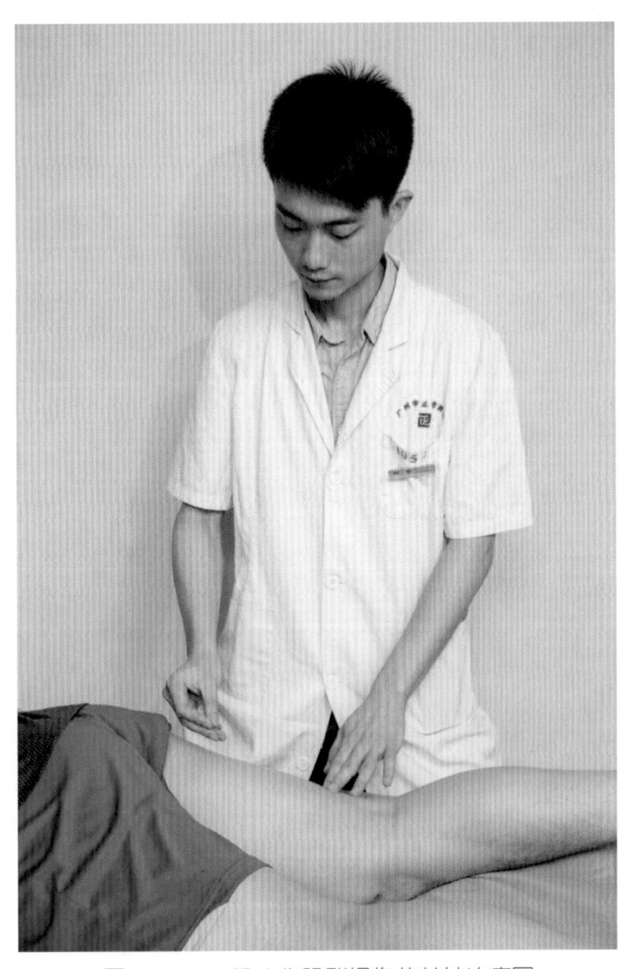

图3-3-23 股内收肌群损伤的芒针治疗图

八、预防护理

运动前后要做好热身、放松运动，做好保护措施以防受伤。平时注意劳逸结合，避免劳损。

（胡凤军　何堃）

第四章 膝及小腿部筋伤病变

膝关节为人体最大、最复杂的关节，由以下部分构成：①骨性结构，包括股骨下端、胫骨上端以及前方髌骨；②关节周围肌肉、肌腱结构；③关节外的韧带结构；④关节内的半月板及交叉韧带。这些结构可保持关节的稳定连接，任何一种结构的损伤都会影响关节的稳定性。

股骨下端向两侧和前后扩展，形成内、外两髁。两髁后面呈圆形，向前在前面变平，侧面观前面大后面小。股骨两髁之间为髁间窝，前、后交叉韧带在此附着。胫骨上端为胫骨髁，宽厚，横切面呈三角形。胫骨两髁关节面与股骨两髁不完全相称，而是借助半月板相连接。胫骨两髁间有髁间隆突，是交叉韧带及半月板的附着处。髌骨是人体最大的籽骨，前面粗糙，由股四头肌腱膜包围，后面为软骨组成的关节面。髌骨具有增强股四头肌伸膝力及增加膝关节旋转度的作用。

膝关节的关节囊内面由滑膜层覆盖，滑膜层部分突向关节腔内，形成一对翼状襞，充填于关节腔间隙。部分滑膜层突向关节腔外，形成滑膜囊，与关节腔相通，如髌上囊，其对维护膝关节的屈伸活动有重要作用。在髌韧带及胫骨前上端所形成的三角区之间，有髌下脂肪垫，其具有填充空隙、滑润关节的功能。

关节周围肌肉、肌腱是支持和影响膝关节功能的重要动力结构。前面股四头肌依靠腱膜附着、包绕在髌骨上，主要功能为伸膝关节，称伸膝装置。后面腓肠肌附着于股骨内、外髁的后方，主要功能为屈膝关节。内侧缝匠肌、股薄肌和半腱肌组成联合腱（鹅足）止于胫骨内侧，主要功能是防止胫骨外旋及膝外翻。外侧股二头肌止于腓骨头，主要功能为屈膝及外旋胫骨。见表3-4-1。

表3-4-1　膝及小腿部肌肉简表

<table>
<tr><th>名称</th><th>起点</th><th>止点</th><th>作用</th><th>神经支配</th></tr>
<tr><td>胫骨前肌</td><td>胫腓骨上端和骨间膜</td><td>内侧楔骨和第一跖骨的足底面</td><td>使足背屈，使足内翻</td><td rowspan="4">腓深神经（L4～S2）</td></tr>
<tr><td>踇长伸肌</td><td>腓骨内侧面下2/3及骨间膜</td><td>踇趾远节趾骨底</td><td>伸踇趾，使足背屈</td></tr>
<tr><td>趾长伸肌</td><td>胫骨上端及骨间膜前面</td><td>第二至第五趾中、远节跖骨底背面</td><td>伸第二至第五趾，使足背屈</td></tr>
<tr><td>第三腓骨肌</td><td>腓骨前面下1/3及骨间膜</td><td>第五跖骨底背面</td><td>使足背屈，使足外翻</td></tr>
<tr><td>腓骨长肌</td><td>腓骨外侧面上2/3</td><td>内侧楔骨，第一跖骨底</td><td rowspan="2">使足跖屈，使足外翻</td><td rowspan="2">腓浅神经（L5～S1）</td></tr>
<tr><td>腓骨短肌</td><td>腓骨外侧面下1/3</td><td>第五跖骨粗隆</td></tr>
<tr><td rowspan="2">小腿三头肌</td><td>腓肠肌内、外侧头：股骨内、外上髁</td><td rowspan="3">跟骨结节</td><td>屈膝关节，使足跖屈</td><td rowspan="8">胫神经（L4～S3）</td></tr>
<tr><td>比目鱼肌：腓骨上端后面和胫骨比目鱼肌线</td><td>使足跖屈</td></tr>
<tr><td>跖肌</td><td>股骨外侧踝后面</td><td>屈膝关节，使足跖屈</td></tr>
<tr><td>腘肌</td><td>股骨外侧髁外侧面上缘</td><td>胫骨比目鱼肌线以上骨面</td><td>屈和内旋膝关节</td></tr>
<tr><td>趾长屈肌</td><td>腓骨后面中1/3</td><td>第二至第五趾远节趾骨底</td><td>屈第二至第五趾，使足跖屈</td></tr>
<tr><td>胫骨后肌</td><td>胫、腓骨及骨间膜后面</td><td>舟骨粗隆，3块楔骨</td><td>使足内翻，使足跖屈</td></tr>
<tr><td>踇长屈肌</td><td>腓骨后面下2/3</td><td>第二至第五趾的远节趾骨底</td><td>屈踇趾，使足跖屈</td></tr>
</table>

第一节　髌骨软化症

一、概述

髌骨软化症是由于髌骨软骨面与股骨髌面的关节软骨损伤引起的退行性变，可导致软骨肿胀、龟裂、破碎、脱落等病变，以膝关节不适、疼痛、无力为主要表现，以女性多见。

二、解剖

髌骨是人体最大的籽骨，位于股骨下端的前面，被股四头肌腱包裹。前面粗糙，后面为关节面，与股骨髌面构成髌股关节。

三、病因病机

本病的主要病因为髌股关节软骨磨损。膝关节的长期、快速、剧烈屈伸运动会损伤髌股关节的软骨。此外，先天性髌骨形态、位置异常或股骨髁发育异常者，可出现髌骨不稳，使应力集中于髌股关节面的某一部位，造成慢性损伤。

中医认为，本病属于肝肾不足，气血虚衰，筋脉弛缓，加之劳逸失调、运动损伤，致使筋脉受损，经气不通而发病。

四、临床表现

本病初期主要表现为膝关节的不适，继而出现髌骨深面间歇性疼痛，屈膝、久坐或下蹲时症状加重，休息后可缓解。膝关节会出现发软、无力，上、下楼梯及关节开始活动时尤为明显。晚期膝关节不能完全伸直，关节内出现积液或游离体，可造成关节内交锁。

五、诊断

（1）多见于运动员，女性患者较多。

（2）膝关节不适、疼痛、无力，活动时明显。

（3）髌骨内侧关节面压痛。髌骨研磨试验阳性，即挤压髌骨或左右、上下滑动髌骨时有粗糙感和摩擦音，并伴有疼痛不适；或一手尽量将髌骨推向一侧，另一手直接按压髌骨时出现疼痛，有关节摩擦音。若出现关节积液，可见浮髌试验阳性。

（4）X线检查早期可无明显改变，晚期可有不同程度的骨质增生。轴位检查可见髌骨侧倾或半脱位，外侧间隙变窄。髌股关节外侧过度长期的磨损会造成相应关节软骨下骨硬化，髌骨侧位X线片可见“月牙样”骨硬化影。膝关节镜可明确诊断。

六、鉴别诊断

膝关节半月板损伤：半月板损伤表现为膝关节疼痛、肿胀、活动障碍，有交锁症状，麦氏征阳性。而髌骨软化症主要表现为不适感，随病情发展可有间歇性疼痛，膝关节无力，至晚期因出现积液及游离体而有交锁症状，髌骨研磨试验阳性。MRI检查可鉴别。

七、治疗

患者取仰卧位，患侧膝关节下垫一软枕，使膝关节稍屈曲。分别于髌骨上约3寸处向下斜刺进针，针尖需到达髌骨之下，运针至得气后出针。见图3-4-1至图3-4-3。

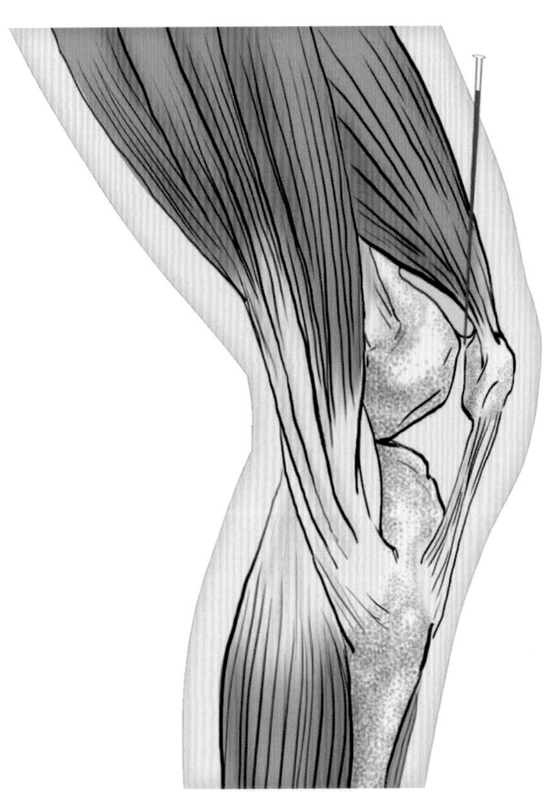

图3-4-1 髌骨软化症的治疗示意图

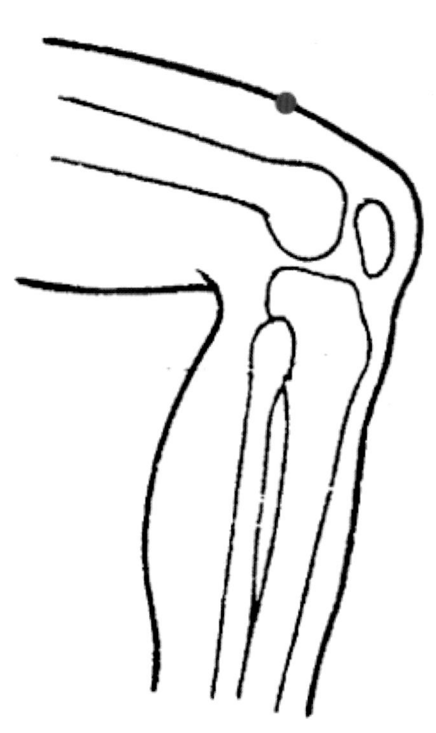

图3-4-2 髌骨软化症的治疗穴位图

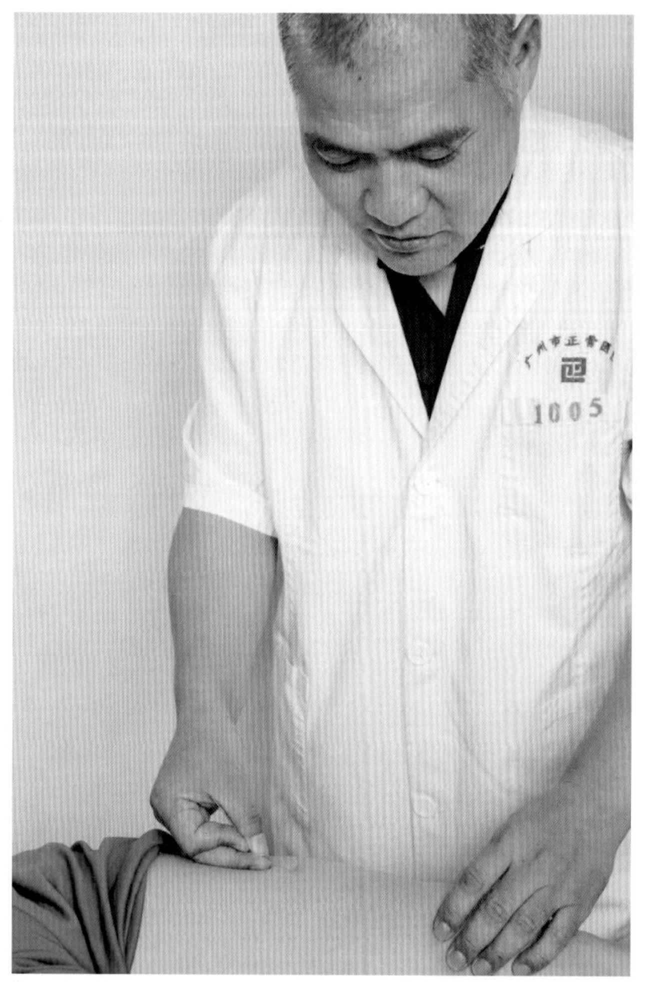

图3-4-3　髌骨软化症的芒针治疗图

八、预防护理

膝关节应避免长期做快速、剧烈的屈伸运动，以免关节磨损。及时发现先天性的髌骨、股骨发育和位置异常，并及时进行治疗纠正。

第二节　膝关节滑膜炎

一、概述

膝关节滑膜炎是一种无菌性炎症，是由于膝关节扭伤和多种关节内损伤而引起的，表现为膝部的局限性肿胀，伴有轻度疼痛或无疼痛的一种疾病，不及时进行治疗会导致膝关节骨性关节炎。

二、解剖

膝关节的滑膜层是全身关节中最宽阔最复杂的，其附着于该关节各骨的关节面周缘，覆盖关节内除了关节软骨和半月板以外的所有结构。滑膜在髌骨上缘的上方，向上突起形成深达5cm左右的髌上囊，位于股四头肌腱和股骨体下部之间。在髌骨下方的中线两侧，部分滑膜层突向关节腔内，形成一对翼状襞，襞内含有脂肪组织，填充于关节腔内的空隙。还有不与关节腔相通的滑液囊，如位于髌韧带与胫骨上端之间的髌下深囊。

三、病因病机

青壮年多因急性外伤和慢性损伤而致病，其中急性外伤包括膝关节扭伤、半月板损伤、侧副韧带或交叉韧带损伤等。而老年人主要是因软骨退变、骨质增生产生的机械性生物化学性刺激，继发滑膜水肿、渗出和积液等炎症表现。有时也可因单纯膝关节滑膜损伤或长期慢性膝关节劳损导致膝关节逐渐出现肿胀和功能障碍，进而形成慢性膝关节滑膜炎。此外，感染也是本病的病因之一，其中常见的是滑膜结核感染，一般来讲，滑膜内血管丰富，血液循环良好，对细菌抵抗力较强，但在感染结核分枝杆菌的情况下，病情进展较缓慢，其症状时轻时重。

中医认为，本病是因外力损伤或自身气血虚衰导致经脉受损，局部气血运行不畅，壅滞经络，经脉不通而产生的。

四、临床表现

本病主要表现为膝关节肿胀、疼痛、活动困难，膝关节局部皮肤温度高，严重者可出现走路跛行，膝部皮肤肿胀、紧张，或关节穿刺见血性液体等。

五、诊断

（1）多有长期劳损史或急性损伤史。

（2）膝关节疼痛、活动受限、肿胀、局部肤温增高，活动增多时加重，休息后减轻。

（3）膝关节屈伸活动受限，下蹲困难并伴疼痛，关节周围可有局限性压痛点，浮髌试验阳性。

（4）X线检查需排除关节结核及其他骨病。关节穿刺和滑液检查能反映滑膜炎的性质及严重性。

六、鉴别诊断

膝关节骨性关节炎：表现为膝部酸痛，膝关节肿胀、僵硬、发冷、弹响，初期症状较轻；膝关节滑膜炎则表现为膝部的肿胀、疼痛、活动受限，发病可缓可急，关节穿刺可进一步鉴别。

七、治疗

（1）患者取仰卧位，患侧膝关节下垫一软枕，使膝关节稍屈曲。分别于髌骨上约3寸处向下斜刺进针，针尖需到达髌骨之下，运针至得气后出针。见图3-4-4至图3-4-6。

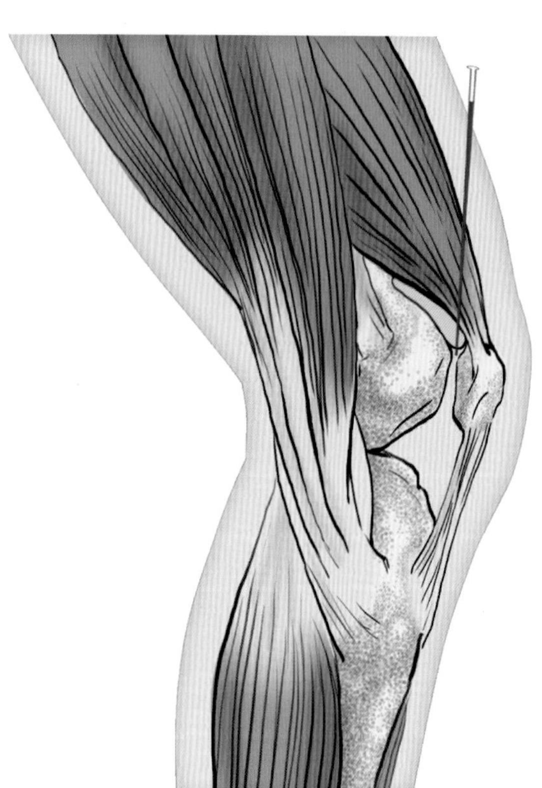
图3-4-4　膝关节滑膜炎的治疗示意图（1）

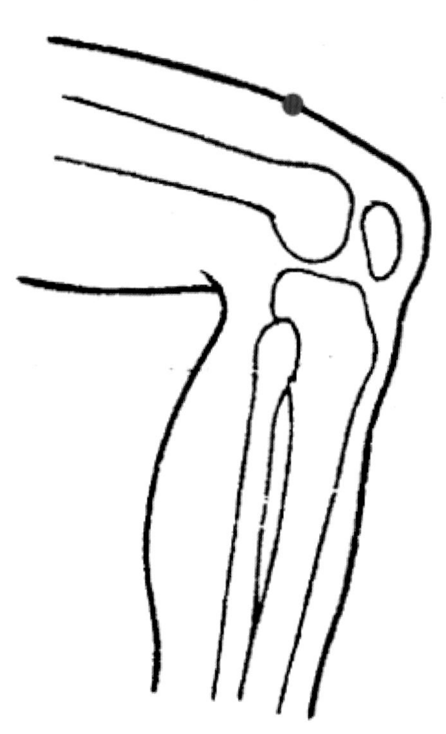
图3-4-5　膝关节滑膜炎的治疗穴位图（1）

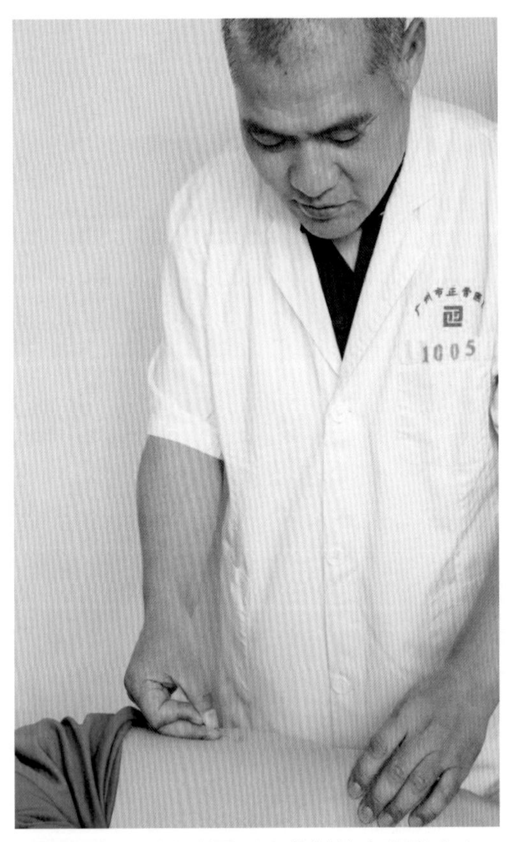

图3-4-6　膝关节滑膜炎的芒针治疗图（1）

（2）患者取仰卧位，患侧膝关节屈曲。分别于内、外膝眼直刺进针后，针尖向膝关节内部中央透进，两针均指向同一地方，运针至得气后出针。见图3-4-7至图3-4-9。

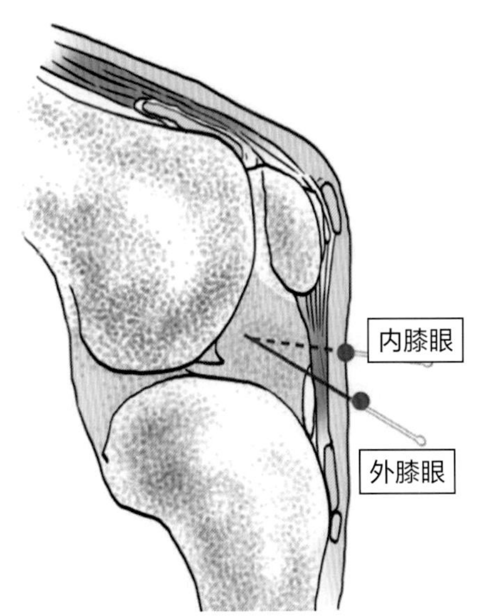

图3-4-7　膝关节滑膜炎的治疗示意图（2）

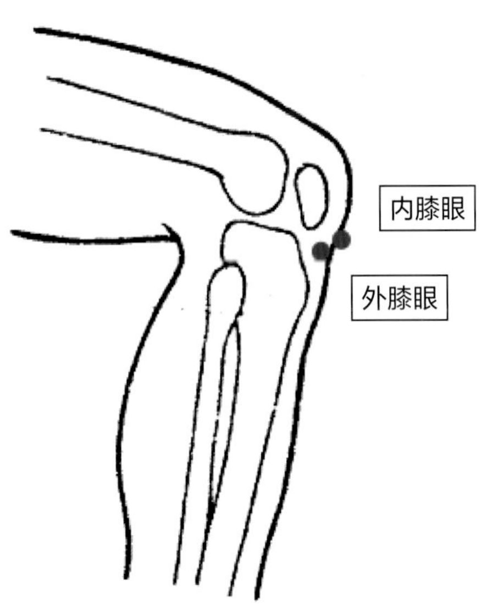

图3-4-8　膝关节滑膜炎的治疗穴位图（2）

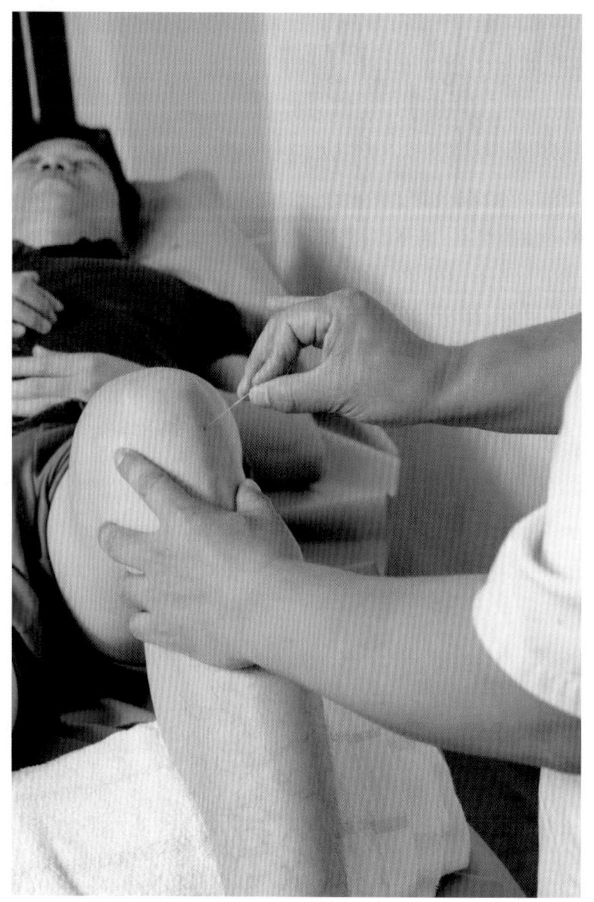

图3-4-9　膝关节滑膜炎的芒针治疗图（2）

八、预防护理

运动前做好保护措施，避免长期摩擦、挤压、碰撞膝关节，避免长时间跪地工作，以防膝关节受损。若疾病发生需及时治疗。

第三节　鹅足肌腱炎

一、概述

鹅足肌腱炎是一种临床上常见的疾病，患者多有劳损史，主要表现为膝部内侧的疼痛、半蹲位疼痛，劳累后明显。目前的研究表明，该病的发病日趋年轻化，且在球类运动员中常见。

二、解剖

“鹅足”实质上是半腱肌、股薄肌以及缝匠肌位于膝部内侧的共同肌腱，在胫骨内侧副韧带的浅层，因其形状酷似鹅足而得名。鹅足肌腱下与胫骨间有一滑膜囊，称为鹅足囊，一般临床上常将鹅足囊包括在鹅足肌腱结构内。鹅足肌腱的主要功能是在一定程度上维持膝关节的稳定，使膝关节内旋及屈曲，避免膝关节过度旋转和外翻，从而降低膝关节损伤的发生率。当人在跑步或者行走时，鹅足可以防止膝关节外旋。

三、病因病机

鹅足肌腱炎是一种慢性劳损性疾病，主要由于在日常生活中膝部长期反复活动、损伤，使附着在骨上的肌腱以及肌腱与胫骨间的滑囊损伤，导致肌腱组织出现增生、挛缩、肿胀等一系列改变。而在反复损伤、修复中，肌腱之间容易发生粘连，使局部血管神经受压迫，产生刺激性反应，进而发生无菌性炎症。

中医认为，本病的根本在于外力损伤或自身气血虚衰，加之长期劳损，导致经筋损伤，经络不通而发病。

四、临床表现

本病主要表现为膝部内侧的疼痛，半蹲位疼痛，上下楼梯痛，疼痛呈针刺样，运动后明显，休息后可缓解。

五、诊断

（1）多有长期劳损史或损伤史。

（2）膝关节内侧疼痛，活动增多时加重，休息后减轻。半蹲位疼痛，呈针刺样。

（3）膝关节双膝眼饱满，鹅足肌腱区压痛明显，部分可扪及肌腱组织加粗加厚感。

（4）X线检查需排除关节结核及其他骨病。肌骨超声及MRI检查可见鹅足肌腱组织病变。

六、鉴别诊断

膝关节骨性关节炎：表现为膝部酸痛，膝关节肿胀、僵硬、发冷、弹响，初期症状较轻；鹅足肌腱炎仅表现为膝部内侧的疼痛，无明显的活动受限、僵硬、发冷等表现，肌骨超声或MRI检查可进一步鉴别。

七、治疗

患者取仰卧位，患侧膝关节屈曲、髋关节外展。分别于阴包穴和曲泉穴向鹅足肌腱方向斜刺进针，针尖需抵达至肌腱处，运针至得气后出针。见图3-4-10至图3-4-12。

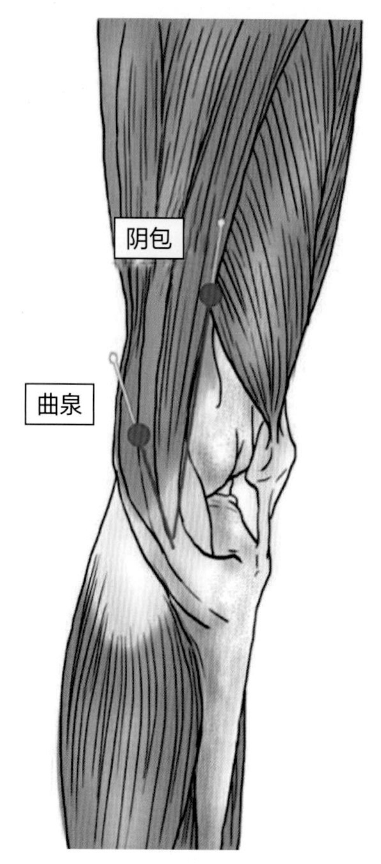

图3-4-10　鹅足肌腱炎的治疗示意图

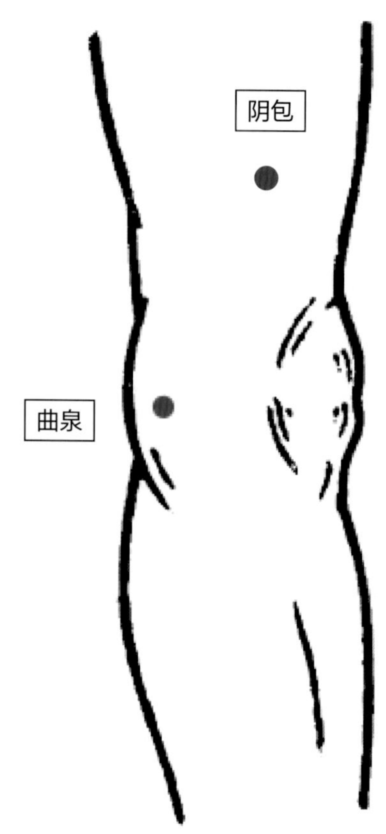

图3-4-11　鹅足肌腱炎的治疗穴位图

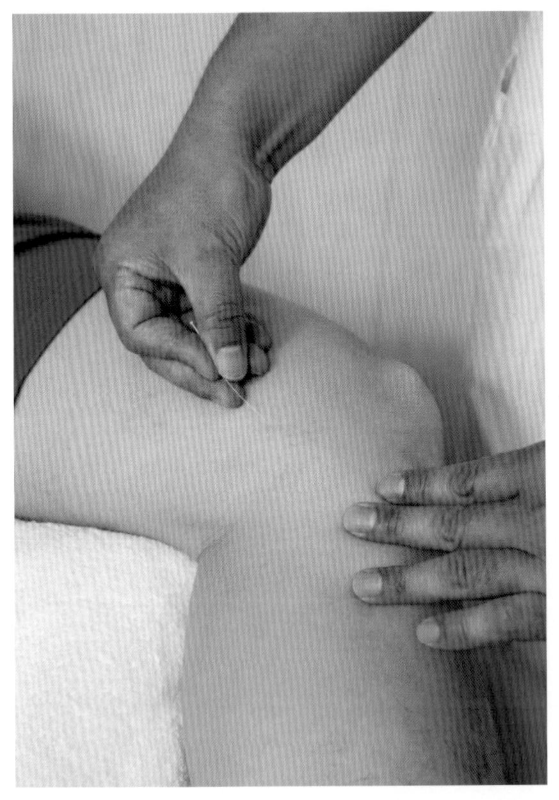
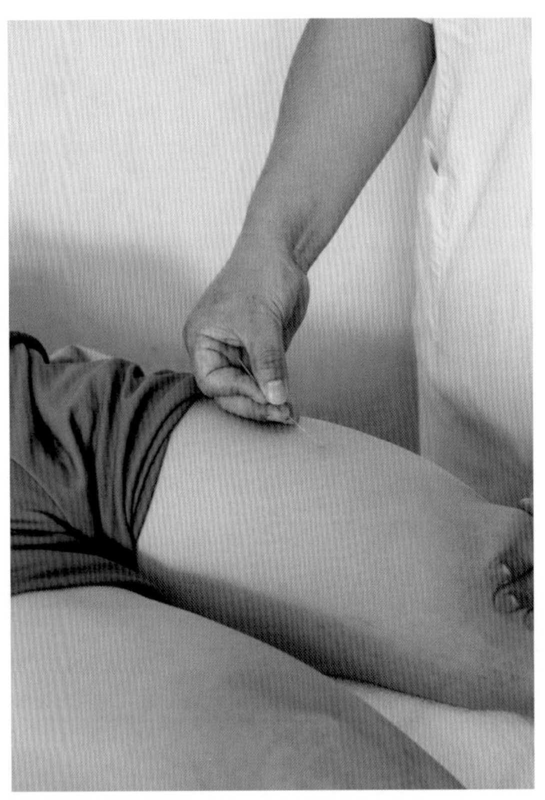

图3-4-12 鹅足肌腱炎的芒针治疗图

八、预防护理

运动前做好保护措施，适度降低运动负荷；控制体重；在运动前需做好充分的热身运动和肌肉拉伸。

第四节 膝关节骨性关节炎

一、概述

膝关节骨性关节炎是一种退行性疾病，以膝关节疼痛、屈伸活动受限、不适为主要表现。针法治疗的主要作用是镇痛消炎，以及改善膝关节的活动功能。

二、解剖

膝关节是人体最大最复杂的关节，由股骨内、外侧髁，胫骨内、外侧髁及髌骨组成。膝关节关节囊内外均有韧带连接，囊外有髌韧带、胫侧副韧带和腓侧副韧带加强关节稳定性，其中髌韧带为股四头肌的延续，自髌骨至胫骨粗隆。囊内有前交叉韧带和后交叉韧带，连接股骨和胫骨，两者交叉排列。前交叉韧带伸膝时紧张，可防止胫骨前移；后交叉韧带屈膝时紧张，可防止胫骨后移。股骨与胫骨相对的内、外侧髁之间均有纤维软骨构成的内侧半月板和外侧半月板，可加深关节窝，使关节更加稳固，并可缓冲运动时的震荡。膝关节可做屈、伸运动，并可在屈膝状态下轻微地旋内、旋外运动。与此功能相关的肌肉主要有股四头肌、腓肠肌、半腱肌、半膜肌和股二头肌。

三、病因病机

多种原因均可引起膝关节骨性关节炎，主要是长期的、超负荷的刺激，使膝关节关节腔逐渐变窄，其内容物相互摩擦、挤压，刺激周围的血管、神经，产生无菌性炎症。此外，肥胖、长期不正确的走路姿势、长时间下蹲、受寒、受凉等也会导致本病的发生。

中医认为，本病的病因可分为内外两种因素。外因主要是风寒湿邪入侵，壅塞经络。内因则为肝肾亏虚，筋弛骨疏，发为痹病，使筋挛拘急，气血不通，屈伸不利而致病。

四、临床表现

本病临床上主要表现为膝关节的疼痛及活动受限。初期症状较轻，或仅有膝部的不适感，若不及时治疗则病情加重，严重时膝关节可表现为肿胀、屈伸不利、弹响、发冷等，劳累或受凉后症状加重。

五、诊断

（1）多有劳损史，多见于中老年人。

（2）膝关节疼痛、肿胀、僵硬。

（3）膝关节髌骨周围有压痛，若有积液者浮髌试验阳性。

（4）X线示关节间隙狭窄，软骨下有囊性变和骨质硬化，关节边缘有骨刺、骨赘形成，髁间隆起高尖。

六、鉴别诊断

髌骨软化症：疼痛在髌骨前明显，髌骨下区有局限性压痛，髌骨研磨试验阳性。

七、治疗

（1）患者取仰卧位，术者立于患者患侧。分别于伏兔穴、梁丘穴、血海穴向下斜刺进针，针尖向髌骨方向透刺，各运针至得气后出针。见图3-4-13至图3-4-15。

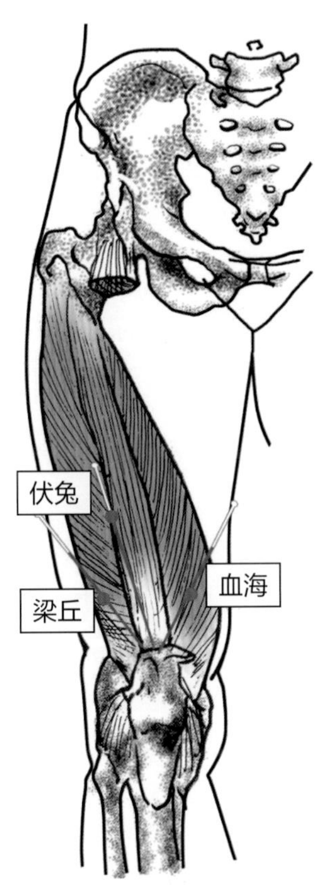

图3-4-13 膝关节骨性关节炎的治疗示意图（1）

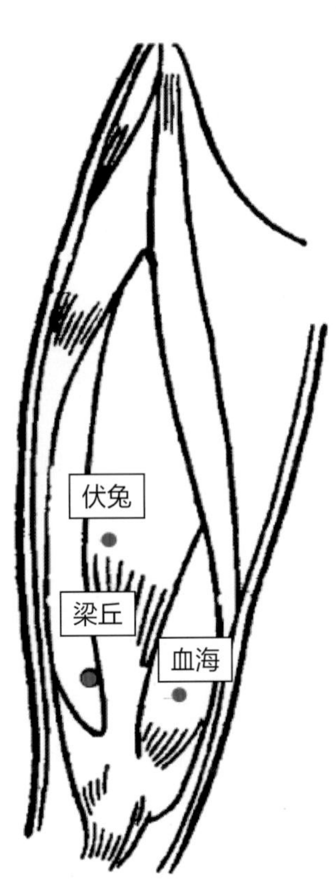

图3-4-14 膝关节骨性关节炎的治疗穴位图（1）

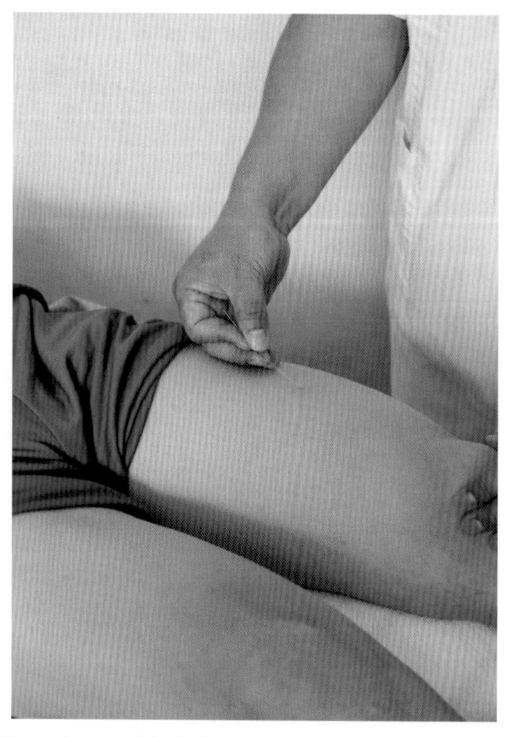

图3-4-15　膝关节骨性关节炎的芒针治疗图（1）

（2）患者取仰卧位，于患侧膝关节下垫一软枕，使膝关节屈曲。于髌骨下缘与胫骨粗隆连线中点处直刺进针，针尖需到达股骨与胫骨之间，运针至得气后出针。见图3-4-16至图3-4-19。

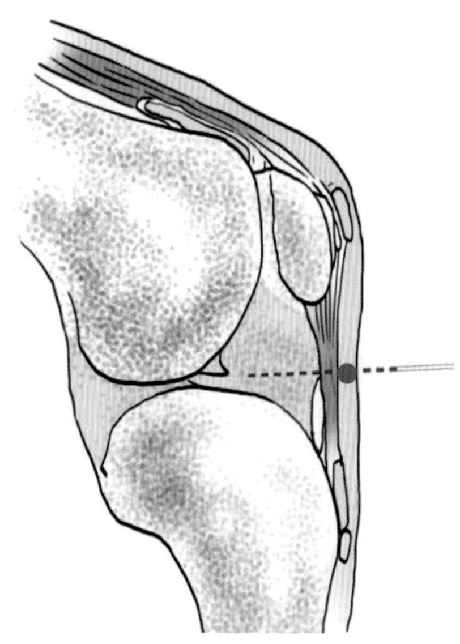

图3-4-16　膝关节骨性关节炎的治疗示意图（2）

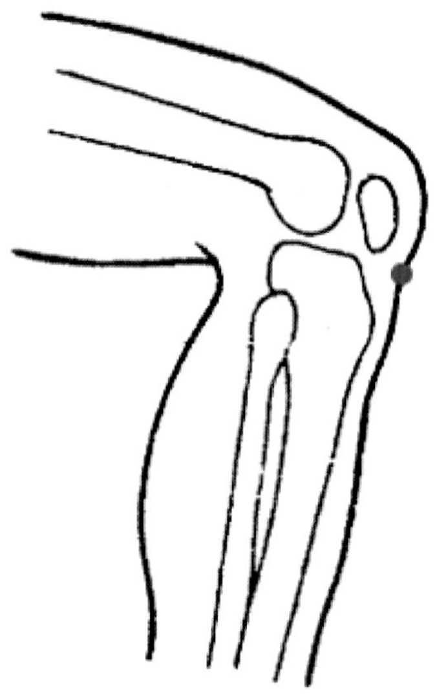

图3-4-17　膝关节骨性关节炎的治疗穴位图（2）

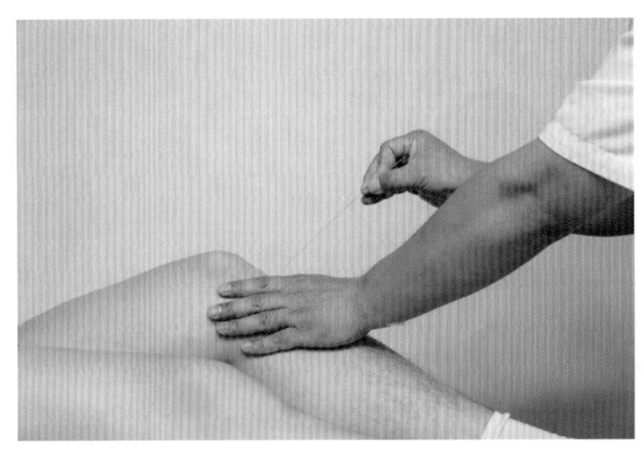

图3-4-18 膝关节骨性关节炎的芒针治疗图（2）

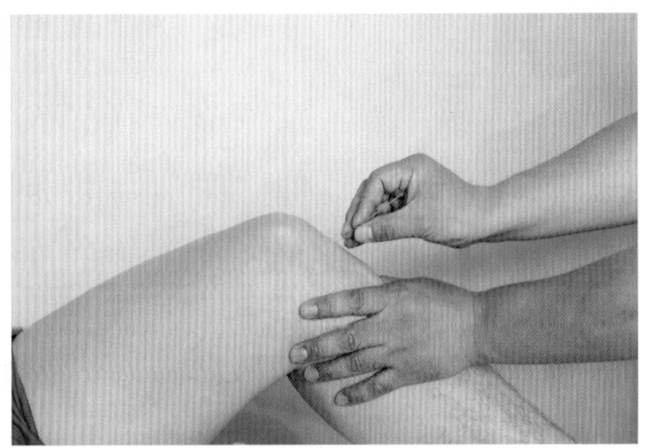

图3-4-19 膝关节骨性关节炎的芒针治疗图（3）

（3）患者取侧卧位，患侧下肢在上，伸直。于膝阳关穴向外侧副韧带处斜刺进针，针尖需抵达韧带处，运针至得气后出针。见图3-4-20、图3-4-21。

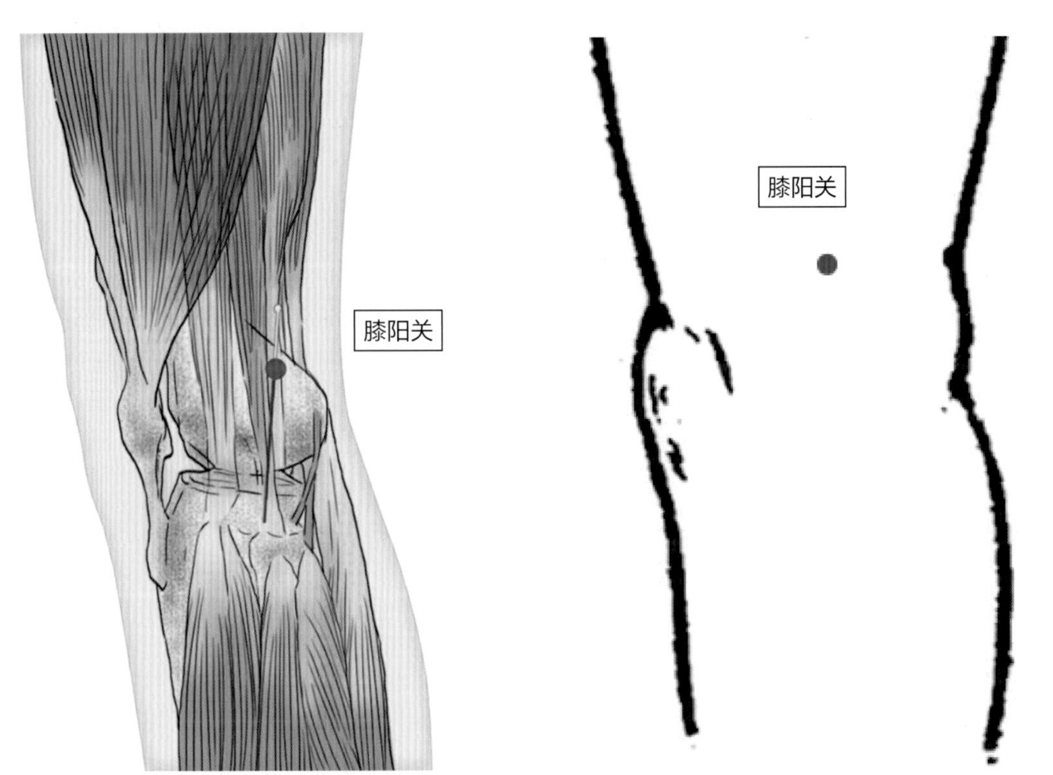

图3-4-20 膝关节骨性关节炎的治疗示意图（3）

图3-4-21 膝关节骨性关节炎的治疗穴位图（3）

（4）患者取仰卧位，患侧下肢髋关节外展，微屈膝。于曲泉穴向内侧副韧带处斜刺进针，针尖需抵达至韧带处，运针至得气后出针。见图3-4-22至图3-4-24。

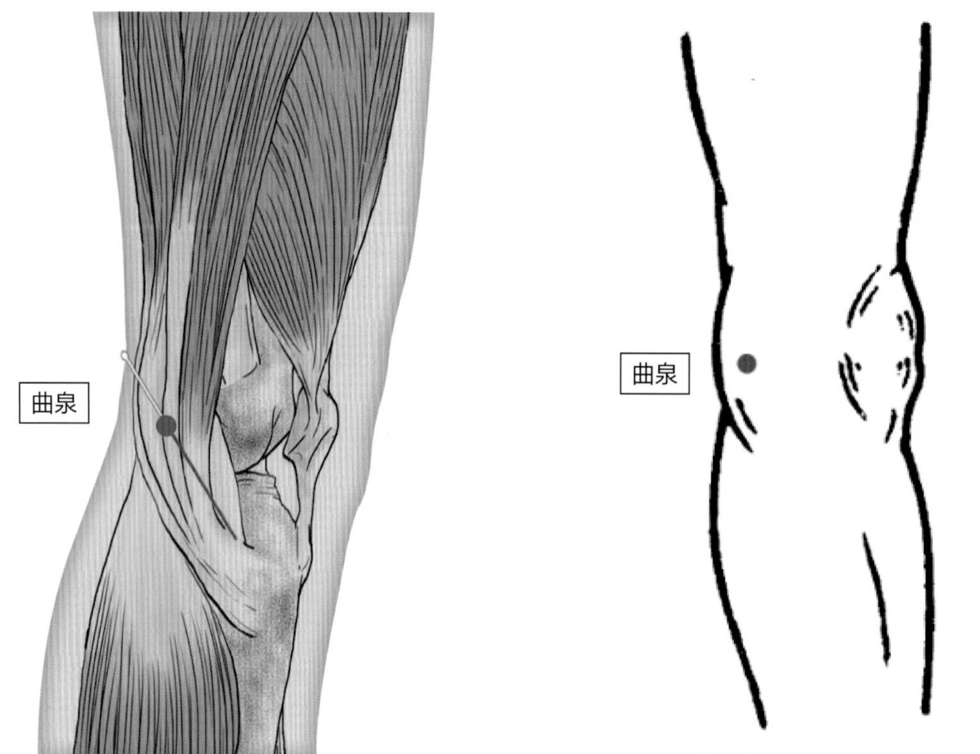

图3-4-22　膝关节骨性关节炎的治疗示意图（4）　　图3-4-23　膝关节骨性关节炎的治疗穴位图（4）

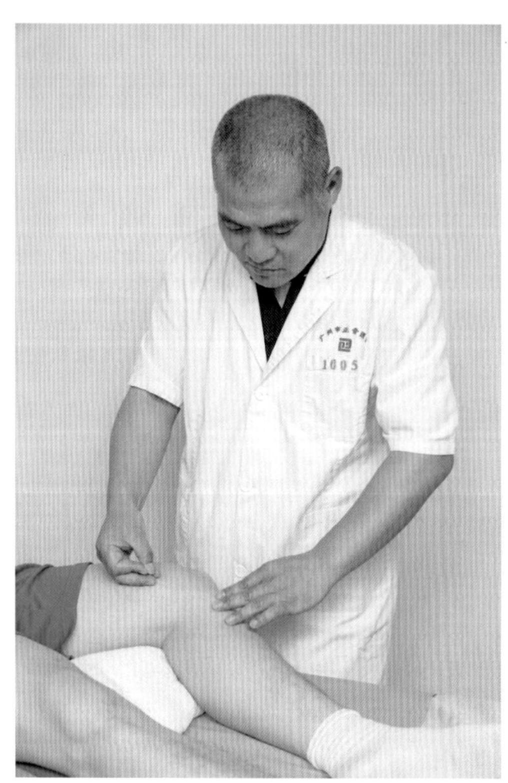

图3-4-24　膝关节骨性关节炎的芒针治疗图（4）

八、预防护理

适当控制体重，注意保暖防寒，避免长期超负荷劳作。加强膝关节功能锻炼，如空踢腿或踢水。

第五节　腓肠肌损伤

一、概述

腓肠肌损伤是骨科的常见病、多发病，主要表现为腓肠肌痉挛、疼痛。临床上多见急性发病，若治疗失当，可迁延至慢性劳损。

二、解剖

腓肠肌位于小腿后方浅层，起于股骨内外侧髁的后上方，向下与比目鱼肌汇合，共同参与跟腱的组成，止于跟骨后方。其作用是屈膝关节和屈距小腿关节，在站立时可固定膝关节和距小腿关节，维持人体站立姿势。

三、病因病机

本病多为小腿肌肉强力收缩或拉伸导致，可分为急性损伤和慢性损伤。如剧烈运动或长途旅行、登山，或从高处突然跳下、前足着地等。还有部分见于直接外力损伤，多发生于肌腹及跟腱部位。

祖国医学认为，平素肝肾阴虚，筋失濡养，久立远行，姿势不当，加之突受刺激，可使筋络弛纵失常而发为本病。或感受寒湿之邪，壅滞经络，气机失调，气血运行受阻而发为本病。

四、临床表现

本病临床上主要表现为小腿后侧腓肠肌的收缩痉挛、疼痛，多突然发病。发病时小腿腓肠肌痉挛收缩，踝关节被动跖屈，不能活动，伴剧烈疼痛。临床上亦可见部分患者呈慢性、反复发作的腓肠肌痉挛、疼痛，但其程度较轻，休息后可缓解。

五、诊断

（1）多有外伤史或剧烈运动史。

（2）小腿后侧肌肉牵掣拘挛、疼痛，行走困难。

（3）急性期在股骨内外侧髁的后方或跟骨后方可有明显的压痛。急性迁延者，在腓肠肌中部可触到明显的激痛点。被动牵拉或主动收缩小腿后部肌肉均可感到损伤部位疼痛。

（4）X线检查无明显异常。

六、鉴别诊断

跟腱周围炎：多发生于春季，尤其以体力劳动者多见，疼痛与压痛局限于跟腱及周围，触诊时可有捻发音。

七、治疗

患者取俯卧位，踝关节处于中立位，术者立其患侧。分别于内、外侧肌肉肌腹寻找阿是穴并做标记，分别直刺进针，针尖分别沿各肌纤维走向向上、向下透刺，各运针至得气后出针。见图3-4-25至图3-4-27。

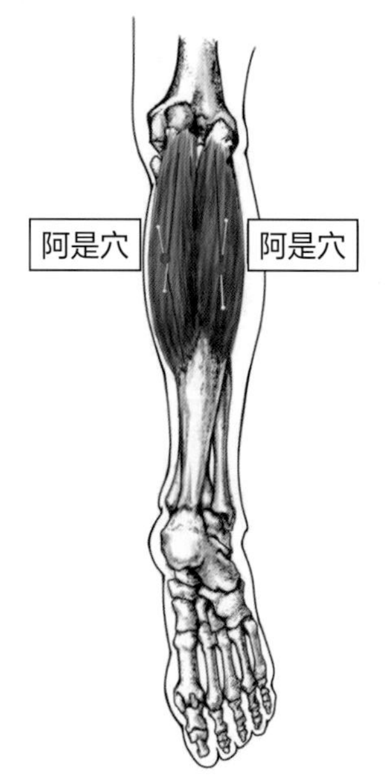

图3-4-25　腓肠肌损伤的治疗示意图

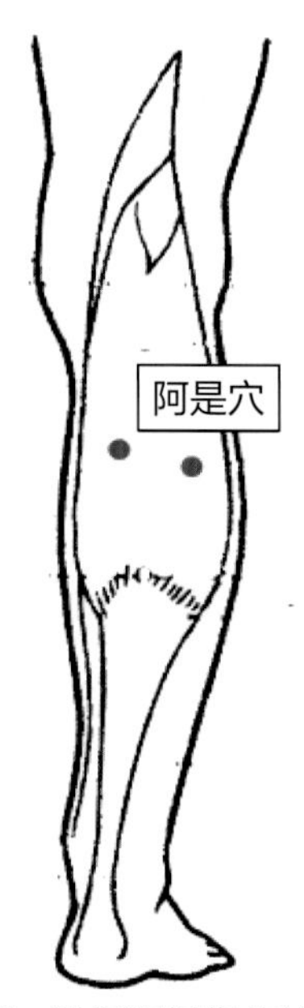

图3-4-26　腓肠肌损伤的治疗穴位图

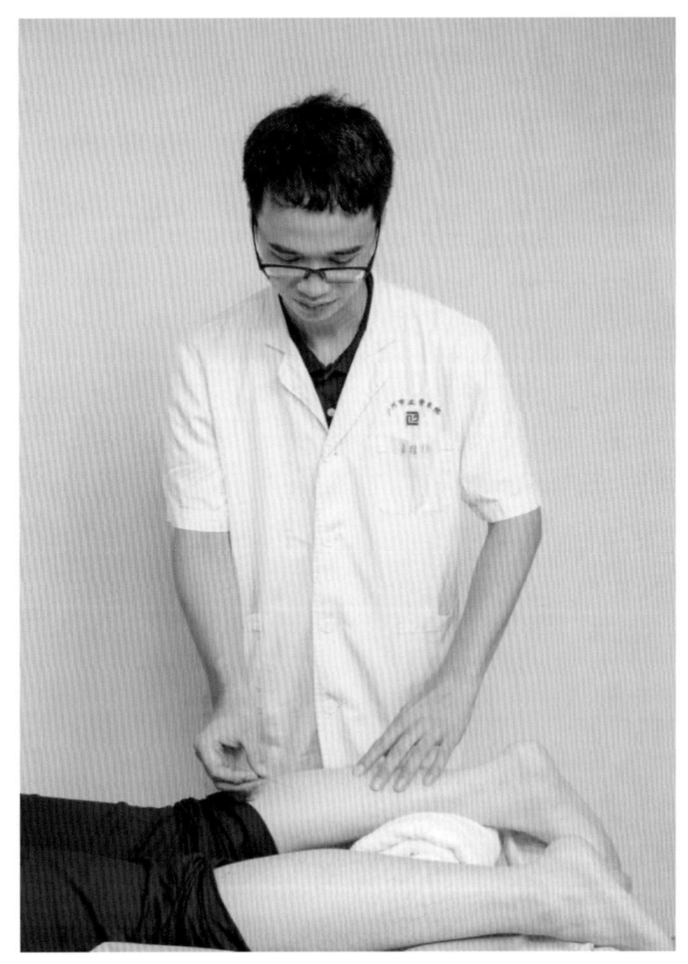

图3-4-27　腓肠肌损伤的芒针治疗图

八、预防护理

做好运动前后的热身、放松运动，注意劳逸结合，避免肌肉劳累损伤。

第六节　小腿外侧肌群损伤

一、概述

小腿外侧肌群筋伤以小腿外侧疼痛（刺痛或酸痛）为主要表现，可有痛性跛行的表现，休息后可缓解。急性损伤多见于踝关节扭挫伤；慢性损伤多见于剧烈运动过后或久立、久行，发病年龄无明显特异性。

二、解剖

小腿外侧肌群包括腓骨长肌、腓骨短肌，均位于腓骨外侧，其作用是使足外翻并跖屈。腓骨长肌起于腓骨外侧面，其肌腱经外踝后方，斜向前内越过足底至第一跖骨底；腓骨短肌起于腓骨外侧面，位于腓骨长肌深面，其肌腱经外踝后方，止于第五跖骨底。

三、病因病机

小腿外侧肌群筋伤的发病机制可分为急性损伤和慢性劳损两种情况。急性损伤多见于踝关节、膝关节扭挫伤，以及胫腓骨骨折等疾病。慢性劳损多见于久行久立，久行久立时小腿外侧肌群长期处于紧张挛缩的状态，肌肉内部大量积聚酸性物质从而造成发病。

中医认为，本病的病机有二：一是跌仆损伤，经络、筋肉受损，气血壅滞，经脉拘急，气血不通而痛；二是肝肾亏虚，筋络弛缓，筋肉失养，加之久立远行，姿势不当，损伤筋肉，发为本病。

四、临床表现

本病以小腿外侧区域疼痛为主要表现。其中急性损伤者疼痛程度较重，多表现为刺痛，严重者可呈痛性跛行；慢性劳损者疼痛程度较轻，多呈酸痛、胀痛，不影响日常活动，休息后症状可缓解。

五、诊断

（1）多有外伤史。

（2）小腿外侧疼痛为主要症状。

（3）急性损伤者可有痛性跛行，一般患者基本不会影响行走功能。

（4）X线检查需排除骨折及骨病。

六、鉴别诊断

血栓闭塞性脉管炎：早期症状表现为疼痛，但一般会伴有患肢麻木、发凉、酸胀、间歇性跛行、足背动脉或胫后动脉搏动减弱或消失，到了第二期，疼痛转为持续性的静息痛，夜间疼痛剧烈，不能入睡，并出现肢体营养障碍的一系列症状。除了症状鉴别外，必要时可用血管超声检查进行鉴别诊断。

七、治疗

患者取侧卧位，患侧下肢在上，伸直；健侧下肢在下，屈曲。于阳陵泉穴直刺进针并运针至得气后，调整针尖方向，向阳交穴方向透刺，运针至得气后出针。见图3-4-28、图3-4-29。

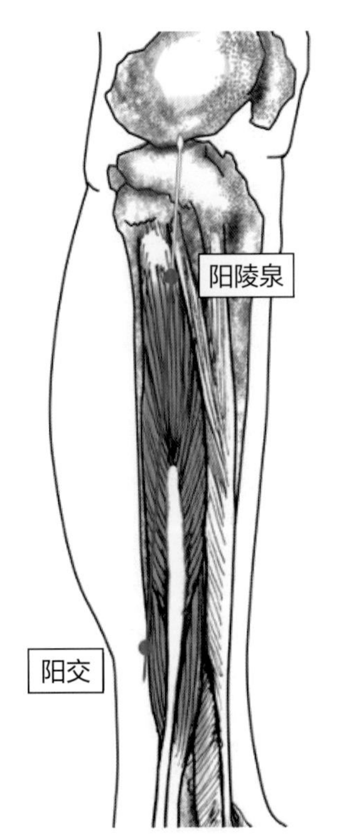

图3-4-28 小腿外侧肌群损伤的治疗示意图

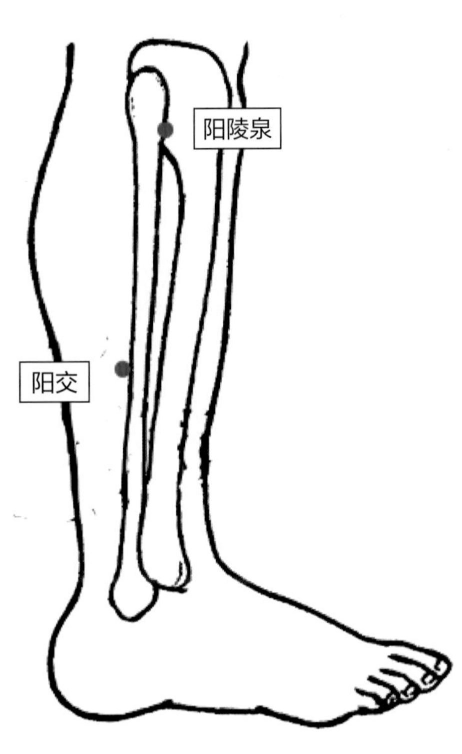

图3-4-29 小腿外侧肌群损伤的治疗穴位图

八、预防护理

避免久行久立，注意劳逸结合。运动时注意保护膝、踝关节，做好热身运动，避免扭伤。

（胡凤军　冯希）

第五章 踝及足部筋伤病变

踝关节又称距小腿关节，是由胫、腓骨下端的内、外踝组成的踝穴与距骨滑车组成的滑车关节。胫骨下端内侧向下的骨突称为内踝，胫骨下端后缘向下突出部分称为后踝，腓骨下端的突出部分称为外踝。外踝比内踝窄，但较长，其尖端在内踝尖端下0.5cm，且位于内踝后约1cm处。内、外、后3踝构成踝穴。距骨是下肢唯一没有肌肉附着的骨块，位于踝穴内，有6个关节面。距骨颈部覆有骨膜，为主要营养血管进出部位。距骨体前宽后窄，其上面的鞍状关节面与胫骨下端的凹形下关节面相接，其两侧关节面分别与内、外踝的关节面嵌合。距骨体下部有3个关节面，与跟骨的相应关节面对合。距骨头的关节面和舟骨构成距舟关节。

踝关节有坚强的韧带连接，使距骨在踝穴内稳定。踝关节背伸时距骨体较宽的关节面嵌于踝穴，使踝关节稳定；跖屈时距骨体较窄的部分与踝穴相接，活动范围较大，因此，踝关节跖屈位易发生内翻扭伤。

踝关节的关节囊前后松弛，两侧较紧，踝关节的后韧带较薄，这样的解剖结构有利于踝关节的屈伸活动。踝关节的内、外侧副韧带比较坚强。内侧副韧带又称三角韧带，分深浅两层。浅层为胫跟韧带，止于跟骨载距突的上部。深层呈三角形，尖朝上，基底朝下，止于距骨颈、体的非关节部分。外侧副韧带不如内侧副韧带坚韧，分为3束，即跟腓韧带（外束）和距腓前、后韧带（前束、后束）。

足骨共有7块跗骨、5块跖骨和14块趾骨，它们由骨间韧带、足底韧带和背侧韧带所约束。足的内缘形成一个平衡良好的机械弓形结构，依靠静止性支撑和动力性杠杆负重，使人体向前移动。足背筋膜很薄，呈膜状；足底皮肤很厚，耐磨，并附有一层结实的纤维脂肪，其下层有强大的足底腱膜，中央较厚，两侧较薄。在足背，趾短伸肌起于跟骨上外方，向下分为4股，内侧者附于踇趾的基底，而其他3股则在第二、第三、第四趾的背侧，与趾长伸肌一起，伸至足趾。足底的趾短屈肌可分为3组。这些肌肉可协助足外展、内收和屈曲、伸直。见表3-5-1。

表3-5-1 踝及足部肌肉简表

<table>
<tr><th>名称</th><th>起点</th><th>止点</th><th>作用</th><th>神经支配</th></tr>
<tr><td>踇短伸肌</td><td rowspan="2">跟骨前端的上面和外侧面</td><td>踇趾近节趾骨底</td><td>伸踇趾</td><td rowspan="2">腓深神经
（L4~S2）</td></tr>
<tr><td>趾短伸肌</td><td>第二至第四趾近节趾骨底</td><td>伸第二至第四趾</td></tr>
<tr><td>踇展肌</td><td>跟骨、舟骨</td><td rowspan="3">踇趾近节趾骨底</td><td>外展踇趾</td><td rowspan="3">足底内侧神经
（L4~5）</td></tr>
<tr><td>踇短屈肌</td><td>内侧楔骨</td><td>屈踇趾</td></tr>
<tr><td>踇收肌</td><td>第二、第三、第四跖骨底</td><td>内收和屈踇趾</td></tr>
<tr><td>趾短屈肌</td><td rowspan="2">跟骨</td><td>第二至第五趾的中节趾骨底</td><td rowspan="2">屈第二至第五趾</td><td rowspan="4">足底内、外侧神经
（L4~S2）</td></tr>
<tr><td>足底方肌</td><td>趾长屈肌腱</td></tr>
<tr><td>蚓状肌</td><td>趾长屈肌腱</td><td>趾背腱膜</td><td>屈跖趾关节、伸趾关节</td></tr>
<tr><td>骨间足底肌</td><td>第三至第五跖骨内侧半</td><td>第三至第五趾近节趾骨底和趾背腱膜</td><td>内收第三至第五趾</td></tr>
<tr><td>骨间背侧肌</td><td>跖骨的相对面</td><td>第二至第四趾近节趾骨底和趾背</td><td>外展第二至第四趾</td><td>足底外侧神经深支
（S1~2）</td></tr>
<tr><td>小趾展肌</td><td>跟骨</td><td rowspan="2">小趾近节趾骨底</td><td>屈和外展小趾</td><td rowspan="2">足底外侧神经
（S1~2）</td></tr>
<tr><td>小趾短屈肌</td><td>第五跖骨底</td><td>屈小趾</td></tr>
</table>

第一节 踝关节扭伤

一、概述

踝关节扭伤是常见的外伤筋伤疾病，最易伤及踝关节外侧副韧带，下胫腓韧带单独损伤较为少见，多与踝关节骨折、脱位合并存在。临床上主要表现为踝部的疼痛、肿胀及活动障碍。

二、解剖

踝关节韧带是维持踝关节稳定的重要结构，其周围主要的韧带有内侧副韧带、外侧副韧带和胫腓韧带。内侧副韧带又称三角韧带，上方起于内踝，向下呈扇形附丽于足舟骨、距骨和跟骨；外侧副韧带起自外踝，分成3束止于距骨前外侧、距骨后突及跟骨外侧面，分别称为距腓前韧带、距腓后韧带及跟腓韧带；胫腓韧带又称下胫腓韧带，为胫骨干与腓骨下端之间的骨间韧带。

三、病因病机

本病多见于在走路、跑步时不慎踏空或因地面不平而跌倒，使踝关节过度内翻或外翻，当踝部韧带受到超过其生理限度的外力时则会发生踝关节扭伤。踝关节外踝比内踝长，外侧副韧带较薄弱，而足内侧肌群的力量较强，因此当踝部扭伤时，以内翻位着地、外侧副韧带损伤较为常见，其中又以距腓前韧带受到的张力最大，其损伤最为常见。

中医认为，本病是因外力损伤踝部筋骨，致使经脉不通，气血运行受阻，壅塞经络而发病。

四、临床表现

踝部损伤表现为局部疼痛、肿胀，可出现皮下瘀斑、青紫，活动时疼痛加重。踝关节活动功能障碍，行走时呈跛行步态，足部不能用力着地。

五、诊断

（1）有踝部扭伤史。

（2）踝关节损伤侧疼痛、肿胀、活动障碍，部分可见皮下青紫、瘀斑。

（3）损伤韧带局部压痛。外侧副韧带损伤者被动内翻时疼痛加重，同样地，内侧副韧带损伤者被动外翻时疼痛加重。损伤严重发生韧带断裂时，可在韧带断裂处触及凹陷甚至移位的关节面。

（4）X线检查可排除骨病、骨折。若合并下胫腓韧带断裂，可见胫、腓骨分离。

六、鉴别诊断

踝部骨折：X线检查可排除踝部骨折或合并内、外踝撕脱性骨折。

七、治疗

患者取仰卧位，于患侧丘墟穴斜刺进针后，针尖绕踝关节前方并弯向照海穴方向透刺，运针至得气后出针。见图3-5-1至图3-5-3。

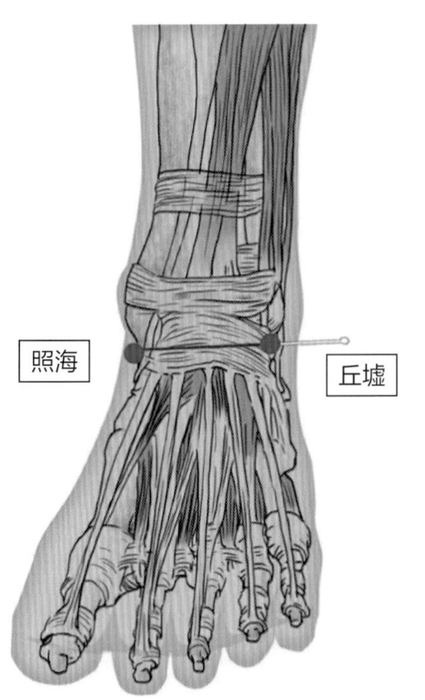

图3-5-1 踝关节扭伤的治疗示意图

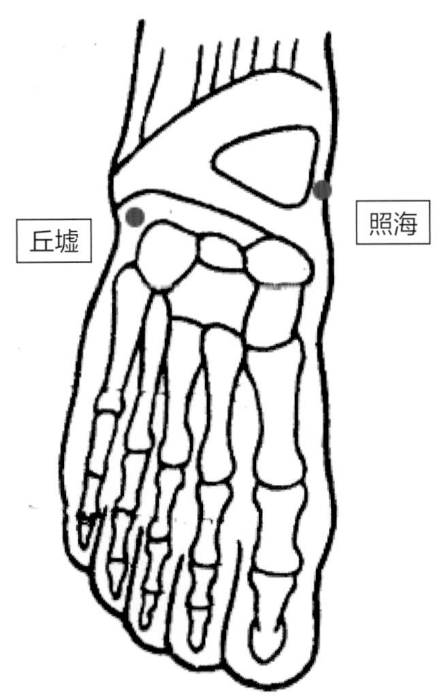

图3-5-2 踝关节扭伤的治疗穴位图

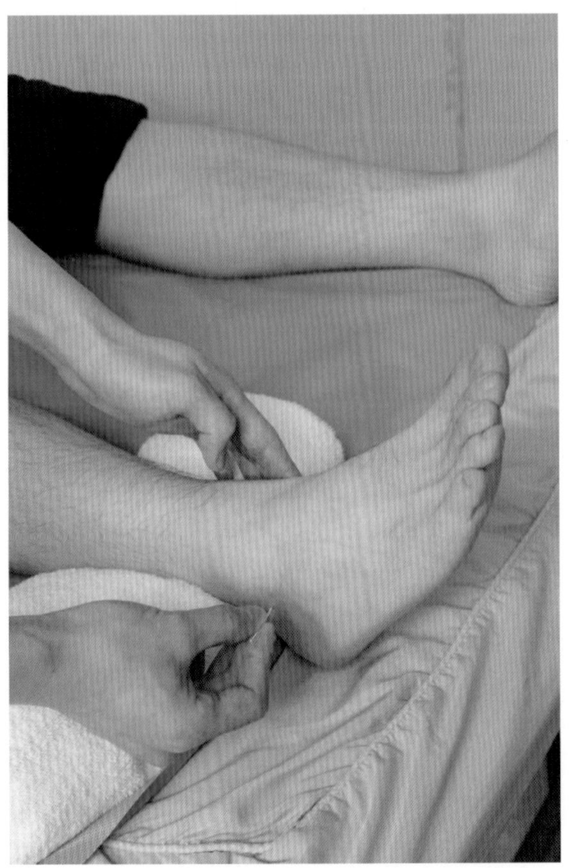
图3-5-3 踝关节扭伤的芒针治疗图

八、预防护理

运动时注意做好踝部保护措施，做好热身运动，避免损伤。平时注意加强踝部功能锻炼。

第二节　踝管综合征

一、概述

踝管综合征是指因剧烈运动、踝关节反复扭伤等使踝管相对狭窄，胫后神经受压，出现足跟内侧及足底麻木或烧灼样疼痛等症状的一组症候群，又称跖管综合征。本病好发于青壮年人，以男性多见，多数为从事站立工作者或运动员。

二、解剖

踝管系踝关节内侧之纤维骨性隧道，长2～2.5cm。其顶部由屈肌支持带构成，两侧和底部由距骨与跟骨的内侧面构成。踝管内按前后顺序排列有胫后肌腱、趾长屈肌腱、胫后动脉、胫后静脉、胫后神经以及踇长屈肌腱。胫后血管在踝管发出分支，供应足内侧皮肤。胫后神经通过踝管后发出的足底内侧神经，支配踇展肌、5个趾短屈肌、第一蚓状肌和内侧三个半脚趾的感觉；足底外侧神经则潜入踇展肌深面，通过踇长屈肌腱旁的纤维弓，然后经过足底面，支配跖方肌、小趾展肌和外侧的一个半足趾的感觉。

三、病因病机

本病的主要病因是剧烈运动或踝关节反复扭伤，造成踝管内肌腱发生腱鞘炎，腱鞘肿胀使踝管相对狭窄，管内压力增高，压迫胫后神经、肌腱造成腱鞘水肿、充血，鞘壁增厚，体积增大，以致进一步挤压管内胫后神经而发病。此外还有部分肿瘤、骨折患者因踝管内受压而致病。

中医认为，本病是因外力损伤或反复劳损，导致筋骨受损，气滞血瘀，使经筋不舒，经络不通而发病。

四、临床表现

本病的临床表现为内踝处酸痛，足底烧灼样疼痛、麻木。轻者常在行走、久立或劳累后内踝下方有不舒服的感觉，重者足跗部和跟骨内侧出现感觉异常或麻木。足部可有皮肤发亮、汗毛脱落、少汗等自主神经功能紊乱征象，甚至有足部肌肉萎缩的现象。

五、诊断

（1）有反复扭伤史或从事站立工作。

（2）内踝部酸痛，足底烧灼样疼痛、麻木。严重者可有自主神经功能紊乱和足部肌肉萎缩。

（3）内踝局部有压痛，叩压可引起明显疼痛，肌力一般不受影响，后期发生肌肉萎缩者可出现肌力下降。神经干叩击试验阳性，即叩击或重压内踝后面可出现疼痛或向足底放射及麻木感觉。止血带试验阳性，即在小腿双侧扎止血带，充气后使压力维持在收缩压以下，阻滞静脉回流，而动脉保持通畅，患肢足底可出现疼痛与麻木感觉。

（4）X线检查需排除骨病、骨折，晚期X线检查可在距骨内侧显示骨质增生征象。

六、鉴别诊断

足底筋膜炎：足底筋膜炎表现为足跟的疼痛和不适，足底近足跟处压痛，晨起时明显，活动后可缓解，但长时间行走后疼痛又会加重。而踝管综合征在内踝处有压痛，内踝后面神经干叩击试验阳性。

七、治疗

患者取仰卧位，微屈膝、髋关节外展外旋，使踝关节内侧暴露，于患侧水泉穴斜刺进针后，针尖向然谷穴方向透刺，针尖需抵达穴位之下，运针至得气后将针退至皮下，分别向两侧透刺，运针至得气后出针。见图3-5-4、图3-5-5。

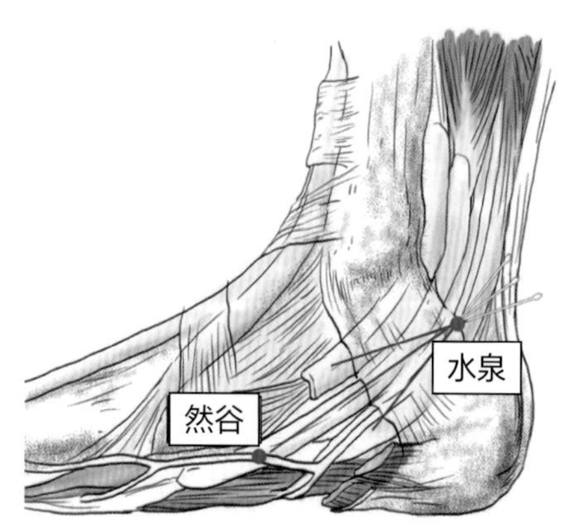

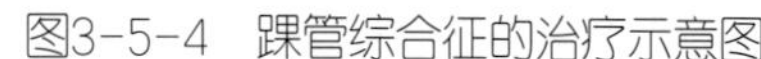
图3-5-4　踝管综合征的治疗示意图

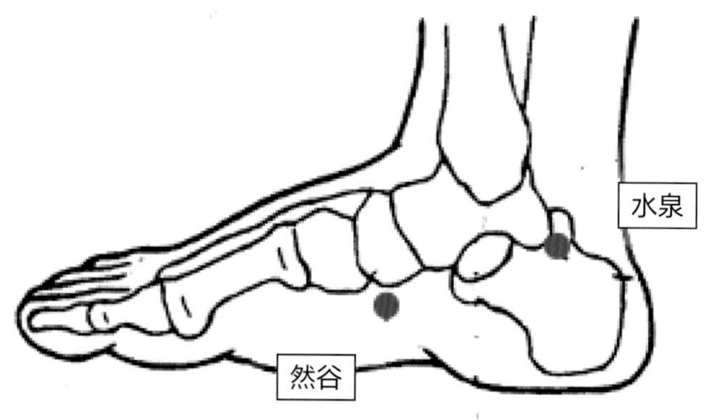

图3-5-5　踝管综合征的治疗穴位图

八、预防护理

运动前做好保护措施及热身运动，保护踝部以免受伤。注意劳逸结合，避免久站劳累。

第三节　跟　痛　症

一、概述

跟痛症是指由于外伤、劳损及足跟部其他疾病引起的跟部疼痛症状的总称。按照疼痛部位的不同，可分为跟跖侧疼痛和跟后部疼痛。跟跖侧疼痛可见于足底腱膜炎、跟骨下脂肪垫炎、跟骨骨刺等疾病；跟后部疼痛则多见于跟腱炎，其中发生在跟腱止点的前部、后部和前下部的滑囊积液肿胀及炎性反应称为跟腱滑囊炎。

二、解剖

跖腱膜起于跟骨结节，沿足底面向前伸展，止于趾骨骨膜，可维持足纵弓，参与跖屈肌腱的活动，因此在跟骨起点上的应力较大，较易发生病变。跟骨与足底皮肤之间有致密而发达的跟下脂肪垫，同样因受力较大而较易发生病变。足底是三点负重，足跟部负重约占50%，踇趾和小趾球部联合负重约占50%。

跟腱是小腿三头肌的延伸组织，附着于跟骨结节，是人体最强大的肌腱之一，在小腿三头肌收缩时，有屈小腿、提足跟和固定踝关节及防止身体前倾的作用。

三、分类

（一）足底腱膜炎

1. 病因病机

长期做奔跑、跳跃等运动或长期站立工作，或有扁平足，都可使足底腱膜长期处于紧张状态，从而在跟骨的附着处产生炎性渗出、水肿引起疼痛。

中医认为，本病是因筋骨受长期损伤，而素体气血不足，筋骨濡养不足，不能修复损伤，日积月累而发病。

2. 临床表现

站立或行走时足跟及足心疼痛，足底有胀裂感，疼痛可沿跟骨内侧向前扩散至足底。早晨起床以后或休息后再开始行走时疼痛更明显，活动一段时间后疼痛反而减轻。

3. 诊断

（1）有运动史或长期站立工作。

（2）足跟、足心疼痛，痛感自跟骨扩散至足底。

（3）跟骨负重点稍前方的足底腱膜处有压痛。

（4）X线检查可见足底腱膜跟骨附着处有钙化现象，钙化影平而小。

（二）跟骨下脂肪垫炎

1. 病因病机

多有足跟外伤史，如被硬物硌伤等，造成跟骨下脂肪垫损伤，从而发生充血、水肿、增生等病理改变。

中医认为，本病是因外力损伤，致局部经脉受损，血逸脉外，壅塞经络，气血运行受阻而发病。

2. 临床表现

站立或行走时足跟疼痛，活动后加重。

3. 诊断

（1）有外伤史。

（2）足跟疼痛，活动时加重。

（3）压痛点在足跟负重区偏内侧，有时可触及皮下脂肪纤维块。

（4）X线检查一般无异常。

（三）跟骨骨刺

1. 病因病机

目前本病病因不明，可能与长期负重、足跟退行性变相关，各种因素导致跟骨增生，刺激局部组织产生无菌性炎症而发病。

中医认为，本病主要病因为素体亏虚，气血不足，筋骨失养，加之长期劳损，使局部经络受损而发病。

2. 临床表现

足跟部疼痛，行走时疼痛较重，行走一段距离后疼痛又减轻。负重行走时症状加重。

3. 诊断

（1）有长期负重史或劳损史。

（2）足跟部疼痛，负重时加重。

（3）跟骨底压痛。

（4）X线检查可见足底部有骨刺形成。

（四）跟腱炎

1. 病因病机

本病的主要病因有二。一是外伤，如跟腱突然受到外力冲击，造成跟腱周围水肿、充血；或者人体在弹跳、起跑时小腿用力过猛，对跟腱的牵力过大，造成跟腱的撕裂伤，导致跟腱周围充血、水肿，产生炎症。二是慢性劳损，跟腱、滑膜囊的退行性改变，或长时间站立或穿鞋过紧致使跟腱长期与周围组织摩擦，可造成局部的炎症性改变而致病。

中医认为，本病成因有二。一是外力损伤筋骨，致局部经脉受损，气血运行受阻，气滞血瘀而致病。二是长期劳动所伤，加之气血亏虚，经脉、筋骨得不到濡养，损伤得不到修复，日积月累而致病。

2. 临床表现

急性损伤者可见跟腱局部肿胀、疼痛，关节活动受限。若治疗不当、迁延不愈或慢性损伤者，可见跟腱周围变硬，踝关节活动受限而疼痛、肿胀不显。合并跟腱滑囊炎者可见局部疼痛、肿胀，跟骨后上方有囊样隆起，表面皮肤增厚，皮色略红、肿胀。

3. 诊断

（1）有外伤史或劳损史。

（2）跟腱周围疼痛、肿胀，踝关节屈伸受限，活动后疼痛加剧，合并跟腱滑囊炎者在跟骨后上方有囊样隆起。

（3）局部压痛明显，行足跖屈抗阻力试验疼痛加剧。

（4）X线检查一般无明显异常。

四、鉴别诊断

（1）踝管综合征：踝管综合征表现为内踝处的酸痛，足底烧灼样疼痛、麻木，症状与跟痛症类似。但踝管综合征在内踝处有压痛，内踝后面神经干叩击试验阳性，可由此鉴别。

（2）跟腱断裂：跟腱断裂一般发生在骤然运动或劳动时，有跟腱部位骤然疼痛、受沉重打击之感。此后走路时跖屈无力，检查时可见跟腱止点上约3cm处有压痛，断裂处可摸到凹陷，足跖屈功能减弱，伤腿单独站立时不能抬起足跟。

五、治疗

患者取俯卧位，于患侧足跟部前方寻找阿是穴并做标记，于阿是穴直刺进针后，调整针尖方向，依次向足跟及第一、第三、第五跖趾关节方向透刺，均运针至得气后出针。见图3-5-6至图3-5-8。

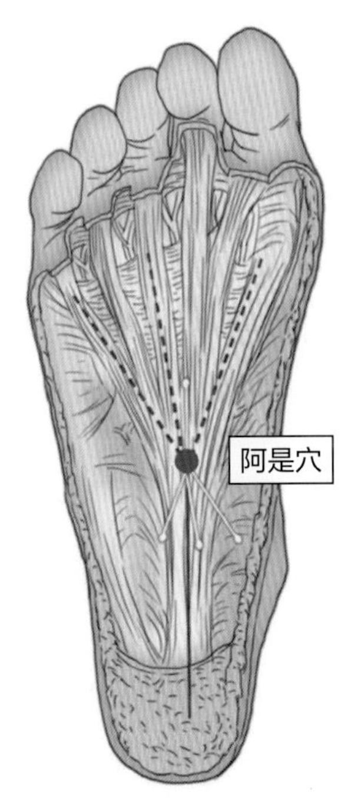

图3-5-6　跟痛症的治疗示意图

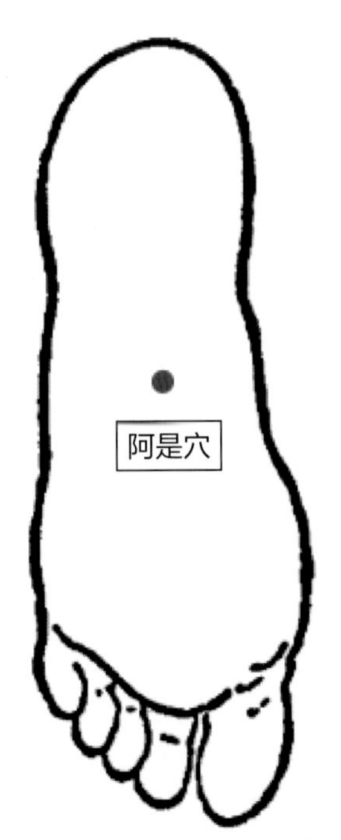

图3-5-7　跟痛症的治疗穴位图

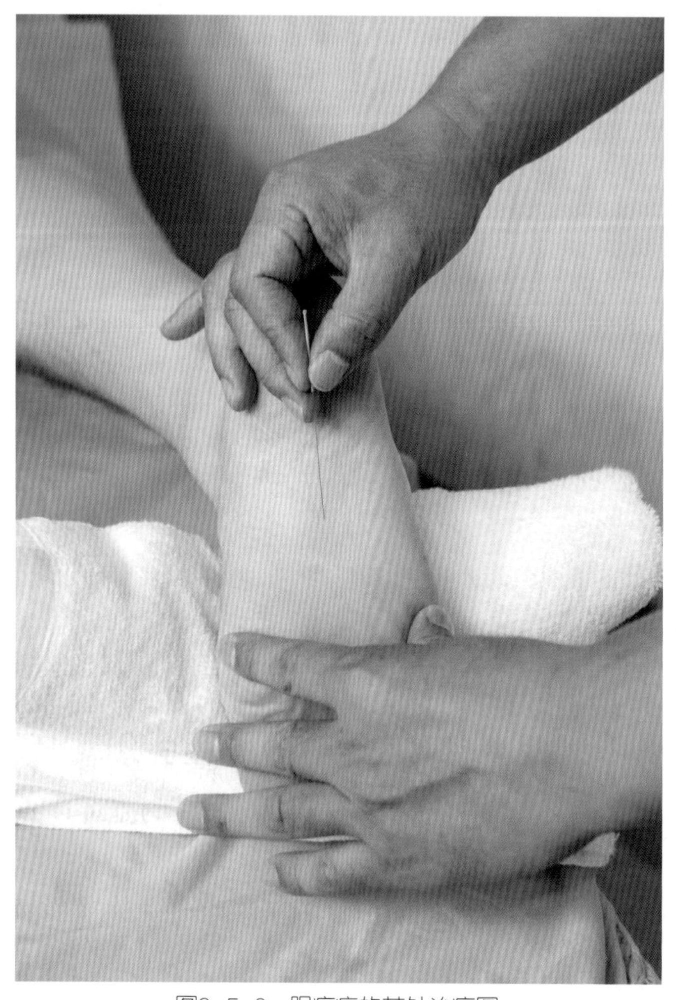

图3-5-8　跟痛症的芒针治疗图

六、预防护理

运动前做好保护措施，避免受伤。注意劳逸结合，避免长期负重、站立，适当进行休息。穿合适的鞋，不要光脚行走，避免硌伤。长期卧床者需加强膝、踝关节的屈伸锻炼，以增强下肢的肌力。

（虞伟中　陈允周　何锦勇）

第六章 脊柱及躯干筋伤病变

脊柱由椎骨、椎间盘、椎间关节和椎旁各关节、韧带及肌肉紧密连接而成，上端承托颅骨，下端联结髋骨，两旁附有肋骨，起承托重量、支持躯干、保护内脏、保护脊髓及进行人体活动的作用。

人体共有26个椎骨，包括颈椎7个，胸椎12个，腰椎5个，骶椎1个，尾椎1个。椎骨借助韧带、关节及椎间盘连接而成脊柱，脊柱有颈、胸、腰、骶四个生理性弯曲，其中颈曲和腰曲凸向前，胸曲和骶曲凸向后。除第一、第二颈椎及骶椎、尾椎外，各椎骨结构相似，均由椎体、椎弓、上下关节突、左右横突及棘突构成。椎体呈短圆柱状，为支持体重的主要部分。椎弓为一呈弓形的骨板，椎弓与椎体连接处较细，称为椎弓根，椎弓根上下各有一切迹。上一椎体的椎下切迹与下一椎体的椎上切迹围成一孔，称为椎间孔，内有脊神经根及血管通过。椎弓与椎体围成的孔称为椎孔，全部椎孔连在一起成为椎管，内有脊髓。椎骨共有7个突起，分别为左右两侧的横突、上下两对关节突及后面的棘突。

脊柱的韧带包括前纵韧带、后纵韧带、黄韧带、棘上韧带、棘间韧带和项韧带。前纵韧带为全身最长的韧带，位于椎体的前面，上起枕骨大孔前缘，下达第一或第二骶椎，与椎体边缘及椎间盘结合较紧。前纵韧带有防止脊柱过度后伸和防止椎间盘向前脱出的作用。后纵韧带位于各椎体的后面（椎管前面），它较前纵韧带狭窄，起自枢椎，终于骶管前壁。它有限制脊柱过度前屈和防止椎间盘向后脱出的作用。黄韧带又称弓间韧带，是联结相邻椎弓的韧带，由弹力纤维构成，坚韧而富有弹性。黄韧带可协助围成椎管，并有限制脊柱过分前屈的作用。棘上韧带是联结胸、腰、骶椎各棘突尖的纵行韧带，有限制脊柱过度前屈的作用。棘间韧带联结于各棘突之间，后接棘上韧带或项韧带。项韧带为项部正中线呈矢状位的板状韧带，由弹力纤维构成，向上附着于枕外隆凸上，向下附着于第七颈椎棘突上，续于棘上韧带，其后缘游离，前缘附着于棘突上。

脊髓位于椎管中央，全长粗细不等，在颈部和腰部有两处膨大。第十二胸椎以下脊髓逐渐变细，称为脊髓圆锥，在圆锥尖端伸出一条长的细丝，称为终丝，其周围有腰骶神经伴随，称为马尾。由于脊髓与脊椎骨的发育速度不等，在新生儿时脊髓下端可到达第三腰椎，到成人时脊髓下端只到达第一腰椎下缘。脊髓发出的前根和后根，在椎间孔附近合为脊神经干，穿出椎间孔后分为脊神经前支、后支、脊膜支及交通支。脊膜支返回椎管，分布于脊髓被膜和脊柱。交通支连接脊神经与交感干。后支向后分为肌支与皮支，分布于项背部和腰骶部的肌肉和皮肤，有节段性。其中第二颈神经后支称为枕大神经，分布于枕部和项部皮肤；腰神经后支分为内侧支和外侧支，内侧支分布于腰椎棘突附近的肌肉，第一至第三腰神经后支的外侧支分布于臀上区皮肤，称为臀上皮神经；第一至第三骶神经后支皮支分布于臀中区皮肤，称为臀中皮神经。前支较粗大，分布于躯干前外侧及四肢的肌肉和皮肤，其中胸神经前支有节段性，其余脊神经前支分别交织成丛，成为颈丛、臂丛、腰丛和骶丛，分布于相应区域。脊柱肌肉情况见表3-6-1。

表3-6-1　脊柱肌肉简表

部位	名称	起点	止点	作用	神经支配
颈部	胸锁乳突肌	胸骨柄前面和锁骨的胸骨端	颞骨的乳突	两侧收缩使头后仰；单侧收缩使头屈向同侧，面转向对侧	副神经
	前斜角肌	第三至第六颈椎横突前结节	第一肋前斜角肌结节	使颈部侧屈（同侧），转颈（对侧），屈颈（双侧）；上提第一肋	颈神经前支（C5~7）
	中斜角肌	第三至第七颈椎横突后结节	第一肋上面的肋结节和锁骨下动脉沟之间	使颈部侧屈（同侧），转颈（对侧），屈颈（双侧）；上提第一肋	颈神经前支（C2~8）
	后斜角肌	第四至第六颈椎横突后结节	第二肋外侧的肋粗隆	使颈部侧屈（同侧），转颈（对侧），屈颈（双侧）；上提第二肋	颈神经前支（C5~6）
	夹肌	颈夹肌：上6个胸椎的棘突和棘上韧带	第二、第三颈椎横突后结节	使头后仰，使头向同侧旋转	颈神经（C2~5）
		头夹肌：下5个颈椎的项韧带	乳突及上项线的外侧半	使头后仰，使头向同侧旋转	颈神经（C2~5）
	枕下肌群	头上斜肌：寰椎横突	枕骨粗隆下的上项线	两侧收缩使头后仰，单侧收缩使头向对侧屈	枕下神经（C1）

续表

部位	名称	起点	止点	作用	神经支配
颈部	枕下肌群	头下斜肌：枢椎棘突	寰椎横突	使头向后侧旋转	枕下神经（C1）
		头后大直肌：枢椎棘突	枕骨上项线	两侧收缩使头后仰，单侧收缩使头向同侧旋转	
		头后小直肌：寰椎后结节	枕骨上项线	两侧收缩使头后仰	
背部	斜方肌	枕外隆凸、项韧带和全部胸椎棘突	锁骨外1/3、肩胛骨的肩峰和肩胛冈	上部肌束收缩上提肩胛骨，下部肌束收缩使肩胛骨下降，全部肌束收缩使肩胛骨向脊柱靠拢	副神经
	背阔肌	下6个胸椎和全部腰椎的棘突、骶正中嵴及髂嵴后面	肱骨小结节嵴	使肩关节内收、旋内和后伸，当上肢上举固定时可上提躯干（引体向上）	胸背神经（C6～8）
	肩胛提肌	上4个颈椎横突	肩胛骨上角	上提肩胛骨。如肩胛骨固定，可使颈屈向同侧	肩胛背神经（C2～6）
	菱形肌	下位颈椎和上位胸椎棘突	肩胛骨内侧缘	上提和内牵肩胛骨	肩胛背神经（C2～6）
	竖脊肌	髂肋肌：骶骨后面、腰椎棘突、髂嵴后部、胸腰筋膜	肋骨、第四至第六颈椎横突后结节	竖立躯干、后伸脊柱、侧屈脊柱、降肋、使头后仰	脊神经后支（C1～L1）
		最长肌：全部胸椎及下3个颈椎横突	全部胸椎和第二至第六颈椎横突、第二至第十二肋、乳突		
		棘肌：胸棘肌起自上2个腰椎和下2个胸椎棘突；颈棘肌起自上2个胸椎和下3个颈椎棘突	胸棘肌：第二至第八胸椎棘突侧面；颈棘肌：第二至第四颈椎棘突侧面		
	横突棘肌	多裂肌：第四至第七颈椎的关节突，全部的胸椎横突、腰椎乳突，骶骨下部的后面	第二颈椎至第五腰椎所有椎体的棘突	双侧收缩使脊柱后伸，尤其是头颈部；控制脊柱向收缩侧的屈曲。单侧收缩时使椎体向对侧旋转	脊神经后支（C3～S5）

续表

部位	名称	起点	止点	作用	神经支配
背部	横突棘肌	长回旋肌：椎体横突	上跨一椎体的棘突基底部	双侧收缩使脊柱伸直，单侧收缩使脊柱转向对侧	脊神经后支（C3～S5）
		短回旋肌：椎体横突	上一椎体的棘突基底部		
		半棘肌：第二颈椎至第十二胸椎横突	第一至第四胸椎、第二至第七颈椎棘突和项平面	竖立脊柱、旋转脊柱	
髋部	腰方肌	髂嵴	第十二肋及第一至第四腰椎横突	降第十二肋，使脊柱腰部侧屈	腰神经前支（T12～L3）
	髂腰肌	髂肌：髂窝	股骨小转子	前屈、外旋髋关节	腰神经（L1～4）
		腰大肌：第十二胸椎体和腰椎体侧面、横突			
	腰小肌	第十二胸椎体和第一腰椎体侧面	髂骨体的腰肌结节	紧张髂筋膜	臀上神经（L4～S1）

颈、腰部各方向肌肉活动见表3-6-2。

表3-6-2　颈、腰部各方向肌肉活动

部位	屈伸	侧屈	旋转
颈	屈：头前直肌、头长肌、颈长肌、斜角肌 伸：胸锁乳突肌、头夹肌、颈夹肌、上斜方肌、头半棘肌、颈半棘肌	左右侧屈：胸锁乳突肌、斜角肌、上斜方肌、颈长肌、头夹肌、颈夹肌、肩胛提肌	左右旋转：胸锁乳突肌、斜方肌、头夹肌、颈夹肌、头半棘肌、颈半棘肌、斜角肌、头长肌、颈长肌
腰	屈：腹直肌、腹外斜肌、腹内斜肌、腹横肌、髂腰肌 伸：竖脊肌	左右侧屈：腹外斜肌、腹内斜肌、腹横肌、腰方肌	左右旋转：腹外斜肌、腹内斜肌、腹横肌

第一节　落　　枕

一、概述

落枕又称为失枕，是颈部常见筋伤疾病之一。该病常表现为入睡前无症状，晨起后颈项部疼痛、酸胀、肌肉紧张，颈部活动受限。多见于青壮年，男性多于女性，多发于冬春两季。

二、解剖

颈部在肌群的协同作用下，可完成屈伸、侧屈、旋转等较大范围的活动，颈部肌肉损伤可导致颈部的疼痛及活动受限。可根据活动受限方向判断具体损伤肌肉。

三、病因病机

因睡眠时姿势不良或者枕头的高度、软硬度不合适，头颈部长期过度偏转，使颈部一侧肌群长时间处于过度牵拉紧张的状态，造成颈部肌肉静力性损伤以及肌肉紧张僵硬，颈椎小关节错位，导致颈部活动受限，即为落枕。临床上也可见部分患者在日常生活中颈部突然扭转或劳动时肩部负荷过重，导致肌肉发生保护性收缩，引起颈部肌肉损伤而致病。

中医认为，睡眠时感受风寒，外邪入侵，或盛夏时少衣贪凉，使颈项部外露感邪，邪客颈部经脉，导致局部气血凝滞、经筋不舒，从而使颈项部僵硬疼痛、活动不利，或素体亏虚，气血不足，脉络空虚，经脉失养，此时感外邪而客于经脉便发为落枕。

四、临床表现

一般表现为起床后颈项部疼痛，多以一侧疼痛为重，部分患者可表现为两侧均疼痛，甚者累及肩部及背部。另有颈部活动不利，严重者可表现为头项强直，固定于某一位置，不能活动。触诊检查时胸锁乳突肌、斜方肌、肩胛提肌等压痛明显，肌肉痉挛、僵硬，可触及条索状结节。

五、诊断

（1）发病时间短，一般无外伤史，多因睡眠姿势不良或感受风寒而发病。

（2）颈背部及上背部疼痛，头向患侧倾斜或扭转，颈部活动时疼痛加剧。多见于一侧发作，也有双侧发作者。

（3）颈肌痉挛、僵硬，在斜方肌、胸锁乳突肌及肩胛提肌肌腹可触及条索状结节，尤以肩胛提肌较为严重。

（4）影像学检查一般无明显异常，或可见颈椎生理曲度变直、颈椎骨质增生。

六、鉴别诊断

（1）寰枢关节脱位：指第一颈椎（寰椎）与第二颈椎（枢椎）失去正常的关节对合关系，表现为颈部疼痛、活动受限、僵直，并有呼吸功能受限、四肢无力、走路不稳等延髓压迫症状，影像学检查可见寰枢关节关系异常。

（2）颈椎病：表现为颈部疼痛，活动受限，有的可表现为上肢麻木、眩晕等。起病较缓，可无明显诱因下发病，多见于中老年人，影像学检查无明显异常，或可见颈椎骨质增生、颈椎间盘突出等。

七、治疗

患者取坐位，头部伏在椅背上，使颈部充分暴露，辨明病变肌肉或肌群，在病变肌肉或肌群上寻找阿是穴并做标记。于阿是穴直刺进针，针尖到达肌层后进行捣刺，运针至得气后出针，针刺时需注意角度及深度。见图3-6-1至图3-6-3。

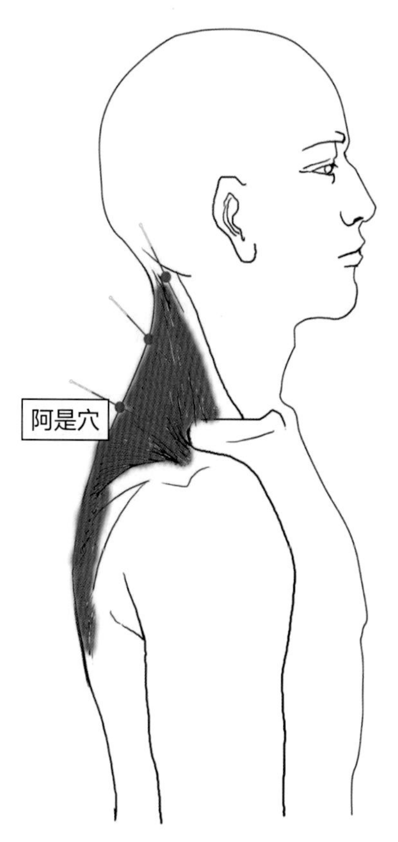

图3-6-1　落枕的治疗示意图

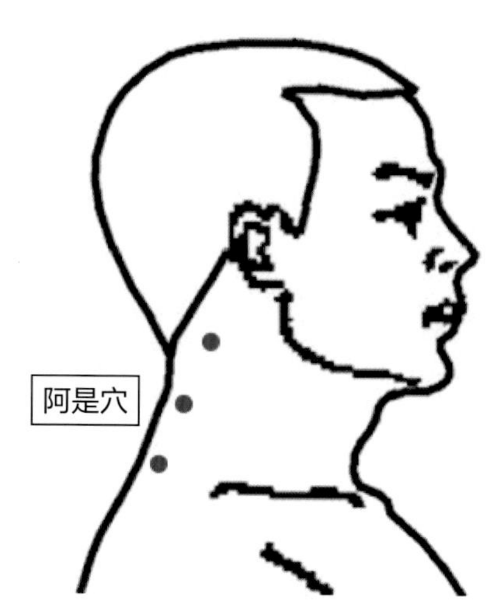

图3-6-2　落枕的治疗穴位图

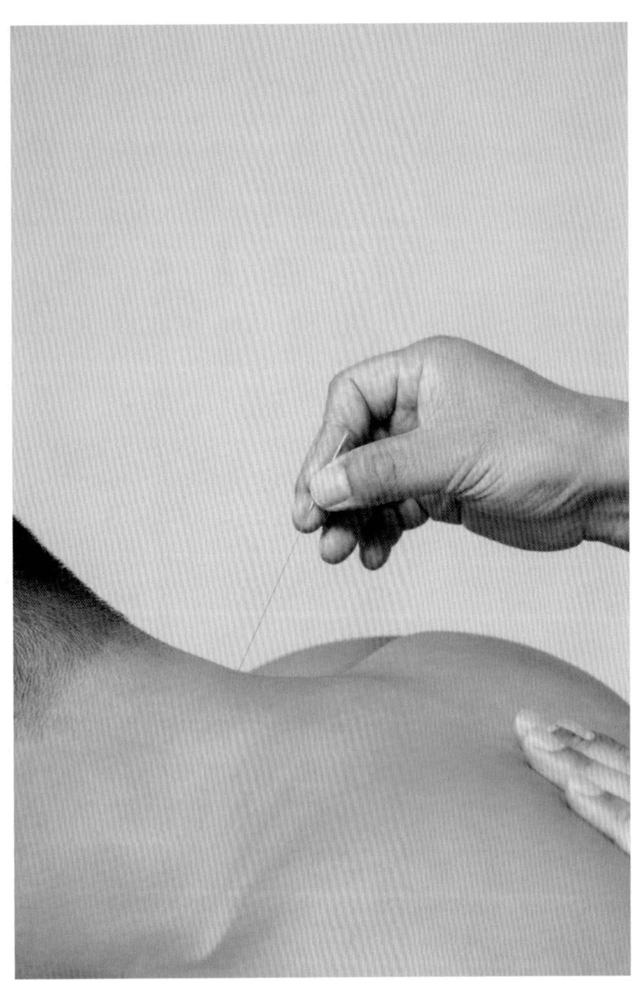

图3-6-3　落枕的芒针治疗图

八、预防护理

本病经及时治疗，多在1周内痊愈。平时应注意枕头的高低软硬和颈部的保暖，保持良好的坐姿，避免长时间伏案工作，注意避免运动损伤，并进行适当的颈椎功能锻炼，动作宜慢、用力宜缓。

第二节　颈型颈椎病

一、概述

颈型颈椎病是最为早期的颈椎病，临床上常见。主要表现为颈肩部的疼痛，局部有压痛点。本病属于颈椎病的早期阶段，椎间盘、椎体的退变不明显，此时是治疗颈椎病的有利时机。

二、解剖

颈部肌肉损伤是本病的病因。在临床上，胸锁乳突肌、斜方肌、斜角肌、头夹肌、颈夹肌的劳损病变较为常见。

三、病因病机

颈椎病主要是由于长时间颈部使用不当，使颈部活动超出其正常活动范围或耐受能力造成的颈部肌群的慢性损伤。常见于睡眠姿势不当、工作姿势不良或体育锻炼损伤。颈肌的损伤可导致局部肌群的痉挛、紧张，颈椎生理曲度的改变，肌力不平衡，进而导致颈椎关节囊、韧带松弛，椎间关节不稳。

中医认为，本病成因有三：一是外感风寒湿邪，邪气侵犯局部经脉，致经气运行不畅，气血壅滞，经脉不通则痛，继而发病；二是素体亏虚，气血不足，筋肉失养，劳作时稍有不慎便致损伤而发病；三是既往损伤，治疗失当，瘀血滞留于局部经脉，气血不通，经脉失养，故而发病。

四、临床表现

主要表现为颈部的疼痛、酸胀感，晨起、劳累或天气转凉时加重，多累及肩背部及头部。颈部活动受限，颈椎各方向活动度降低。局部肌肉僵硬，压痛明显，可触及条索状结节，部分可累及肩背部，出现肩背部的疼痛、酸胀感，局部有压痛点。

五、诊断

（1）一般无外伤史，发病多与长期低头工作相关。

（2）头颈肩背酸胀疼痛，颈椎强硬、活动功能受限。

（3）颈椎各方向活动受限，生理活动范围减少，可见颈部偏歪。颈部肌肉可有压痛，可触及条索状结节。压头试验及臂丛牵拉试验阴性。

（4）X线检查一般无明显异常或有颈椎生理曲度改变，少数可见椎体边缘增生、项韧带钙化等表现。

六、鉴别诊断

（1）肩周炎：部分肩周炎患者除了表现为肩部疼痛、活动受限外，还可表现为颈背部的疼痛，与颈椎病相似。颈椎病可表现为颈、肩、背、头部的疼痛，但无肩部的活动受限。

（2）落枕：落枕发病时间短，多在入睡前无症状，晨起后颈项部突发疼痛、酸胀、肌肉紧张，颈部活动受限。而颈椎病起病较缓，多与职业、生活习惯相关。反复落枕者易患颈椎病。

七、治疗

（1）患者取俯卧位，于脑空穴斜刺进针后，针尖依次向天柱穴、风池穴、完骨穴透刺，针感均需抵达穴位附近，依次运针至得气后出针。见图3-6-4至图3-6-6。

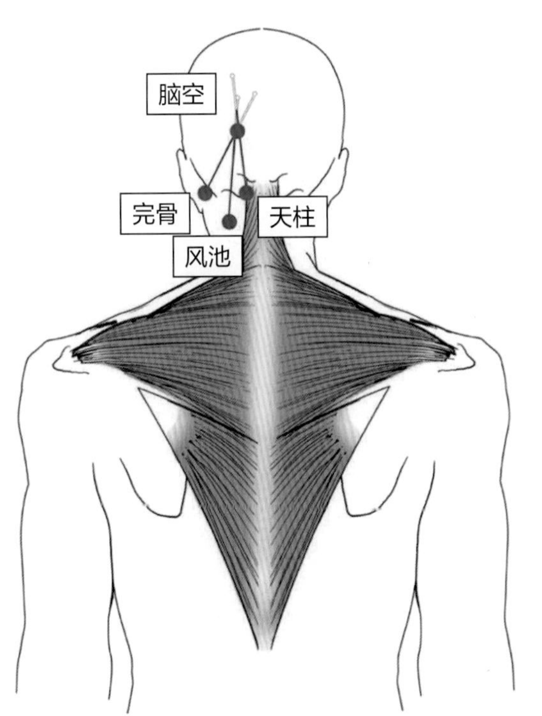

图3-6-4　颈型颈椎病的治疗示意图（1）

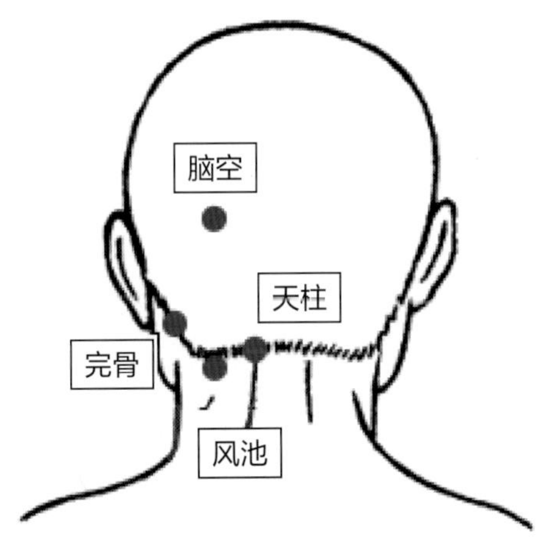

图3-6-5　颈型颈椎病的治疗穴位图（1）

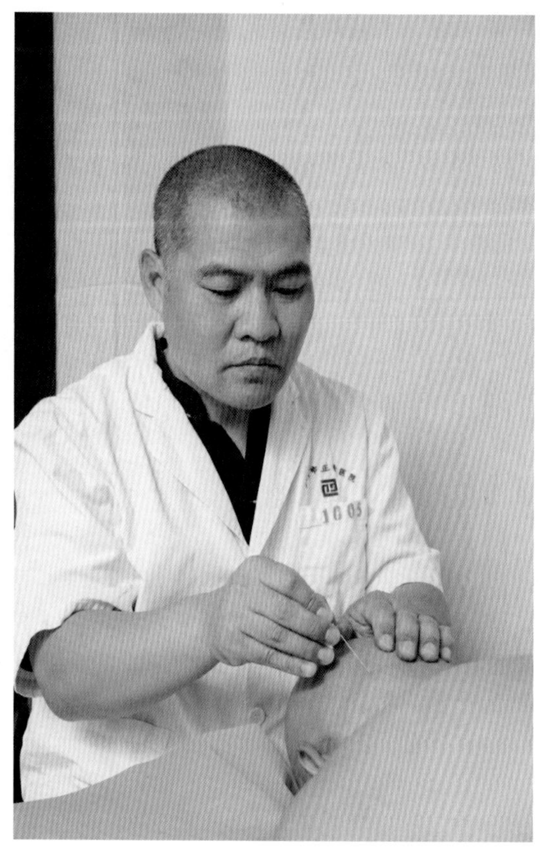

图3-6-6　颈型颈椎病的芒针治疗图（1）

（2）患者取俯卧位，于两侧肩井穴斜刺进针后，针尖均向大椎方向透刺，针感需抵达大椎穴附近，各运针至得气后出针。见图3-6-7至图3-6-9。

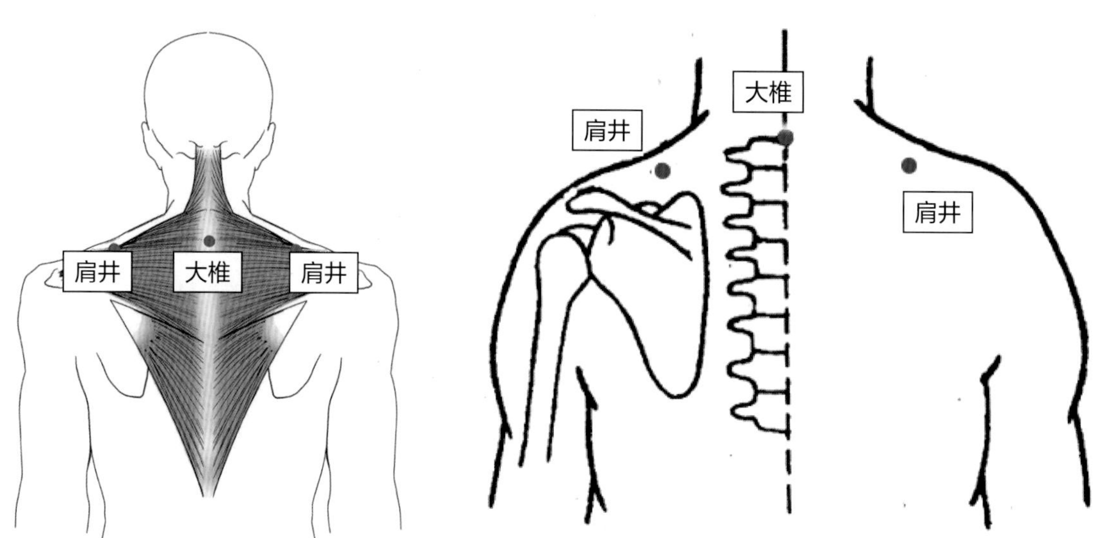

图3-6-7　颈型颈椎病的治疗示意图（2）　　图3-6-8　颈型颈椎病的治疗穴位图（2）

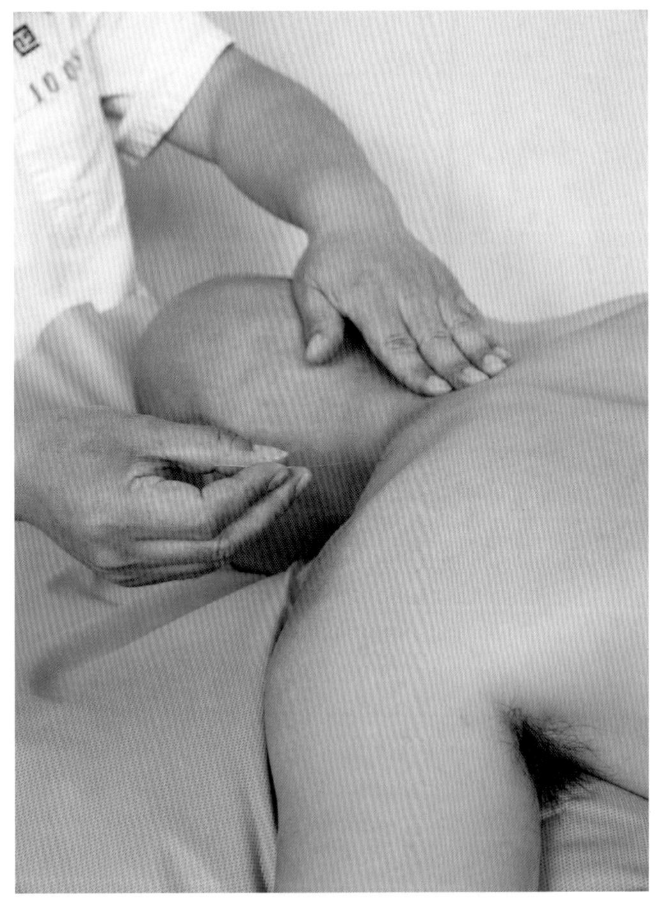

图3-6-9 颈型颈椎病的芒针治疗图（2）

八、预防护理

本病应注意做好颈部的保暖措施，端正坐姿，避免长时间低头工作，劳逸结合，注意合理使用手机等电子产品。若需长期伏案工作，应定时改变头颈部体位，平时应加强颈肩部的肌肉锻炼，如前屈、后伸及旋转运动。睡眠时应选择合适的枕头，以维持睡眠时颈部的正常生理曲度，使颈部肌肉放松，保证颈部的肌肉平衡。

第三节 神经根型颈椎病

一、概述

神经根型颈椎病的发病率仅次于颈型颈椎病。主要表现为颈肩背部的疼痛，并向一侧或双侧上肢放射，呈神经根性疼痛，多为酸痛、灼痛，伴有针刺样、电击样痛。多见于长期伏案工作者，部分见于颈部外伤后的患者。

二、解剖

颈丛由第一至第四颈神经的前支构成，位于胸锁乳突肌上部的深方，中斜角肌和肩胛提肌起点的前方。其皮支支配颈前部、枕部及耳郭附近的皮肤；肌支支配舌骨下肌群、颈深部肌群和肩胛提肌，并与副神经共同支配胸锁乳突肌和斜方肌。第三至第五颈神经前支构成膈神经，支配膈肌运动及心包、部分胸膜和腹膜的感觉。

臂丛由第五至第八颈神经前支和第一胸神经前支的大部分纤维组成，经斜角肌间隙走出，行于锁骨下动脉后上方，经锁骨后方进入腋窝，支配上肢带肌、背浅部肌（斜方肌除外）以及上肢的运动和感觉，组成臂丛的神经根先合成上、中、下三个干，每个干在锁骨上方或后方又分为前、后两股，由上、中干的前股合成外侧束，下干前股自成内侧束，三干后股会合成后束。三束分别从内、外、后三面包围腋动脉。

三、病因病机

神经根型颈椎病的主要病因为颈椎间盘的退变，纤维环退变、断裂，缝隙形成，韧性降低，同时髓核脱水、弹性降低，导致椎间隙变窄，周围韧带松弛，使椎间盘变得不稳定。长期反复的劳损或突然的外力损伤均可导致椎间隙压力增高，纤维环发生破裂，引起髓核膨出或突出，压迫神经根。小关节的骨质增生、钩椎关节骨刺形成也可对脊神经根造成刺激，产生症状。

中医认为本病属痹病范畴，是由于素体亏虚，肝肾不足，气血不荣，导致筋脉失养，脉络空虚，正气不足而致风寒湿邪侵犯，阻滞经脉，经筋不舒而发病；或是由于起居不慎、劳逸失调、运动损伤，致使局部经脉受损，气血运行不畅，气滞血瘀，经络不通则痛，发为本病。

四、临床表现

本病的主要表现为颈部的疼痛及上肢的放射痛，其疼痛的范围与受累神经根的分布区域相一致，部分可见感觉障碍，如手指麻木、感觉过敏或减退。病程较长者可见受累神经根所支配的肌群肌力减退、肌肉萎缩，以及腱反射减退或消失。

五、诊断

（1）一般有颈部外伤史，或与长期伏案工作相关。

（2）颈肩背部疼痛，并向一侧或双侧上肢放射，部分伴有上肢的麻木感或感觉异常。

（3）颈部活动受限，病变颈椎棘突、横突有压痛、放射痛，患侧上肢可有肌肉萎缩及腱反射减退，臂丛牵拉试验、头顶叩击试验、椎间孔压缩试验阳性。

（4）X线检查可见颈椎生理曲度改变，椎间隙变窄，钩椎关节增生，斜位片可见椎间孔变小。CT或MRI检查可见神经根受压。

六、鉴别诊断

（1）肩周炎：主要表现为肩部的疼痛及活动受限，肩部附近有明显的压痛点，多见于中老年人，以女性多见。而神经根型颈椎病则表现为颈肩背部的疼痛及上肢的放射痛，无肩部活动受限，通过影像学检查可鉴别。

（2）网球肘：表现为肘外侧部的疼痛，可出现痛感向下或向上放射，活动受限，肘部有明显的压痛。而神经根型颈椎病则表现为上肢的放射痛，肘部无明显压痛，臂丛牵拉试验阳性，颈部影像学检查可见神经根受压征象。

（3）腕管综合征：表现为正中神经支配区（拇指、示指、中指和环指桡侧半）的感觉异常和麻木，少数患者可出现整个上肢的麻木及感觉异常，以及拇短展肌和拇对掌肌的肌力减退甚至萎缩，正中神经压迫试验阳性。而神经根型颈椎病除了有上肢的麻木及感觉异常等表现外，还有颈肩背部的疼痛，臂丛牵拉试验阳性，颈部影像学检查可鉴别。

七、治疗

（1）患者取俯卧位。根据患者症状确定病变的神经节段，于病变神经节段相对应的颈椎棘突下旁开0.5寸处（阿是穴）直刺进针，向椎间孔方向行针，进针深度大约为2寸（根据患者胖瘦而定），用“苍龟探穴”法行针，至相应患侧上肢有针感后出针。见图3-6-10至图3-6-12。

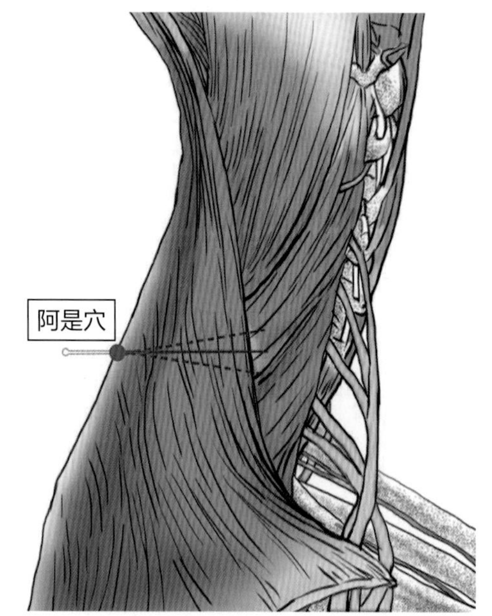

图3-6-10　神经根型颈椎病的治疗示意图（1）

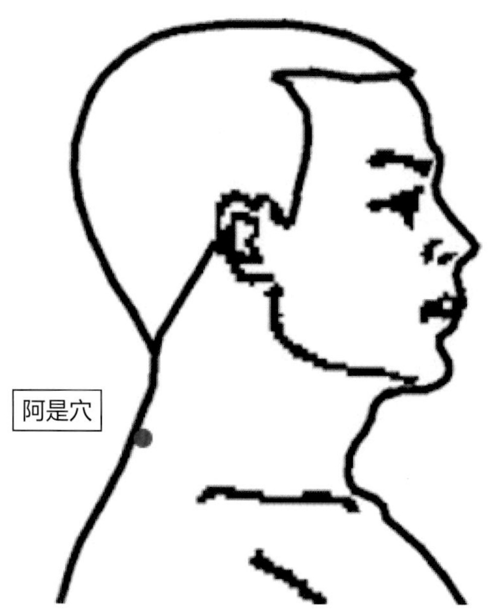

图3-6-11　神经根型颈椎病的治疗穴位图（1）

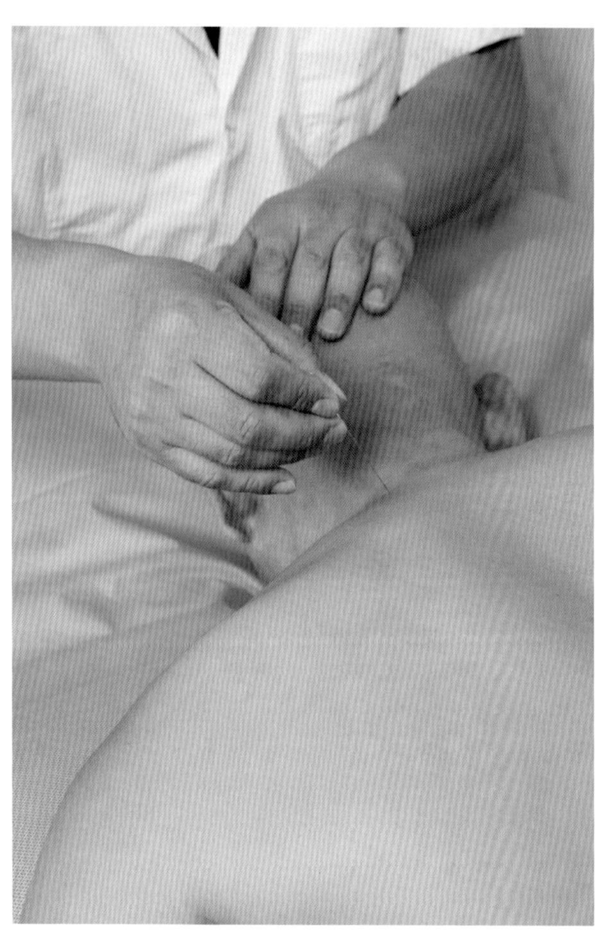
图3-6-12　神经根型颈椎病的芒针治疗图（1）

（2）患者取俯卧位，于两侧肩井穴斜刺进针后，均向大椎方向透刺，针尖需透刺至大椎穴附近，各运针至得气后出针。见图3-6-13至图3-6-15。

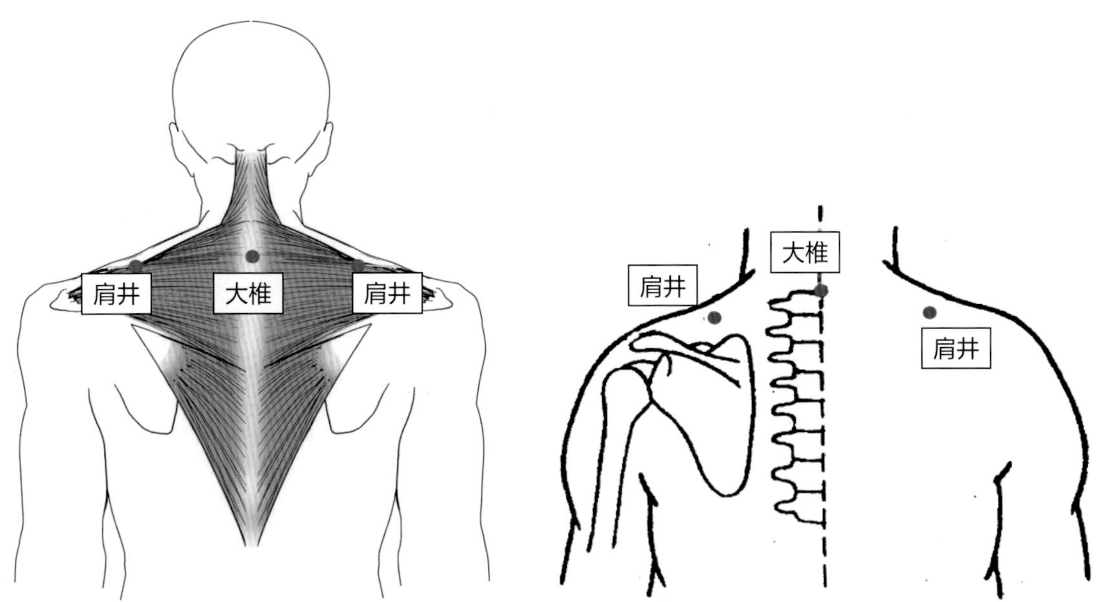

图3-6-13　神经根型颈椎病的治疗示意图（2）　　图3-6-14　神经根型颈椎病的治疗穴位图（2）

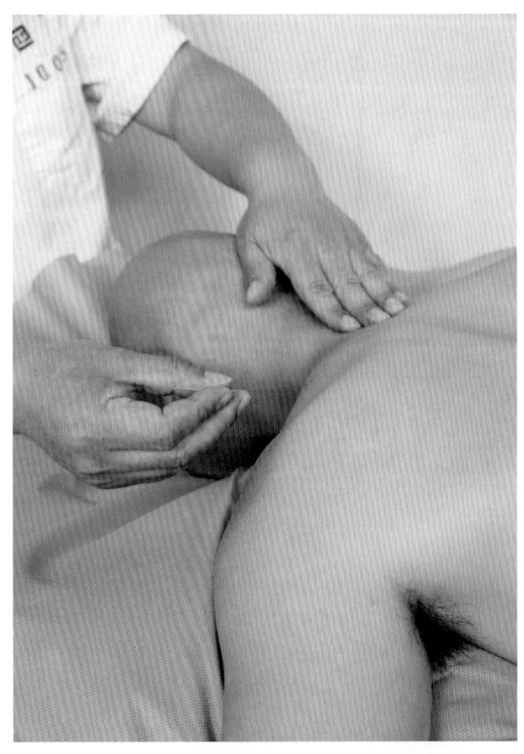

图3-6-15　神经根型颈椎病的芒针治疗图（2）

八、预防护理

本病经及时非手术治疗均有较好疗效，若经正规非手术治疗3个月以上无效且症状较重、有进行性肌萎缩者，应选择手术治疗。平时应注意纠正不良姿势，避免长时间伏案工作，注重颈部肌肉的锻炼，劳逸结合，并选择合适的枕头睡眠。

第四节　椎动脉型颈椎病

一、概述

椎动脉型颈椎病是由于颈椎的退行性变造成椎动脉狭窄或刺激交感神经使椎-基底动脉痉挛，导致椎-基底动脉供血不足而发病。其主要表现为头颈部疼痛、眩晕、耳鸣、恶心呕吐等。

二、解剖

椎动脉一般来自锁骨下动脉的第一段，有时来自无名动脉或主动脉弓。椎动脉左右不对称，多为左大右小。椎动脉分为四段：颈段、椎骨段、枕段和颅内段。颈段为自锁骨下动脉发出至第六颈椎横突孔，其间经过颈长肌和前斜角肌间裂隙，当前斜角肌痉挛时可压迫该段椎动脉。椎骨段为第六颈椎横突孔至寰椎横突孔，颈椎钩椎关节位于该段椎动脉前内方，当钩椎关节骨赘形成时会对该段椎动脉形成压迫。枕段为自寰椎横突孔穿出后，绕过寰椎侧块，经椎动脉沟转向前方，再穿过寰枕后膜经枕骨大孔入颅内，此段较为迂曲，当有椎动脉沟环、寰椎关节错位、骨折等时均可引起症状。颅内段为自枕骨大孔进入至脑桥下缘，左右椎动脉会合成为基底动脉，当颈椎病变影响椎动脉供血时，可造成基底动脉供血不足而产生症状。

三、病因病机

本病的病变部位主要是第六颈椎以上节段，以第四至第五、第五至第六颈椎节段为主。颈椎的退行性变可引起椎体增生及骨刺形成，造成椎间关节不稳、滑脱，直接压迫椎动脉使其管腔狭窄，导致椎-基底动脉供血不足而发病。此外，颈椎退变、动脉硬化等可刺激椎动脉周围的交感神经丛，致使椎动脉发生痉挛，同样可影响椎-基底动脉的供血而发病。

中医认为，本病为本虚表实之证。素体亏虚，经脉失养，致使正气不足，风邪乘虚入侵，壅塞经络，发为本病。

四、临床表现

本病的临床表现除了颈椎病的一般症状如颈痛、后枕部疼痛、颈部活动受限等，还有椎-基底动脉供血不足的征象，如偏头痛、耳鸣、眩晕、视物模糊、摔倒等。部分患者可由于椎动脉受压，当头部活动至某一部位时会诱发症状或症状加重。

五、诊断

（1）颈部、后枕部疼痛，颈部活动受限，伴眩晕、耳鸣、视物模糊等症状。

（2）颈部局部压痛，旋颈诱发试验阳性，同时需排除眼源性、耳源性眩晕。

（3）X线检查可见颈椎退行性变，钩椎关节骨质增生；MRI检查可见脊髓及两侧横突孔情况，椎动脉MRA检查具有诊断意义，DSA检查可见椎动脉情况。

六、鉴别诊断

（1）梅尼埃病：梅尼埃病是特发性内耳疾病，表现为眩晕、耳鸣、听力下降。而椎动脉型颈椎病除了眩晕、耳鸣外，还表现为颈部及后枕部的疼痛，影像学及DSA检查可鉴别。

（2）枕大神经痛：枕大神经痛表现为后枕部的疼痛，发作时头颈部活动受限，颈部处于伸直状态，神经出口处（风池穴）附近有压痛，而颈部MRI检查正常。

七、治疗

（1）患者取俯卧位，于脑空穴斜刺进针后，针尖依次向天柱穴、风池穴、完骨穴透刺，针感均需抵达穴位附近，依次运针至得气后出针。见图3-6-16至图3-6-19。

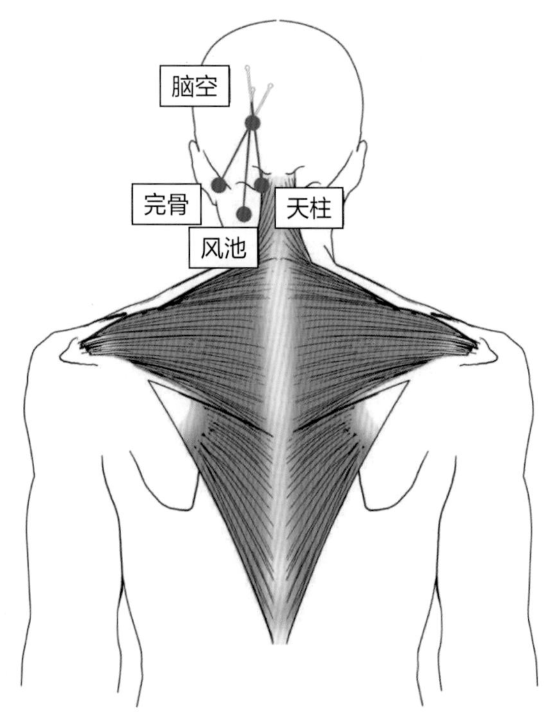

图3-6-16　椎动脉型颈椎病的治疗示意图（1）

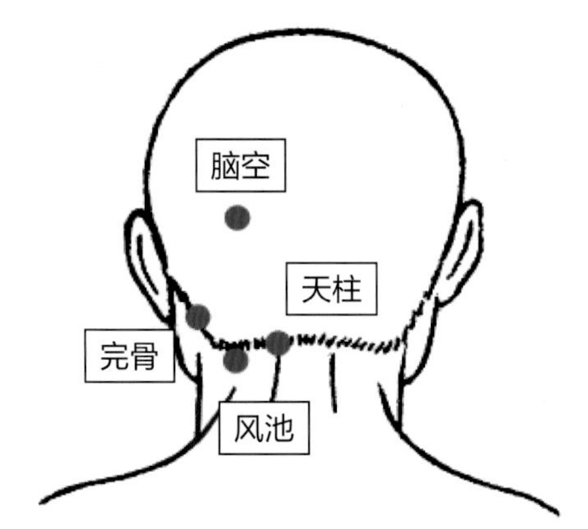

图3-6-17　椎动脉型颈椎病的治疗穴位图（1）

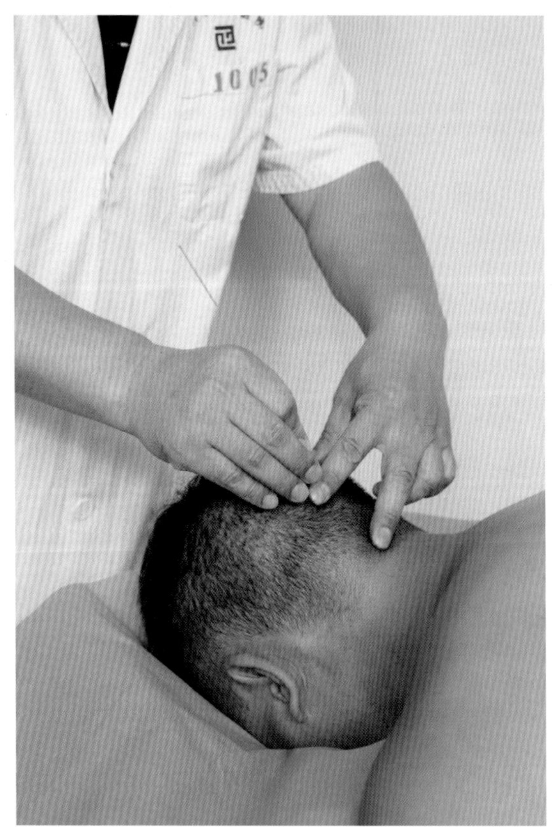

图3-6-18　椎动脉型颈椎病的芒针治疗图（1）

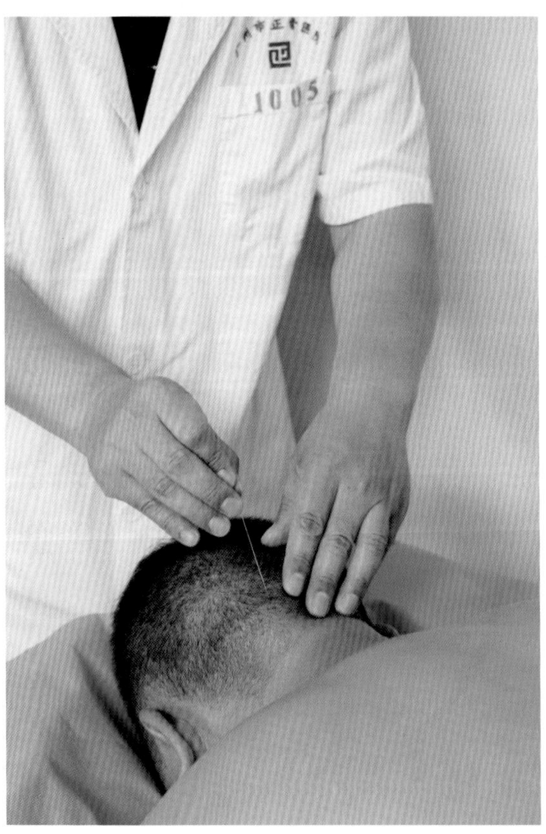

图3-6-19　椎动脉型颈椎病的芒针治疗图（2）

（2）患者取俯卧位，医者持针，于患者一侧风池穴进针，针尖向对侧风池穴透刺，运针至两侧风池穴均得气后出针。见图3-6-20、图3-6-21。

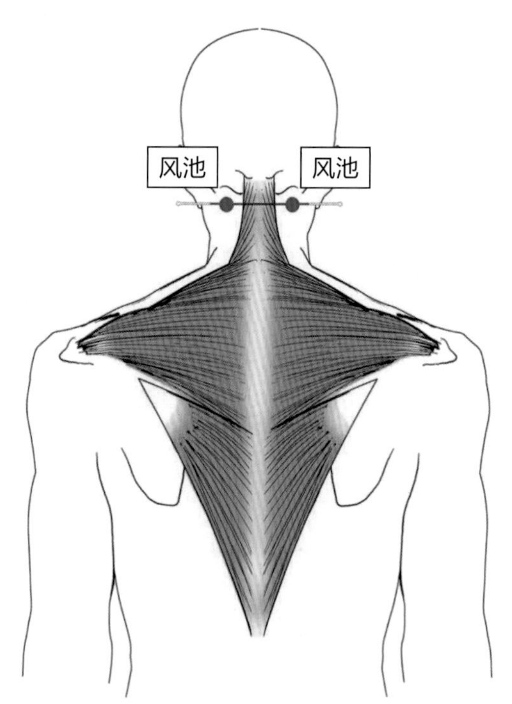

图3-6-20 椎动脉型颈椎病的治疗示意图（2）

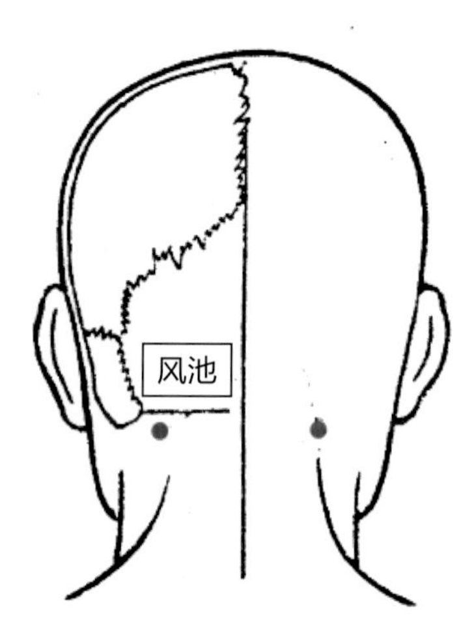

图3-6-21 椎动脉型颈椎病的治疗穴位图（2）

八、预防护理

注意做好颈部及后枕部的保暖措施。养成良好坐姿习惯，注意劳逸结合，避免长时间伏案工作。注重颈部肌肉锻炼。选用合适枕头，使其符合颈椎生理曲度，使颈部肌肉放松。

第五节 项背筋膜炎

一、概述

项背筋膜炎又称项背肌筋膜纤维组织炎，是由于项背部软组织的无菌性炎症引起局部疼痛、僵硬及活动受限等临床表现的疾病，主要累及斜方肌、胸锁乳突肌和肩胛提肌等。

二、解剖

本病主要涉及项背部的筋膜组织及斜方肌、胸锁乳突肌、肩胛提肌、菱形肌等局部肌肉的损伤病变。

三、病因病机

本病病因目前仍不明了，临床上主要认为与长期的轻微损伤累积相关。项背部因长期伏案工作等原因受损后，局部产生炎症、水肿、变性，以后逐渐纤维化为瘢痕组织，形成局部病灶或扳机点，受到轻微刺激即产生较广泛的疼痛。此外，周围环境寒冷、潮湿，或患者精神长期处于紧张状态，使肌张力增加、痉挛，同样容易受损而致病。

中医认为，局部损伤可导致项背部经脉受损，气血凝滞，运行不畅，不通则痛。或者久居寒湿之地，外邪入侵，项背部经脉寒凝阻遏，使气机不畅，经络痹阻不通而发病。

四、临床表现

本病主要表现为项背部的疼痛、酸胀，并向一侧或两侧肩部放射，疼痛程度与天气变化相关，一般受凉或阴雨天气时加重，活动后或热敷可缓解。常见胸锁乳突肌、肩胛提肌和斜方肌受累，局部肌肉紧张、压痛，项背部活动受限。

五、诊断

（1）多见于伏案工作者，好发于女性，遇天气变化症状可加重。

（2）项背部疼痛，活动受限，痛感向肩部放射。

（3）斜方肌、肩胛提肌、胸锁乳突肌等有压痛，肩胛内缘压痛明显，可触及条索状结节；项背部活动受限，以屈伸受限为主。

（4）影像学检查一般无明显异常，偶见颈椎生理曲度变直或项韧带钙化。

六、鉴别诊断

颈椎病：颈椎病主要表现为颈部疼痛，各方向活动受限，根据病情的不同还可表现为上肢麻木或眩晕、头痛等；项背筋膜炎主要表现为斜方肌、肩胛提肌等的项背部压痛，活动受限以屈伸受限为主。

七、治疗

（1）患者取俯卧位，于两侧肩井穴斜刺进针后，针尖均向大椎穴方向透刺，针感需抵达大椎穴附近，各运针至得气后出针。见图3-6-22至图3-6-24。

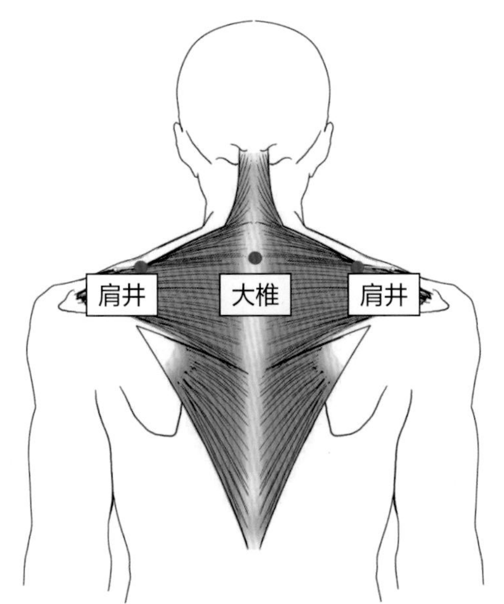

图3-6-22　项背筋膜炎的治疗示意图（1）

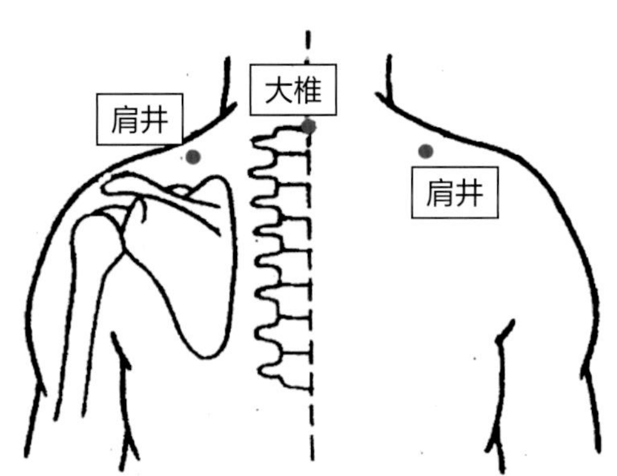

图3-6-23　项背筋膜炎的治疗穴位图（1）

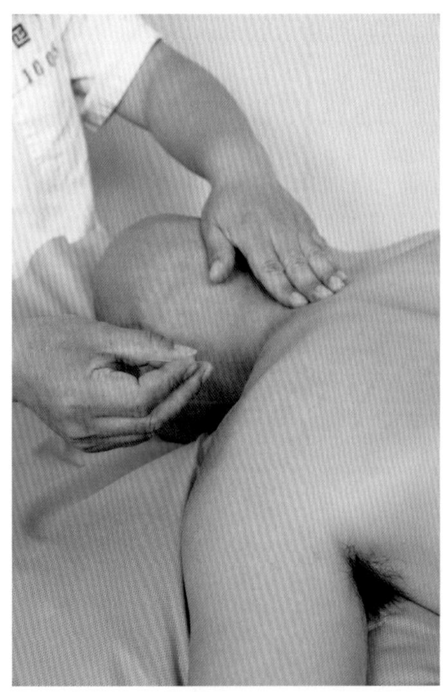
图3-6-24　项背筋膜炎的芒针治疗图（1）

（2）患者取俯卧位，于两侧大杼穴斜刺进针后，针尖向督俞穴方向透刺，针尖需抵达穴位之下，运针得气后出针。见图3-6-25至图3-6-27。

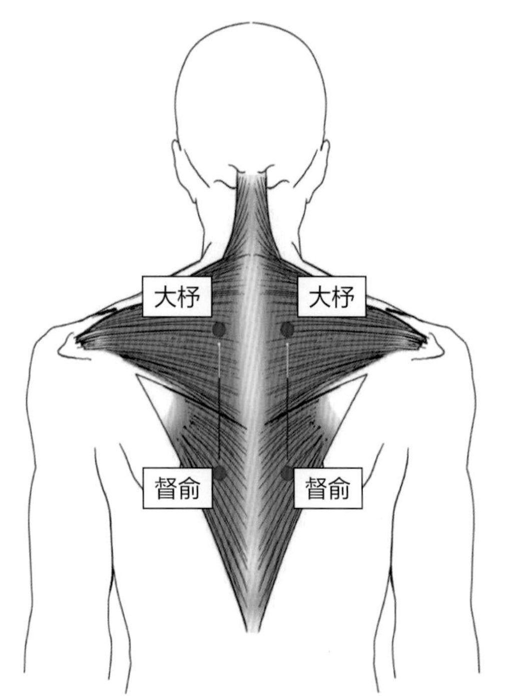

图3-6-25　项背筋膜炎的治疗示意图（2）

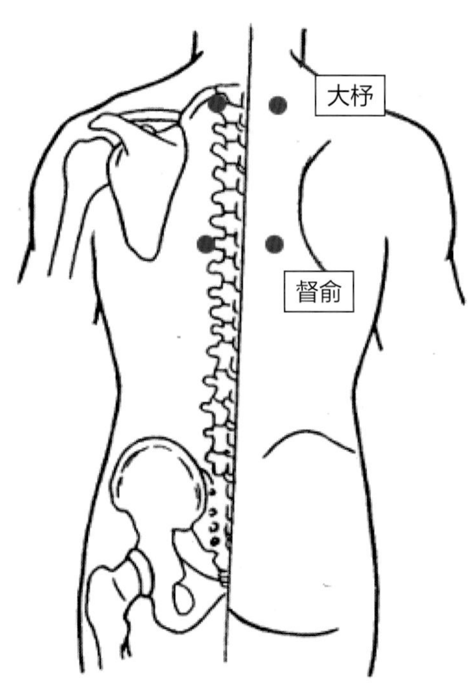

图3-6-26　项背筋膜炎的治疗穴位图（2）

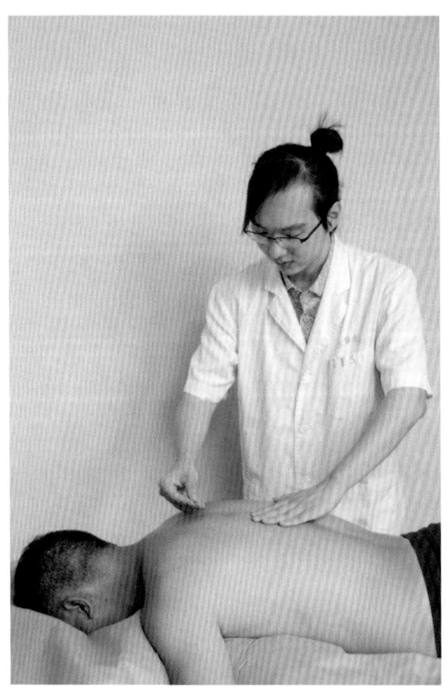

图3-6-27　项背筋膜炎的芒针治疗图（2）

八、预防护理

慎起居、避寒湿，注意项背部的保暖，并加强局部的肌肉锻炼，增强肌肉力量，如做体操、引体向上、俯卧撑等运动。劳逸结合，避免长时间伏案工作以及过度劳累。

第六节　胸椎小关节紊乱症

一、概述

胸椎小关节紊乱症是指胸椎小关节受到外力作用或劳损，其解剖位置发生了轻微的改变，引起胸背部疼痛，用力呼吸及咳嗽时症状加重，严重时可引起胸闷、心悸等症状的病症。此病多发于中青年人，部位多见于第三到第六胸椎。

二、解剖

胸椎小关节包括胸椎关节突关节、肋头关节和肋横突关节。关节突关节由相邻胸椎的上、下关节突构成，肋头关节由肋头的关节面与相邻胸椎的椎体肋凹构成，肋横突关节由肋结节的关节面与相应胸椎的横突肋凹构成。胸椎小关节由韧带及多裂肌、回旋肌来起支持、稳定作用。

多裂肌、回旋肌是位于椎骨间深层的小块肌肉，存在于脊椎全长，仅跨越相邻2～4个椎关节，运动时只旋转一个或两个关节。其主要作用是在较大肌肉运动使脊椎弯曲时，防止个别椎体过度弯曲或旋转而脱位。

三、病因病机

胸椎间盘及胸椎间韧带、关节囊等软组织的退行性改变，使胸椎内平衡失调，承受外力作用的力量减弱。胸背部长期处于过度收缩、牵拉、扭转或突然受外力冲击作用，可造成胸椎小关节的错位而产生疼痛，使胸部椎间关节发生过度旋转而不能回复，同时关节周围的软组织受到挫伤，产生疼痛，而疼痛又反射性地引起周围肌肉痉挛，使症状加重。椎间关节的紊乱错位可刺激其间通过的脊神经根或交感神经，引起肋间神经痛及内脏疼痛、功能紊乱。

《医宗金鉴·正骨心法要旨》曰："若脊筋陇起，骨缝必错，则成伛偻之状。"本病属于胸骨错缝范畴。长期劳损或用力不当，可引起筋肉损伤、胸骨错缝，进而使局部经络受损，气血不通，壅滞经脉，发为疼痛，形成本病。

四、临床表现

胸背部疼痛，深呼吸及咳嗽时加重，休息后无明显缓解，偶见并发肋间神经痛或肝区疼痛，严重者可伴有胸痛、胸闷、心悸、气促等症状。

五、诊断

（1）有明显的外伤史或长期不良姿势病史。

（2）胸背痛、肋间神经痛，变换体位或咳嗽时疼痛加剧。

（3）触诊时可触及胸椎棘突偏歪，有压痛及叩击痛，椎旁有痛性的结节及条索状改变。棘上韧带有急性或慢性损伤的表现。

（4）影像学检查需排除骨折及骨病。

六、鉴别诊断

本病需与心绞痛引起的胸背痛、胸闷、心悸、气促等症状相鉴别，通过体征，心电图、生化检查及影像学检查可鉴别。

七、治疗

患者取俯卧位，通过触诊确定病变节段，于病变节段的上一节段脊柱棘突下旁开0.5寸的夹脊穴斜刺进针，针尖通过病灶处后透向病变节段下一节段的夹脊穴，运针至得气后出针。见图3-6-28至图3-6-30。

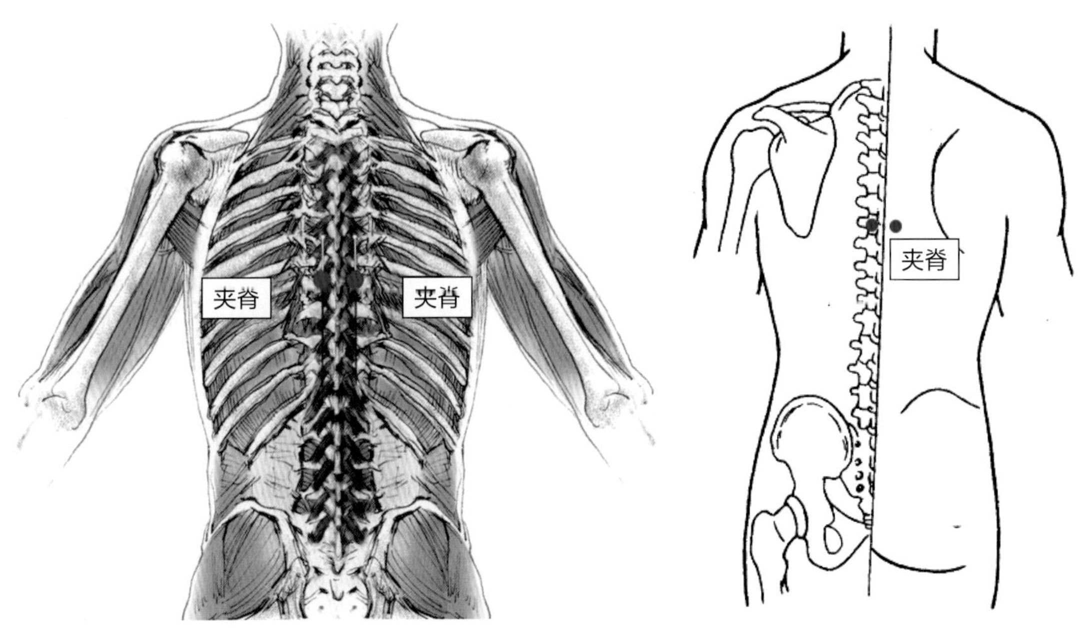

图3-6-28 胸椎小关节紊乱症的治疗示意图　　图3-6-29 胸椎小关节紊乱症的治疗穴位图

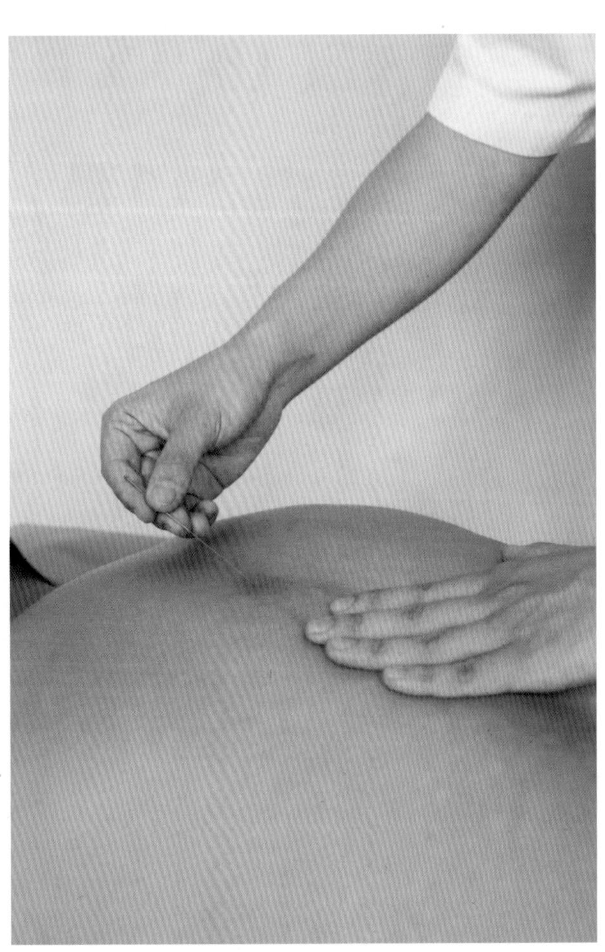

图3-6-30 胸椎小关节紊乱症的芒针治疗图

八、预防护理

本病需注重平时的姿势纠正，保持脊柱的端正位。注意局部保暖及腰背部肌肉的锻炼，可通过扩胸运动、俯卧撑及游泳等增强肌肉力量。

第七节 急性腰扭伤

一、概述

急性腰扭伤是腰部的肌肉、筋膜、韧带、椎间关节等因外力作用突然受到过度的牵拉而形成的急性损伤，主要表现为腰部剧烈疼痛、活动受限。多发生于搬抬重物等腰部突然发力、肌肉收缩时。多见于青壮年和体力劳动者，男性多于女性。急性腰扭伤发生时可以是肌肉、筋膜、韧带、关节单一部位损伤，也可以是合并损伤。常见急性腰扭伤临床上可分为以下三种。

（一）急性腰肌筋膜扭挫伤

1. 解剖

本病主要涉及腰部筋膜及腰方肌、竖脊肌、腰大肌等腰部肌肉。

2. 病因病机

急性腰肌筋膜扭挫伤主要是间接暴力造成的，见于人在运动时用力不当，腰肌强烈收缩，肌肉运动不协调，使肌肉筋膜受到超出其承受能力的外力牵拉，造成局部的损伤撕裂，局部组织出血、水肿而引起腰部剧烈疼痛。通常发生于搬抬重物时姿势不正确、动作不协调，或是身体准备不充分，使腰部肌肉骤然收缩，瞬间负重过大而产生。

中医认为，本病病因主要为运动、劳作不慎而损伤筋骨，血离经脉，瘀积于内，气机受阻，导致局部经络不通，筋脉不舒而发病。

3. 临床表现

本病主要表现为腰部一侧或两侧持续性剧烈疼痛，损伤后几日可因损伤组织的持续出血、肿胀而症状加重，咳嗽、喷嚏时疼痛加重。腰部活动受限，俯仰、扭转困难，不能久坐、久立、久行，站立时多用手扶腰部，坐位时多用手支撑椅子以减轻腰部疼痛。

4. 诊断

（1）腰部扭伤史明确，多发生于搬抬重物后或剧烈运动时。

（2）腰部持续性疼痛，腹压增加时疼痛加重，并见腰部各方向活动均受限。

（3）腰部肌肉紧张，常见一侧肌肉高于另一侧。有明显的局限性压痛，多位于腰骶关节、髂嵴后部或第三腰椎横突处。直腿抬高试验及拾物试验可呈阳性，但加强试验为阴性。

（4）影像学检查一般无明显异常，有时可见脊柱腰段生理性前曲消失，甚至出现侧曲。需排除骨折、骨病。

（二）急性腰部韧带损伤

1. 解剖

腰部韧带主要有前纵韧带、后纵韧带、棘间韧带、棘上韧带、黄韧带、横突间韧带及脊椎各关节囊韧带。腰部韧带损伤多见于棘上韧带、棘间韧带和髂腰韧带。棘上韧带为索状纤维组织，比较坚韧，但在腰骶部较为薄弱。棘间韧带位于相邻的两棘突之间，呈长方形，其腹侧与黄韧带相连，背侧与背部长肌的筋膜和棘上韧带融合在一起，棘间韧带纤维较短。下腰部活动度大，韧带所受压力也最大，故棘间韧带于腰骶之间的部分损伤最多。髂腰韧带比较坚韧，自髂嵴后部的内侧面至第五腰椎横突，呈向内、向下的斜行走向。该韧带有限制第五腰椎前屈的功能，当腰部完全屈曲时，竖脊肌完全放松，该韧带将承受巨大的牵拉力，故弯腰工作时易致髂腰韧带损伤。

2. 病因病机

腰部韧带主要作用为限制脊柱过度前屈，在正常情况下均能得到竖脊肌的保护。当人体过度弯腰、搬移重物时，竖脊肌处于松弛状态，臀、大腿部肌肉收缩，人是以腰椎为杠杆将重物搬起，支点位于腰骶部。此时韧带无竖脊肌的保护，如搬物过重，且重心距躯干支点过远，则极易造成棘间韧带、棘上韧带损伤，以腰骶部位多见。此外，当人突然摔倒时，若臀部着地，躯干过伸，此时股后肌群紧张，两髂骨及骶骨相对固定，则腰骶部的棘上韧带或棘间韧带可发生部分或全部撕裂。若暴力强大时，在骶骨相对固定的情况下，髂骨亦可同时向前屈曲旋转，引起骶髂关节的韧带损伤。

中医认为，此病与急性腰肌筋膜扭挫伤的病机相似，为运动、劳作不慎，姿势不正确或是外界直接暴力损伤，导致腰部经络、筋骨受损，气机不通，气血积聚于局部，经气不通而发病。

3. 临床表现

本病主要表现为腰部的剧烈疼痛，呈断裂样、刀割样或针刺样锐痛，活动时疼痛加剧。腰部前屈受限明显，伤时可自觉腰部有一清脆响声或有撕裂样感觉，有时可伴有下肢反射性疼痛。

4. 诊断

（1）有明确的腰部外伤史，常见于青壮年体力劳动者。

（2）腰部剧烈疼痛，活动明显受限，前屈受限尤为明显，可伴有下肢反射性疼痛。

（3）腰部损伤局部可出现肿胀、瘀斑，腰肌痉挛，棘突间有明显压痛，合并棘上韧带、棘间韧带断裂时，棘突间距离可加宽。直腿抬高试验和屈膝屈髋试验均可呈阳性。

（4）影像学检查一般无明显异常，需排除骨折、骨病。棘上、棘间韧带断裂者，可见棘突间距增大。

5. 鉴别诊断

急性腰肌筋膜扭挫伤：急性腰肌筋膜扭挫伤的压痛点多位于椎旁竖脊肌起止点或髂嵴后部，而急性腰部韧带损伤的压痛点位于棘突上或棘突间韧带处。此外前者腰部各方向活动均受限，后者主要为腰部屈曲时明显受限。

（三）急性腰椎关节突关节扭伤

1. 解剖

腰椎两侧关节突关节与椎间盘呈三角负重状态。脊柱前屈时椎间盘负重增加，关节突关节略为张开；脊柱后伸时两侧关节突关节负重增加；脊柱旋转、侧屈时，一侧关节突关节受压，关节间隙变窄，另一侧关节突关节张开。

腰骶关节位于腰椎最下部，与骨盆间构成关节，负重量大、活动多，为躯干活动枢纽。

2. 病因病机

本病病因为腰椎间关节周围的韧带、关节囊及滑膜扭伤或撕裂，或伴有滑膜嵌顿于关节突关节内。当运动姿势不正确、肌肉平衡失调时，易引起急性关节突关节扭伤。若腰椎前屈或旋转过度，关节突关节张开，则关节腔内负压增大，可吸入滑膜。此时，如腰椎又突然后伸，滑膜可能来不及退出而被嵌顿于关节面之间，形成腰椎关节突关节滑膜嵌顿，引起腰部剧烈疼痛。此外，由于腰骶关节是人体活动的枢纽，经常处于运动状态，故易受损伤。如有第一骶椎隐裂或腰骶角过大等先天畸形，则极易造成腰骶关节损伤。当局部软组织肿胀刺激腰骶部神经根时，可引起反射性下肢疼痛。

中医认为，本病与急性腰肌筋膜扭挫伤的病机相似，为运动不慎或是外界直接暴力损伤，加之素体亏虚，筋骨失养，导致腰部经络、筋骨受损，关节错缝，气血不通而发病。

3. 临床表现

本病主要表现为腰部的剧烈疼痛。关节损伤后，局部组织的炎症、水肿可影响神经根，故有时伴有不同程度的下肢放射性疼痛。腰部活动或打喷嚏、咳嗽等使腹腔压力增高时，腰部疼痛加剧。

4. 诊断

（1）腰部扭伤史明确。

（2）腰部突发剧烈疼痛，活动及腹压增加时疼痛加剧，或伴有下肢放射痛。腰部活动受限明显。

（3）腰部肌肉紧张，腰椎向一侧偏歪。若椎间关节突关节扭伤，其压痛点位于棘突两侧或一侧稍下方，一般无放射痛，直腿抬高试验为阳性，但加强试验为阴性。若腰骶关节扭伤，则第五腰椎与骶骨底之间有明显压痛和叩击痛，屈膝屈髋试验阳性。

（4）影像学检查一般无明显改变，部分可见脊柱侧弯，或椎间隙变窄、变宽或模糊等。

5. 鉴别诊断

急性腰肌筋膜扭挫伤及急性腰部韧带损伤：急性腰肌筋膜扭挫伤的压痛点多位于椎旁竖脊肌起止点或髂嵴后部，急性腰部韧带损伤压痛点位于棘突上或棘突间韧带处。而急性腰椎关节突关节扭伤压痛点位于棘突两侧或一侧稍下方，或位于第五腰椎与骶骨底之间。

二、治疗

（1）患者取俯卧位，于督脉上病变部位寻找阿是穴并做标记。于督脉上阿是穴直刺进针，针尖到达病灶后进行捣刺，针刺时需注意深度，运针至得气后出针。见图3-6-31至图3-6-33。

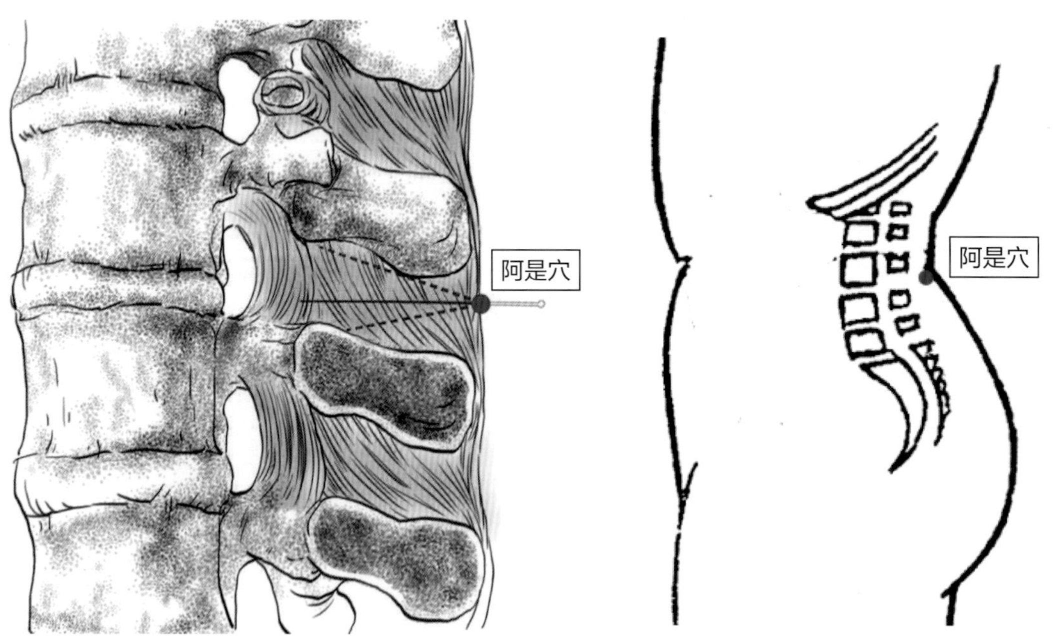

图3-6-31　急性腰扭伤的治疗示意图（1）　　图3-6-32　急性腰扭伤的治疗穴位图（1）

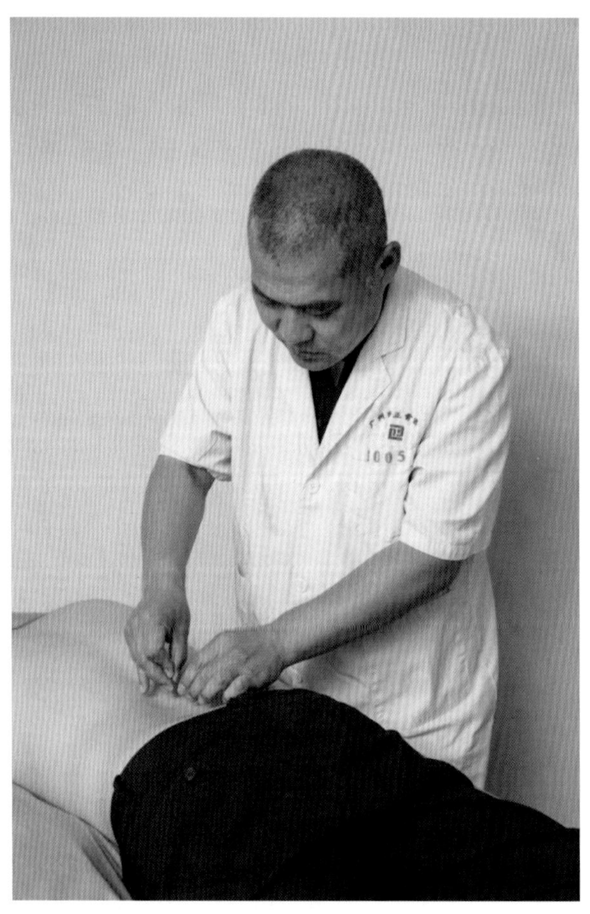

图3-6-33　急性腰扭伤的芒针治疗图（1）

（2）患者取俯卧位，医者于肾俞穴直刺进针，针尖分别向各腰椎横突及髂嵴透刺，各运针至得气后出针。见图3-6-34至图3-6-36。

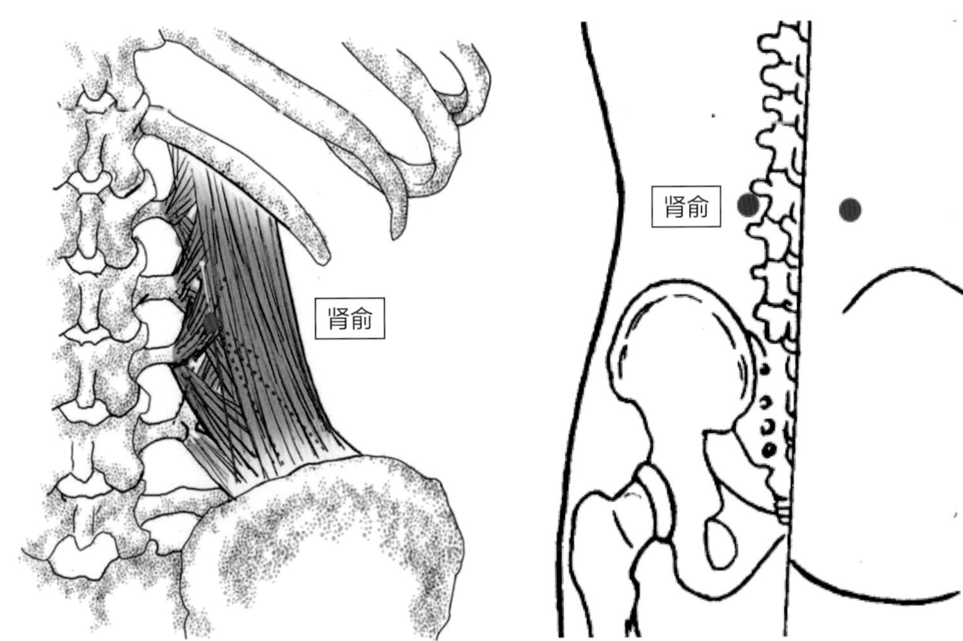

图3-6-34　急性腰扭伤的治疗示意图（2）　　图3-6-35　急性腰扭伤的治疗穴位图（2）

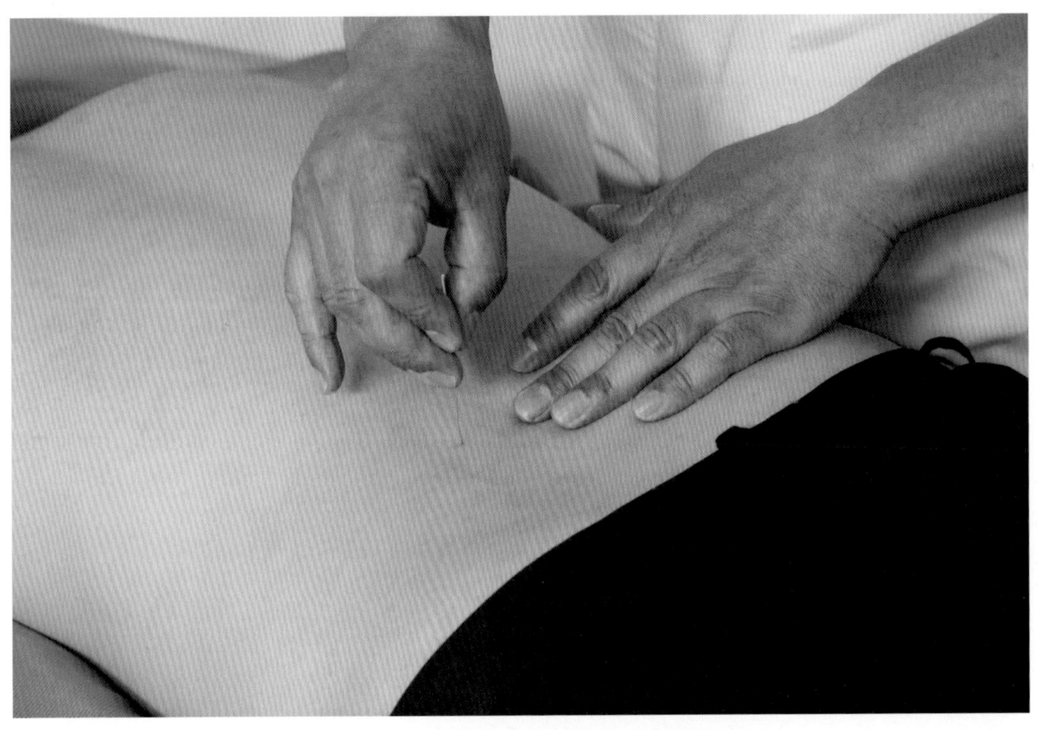

图3-6-36　急性腰扭伤的芒针治疗图（2）

（3）患者取俯卧位，于腰椎两侧寻找阿是穴并做标记，于阿是穴向脊柱方向斜刺进针，针尖向脊柱多裂肌、回旋肌处透刺，至针尖抵达脊柱骨面，运针至得气后出针。见图3-6-37、图3-6-38。

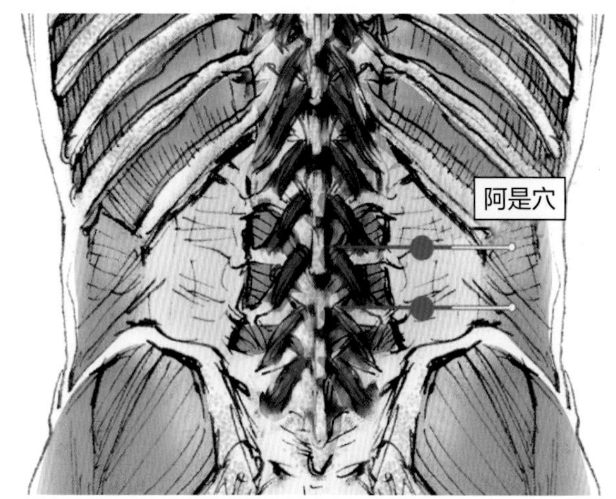

图3-6-37　急性腰扭伤的治疗示意图（3）

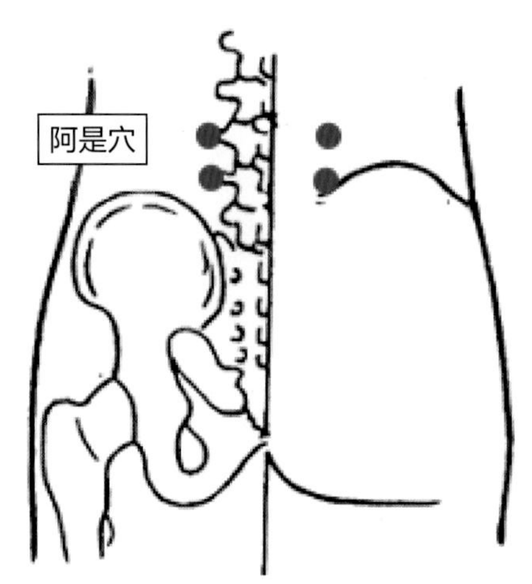

图3-6-38　急性腰扭伤的治疗穴位图（3）

三、预防护理

发病时应注意卧床休息，减少活动，若需活动时可佩戴腰围支撑腰部。平时应注意腰部肌肉的锻炼，掌握正确的劳动姿势，避免长时间、高强度的弯腰工作，搬抬重物时应采取半蹲位，注意劳逸结合。

第八节　腰肌劳损

一、概述

腰肌劳损，又称功能性腰痛、腰臀肌筋膜炎，是腰部肌肉、韧带及其附着点筋膜或骨膜的慢性损伤性炎症，主要表现为腰骶部的疼痛，反复发作，且症状随天气变化或身体劳累程度的变化而变化。腰肌劳损为临床常见病，是引起腰痛的常见原因之一。

二、解剖

本病主要累及腰方肌、腰大肌及其附着点筋膜或骨膜，其中又以第三腰椎横突附近组织劳损为主。第三腰椎位于腰椎中部，横突较其他椎体横突长，且水平位伸出，与其他横突连线形成以第三腰椎横突尖为顶点的纵长菱形，为承受力学传递的重要部位。此外，第一、第二腰椎横突外侧有下部肋骨覆盖。第四、第五腰椎横突位于髂骨内侧，只有第三腰椎横突缺乏保护，因此易受外力作用的影响。第三腰椎横突上附有腹横肌、腰方肌及腰背筋膜，同时背阔肌的髂腰部分纤维、腰大肌的部分肌纤维和骶棘肌的一部分肌纤维均附于其上，第三腰椎横突在腰椎屈、伸、侧弯及旋转等活动时均为受力点，受到较多的牵拉作用而容易受损。

三、病因病机

本病的主要病因为腰部长期过度负重或长期腰部姿势不良，使腰部肌肉、韧带持久地处于紧张状态，造成腰部肌肉、韧带及其附着点的损伤、撕裂，继而产生无菌性炎症，引起相应的症状。若急性腰部扭伤后未能及时治疗，受损组织未能修复，可迁延为慢性损伤。此外，腰椎、骶椎的先天畸形和解剖缺陷，如腰椎骶化、骶椎腰化、椎弓根断裂等，以及后天性损伤，均会导致腰部肌肉、韧带的平衡失调，引起慢性腰肌损伤。

中医认为，本病病因在于素体亏虚，肝肾不足，气血虚弱，不能濡养筋骨，同时复感外邪，或跌仆损伤、瘀血滞留，致经络不通，筋骨不和，气机不通，气血运行失调而发病。

四、临床表现

本病主要表现为腰部隐痛、胀痛，反复发作，工作、劳累后加重，疼痛可随气候变化而发生变化，休息、适当活动或变换体位后缓解。患者不能久坐久站，不能持续弯腰工作。

五、诊断

（1）一般无明显的外伤史，发病无明显职业区别。

（2）腰部酸痛、胀痛、隐痛，劳累后明显，休息或适当活动后缓解。

（3）活动无明显障碍，但不能坚持弯腰工作。在髂嵴后部、骶骨后骶棘肌止点处或腰椎横突处多有压痛，无明显腰肌痉挛。

（4）影像学检查一般无明显异常。

六、鉴别诊断

腰椎间盘突出症：与腰肌劳损均表现为腰部疼痛，但腰肌劳损腰痛范围较广，无明显的活动障碍及下肢放射痛，而腰椎间盘突出症表现为腰部疼痛及下肢放射痛，咳嗽等使腹压增加时疼痛加重，直腿抬高试验阳性，CT及MRI检查可鉴别。

七、治疗

（1）患者取俯卧位，医者一手触诊至第三腰椎横突处，一手持针于横突旁开约1寸处（阿是穴）直刺进针，针尖向第三腰椎横突处进针，边进针边行针，至针尖抵达横突骨面，进行捣刺，运针至得气后出针。见图3-6-39至图3-6-41。

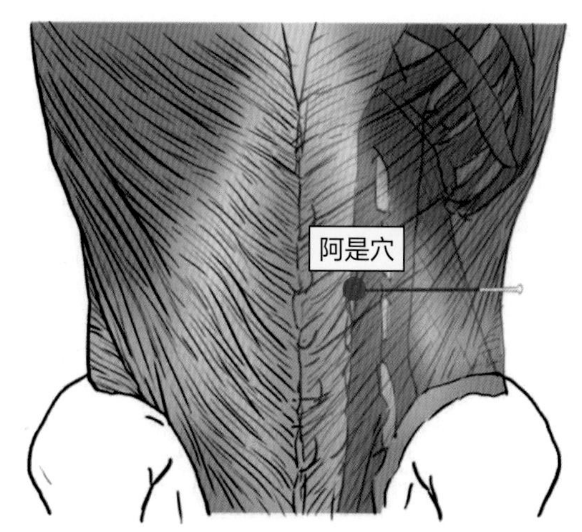

图3-6-39　腰肌劳损的治疗示意图（1）

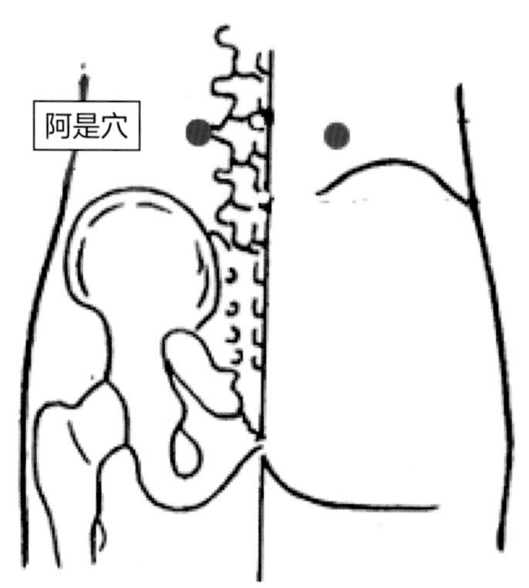

图3-6-40　腰肌劳损的治疗穴位图（1）

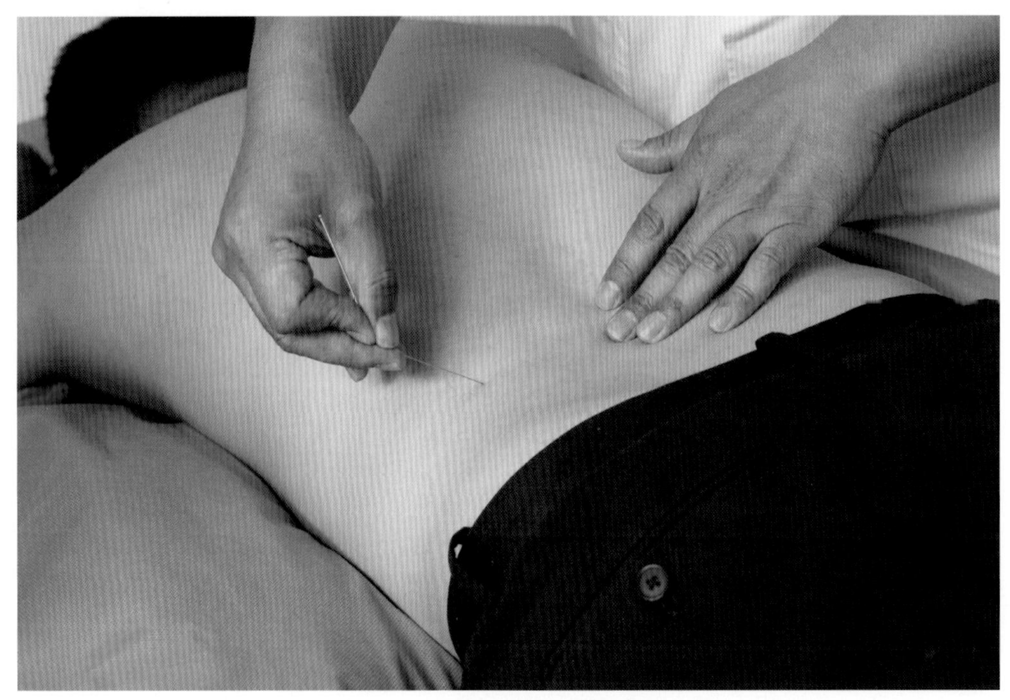

图3-6-41　腰肌劳损的芒针治疗图（1）

（2）患者取俯卧位，医者于肾俞穴直刺进针，针尖分别向各腰椎横突及髂嵴透刺，各运针至得气后出针。见图3-6-42至图3-6-44。

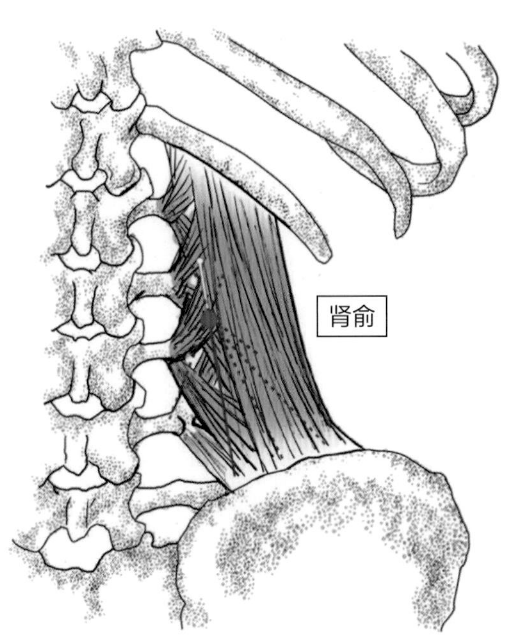

图3-6-42　腰肌劳损的治疗示意图（2）

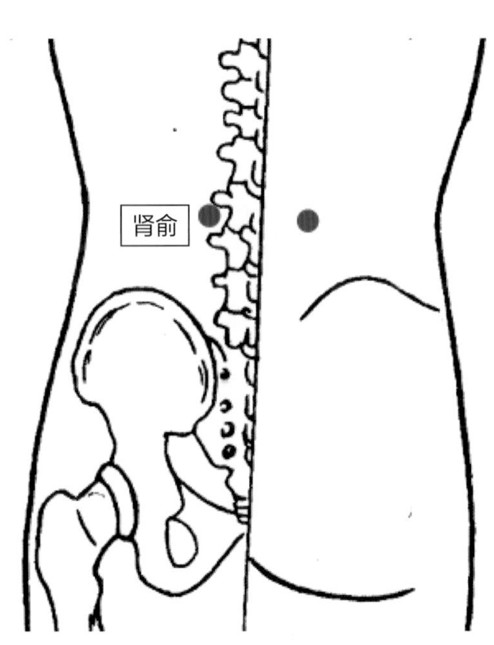

图3-6-43　腰肌劳损的治疗穴位图（2）

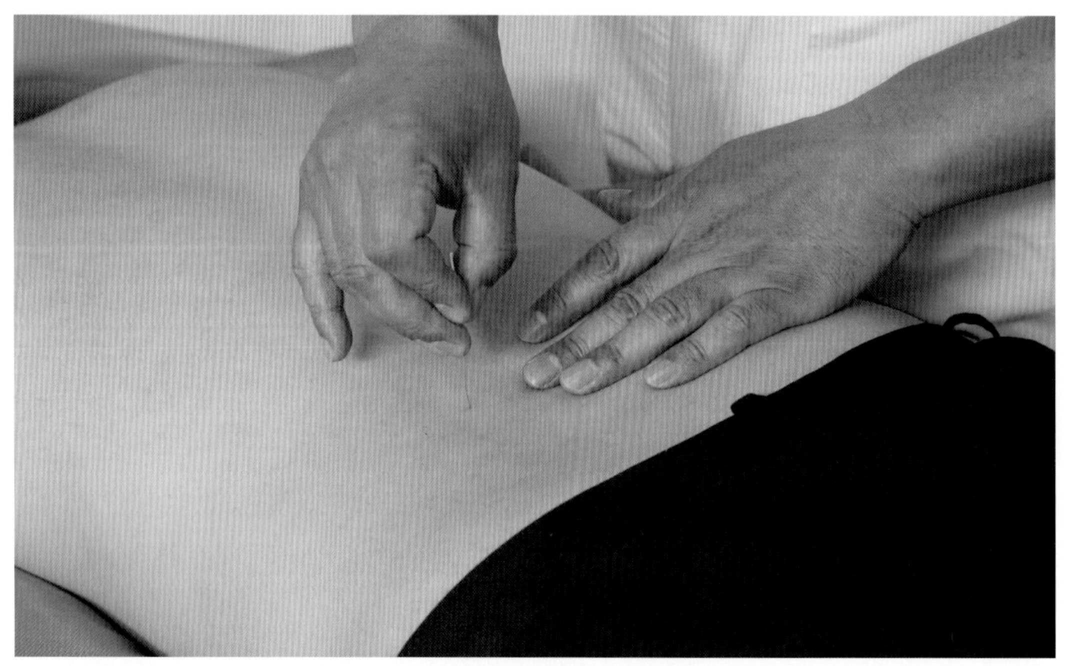

图3-6-44　腰肌劳损的芒针治疗图（2）

（3）患者取俯卧位，于肾俞穴斜刺进针，针尖向大肠俞穴方向透刺，至针尖抵达穴位之下，运针至得气后出针。见图3-6-45至图3-6-47。

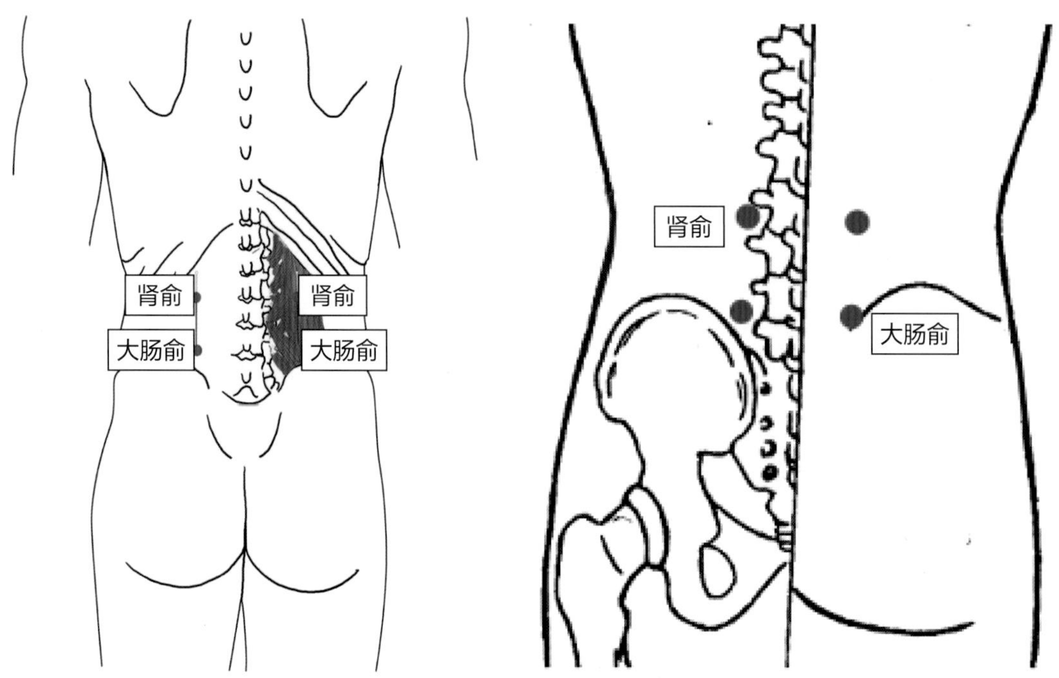

图3-6-45　腰肌劳损的治疗示意图（3）

图3-6-46　腰肌劳损的治疗穴位图（3）

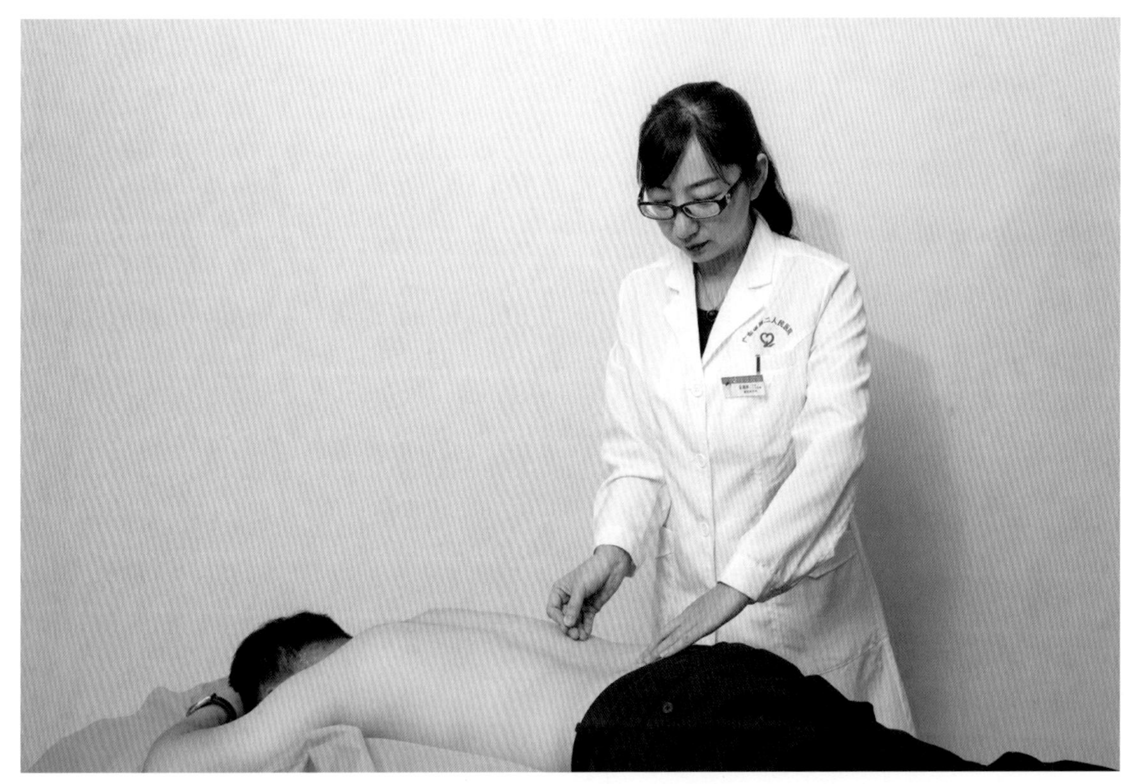

图3-6-47 腰肌劳损的芒针治疗图（3）

八、预防护理

注意劳逸结合，防止过度劳累或长时间过度弯腰工作，在劳动中尽可能经常变换体位，注意纠正不良姿势。控制体重，减轻腰部负担，节制饮食，加强腰背肌的功能锻炼，如行仰卧五点、三点法或拱桥式练习，亦可采用俯卧位的飞燕式锻炼。运动时需做好热身运动，防止运动损伤，并注意保暖。若发生急性腰部扭伤需及时治疗，防止转变为慢性腰肌劳损。

第九节 腰椎间盘突出症

一、概述

腰椎间盘突出症是由于腰椎间盘退变后，纤维环破裂，髓核突出于纤维环之外，形成椎间盘突出，刺激和压迫脊神经或脊髓而引起腰部疼痛、下肢麻木等症状，或因腰椎间盘突出压迫马尾神经而引起双下肢或鞍区麻痹的一种常见病症。腰椎间盘突出症中以第四、第五腰椎间和第五腰椎、第一骶椎间发病率最高，约占95%，多个椎间隙同时发病的仅占5%~20%。该病是临床上腰腿痛的常见病因之一。

二、解剖

腰椎间盘由上下方的软骨板、外周的纤维环及中央的髓核共同组成，构成腰椎负重载荷的主要承受部分。成人的椎间盘较大，其厚度为椎体的1/3。纤维环位于椎间盘的外周，由纤维软骨构成，前后分别附于前、后纵韧带上，其后部较为薄弱，且与后纵韧带的附着较为疏松，纤维环后方两侧的一部分则无韧带附着加强。髓核位于纤维环内，为富有弹性的胶状物，在人年幼时呈半液体状态，随着年龄增长，水分逐渐减少，其弹性逐渐降低、退变。随着椎间盘的退变，椎间隙变窄，髓核容易从纤维环较为薄弱的后方和无韧带加强的后侧方突出，压迫神经丛或神经根。

三、病因病机

腰椎间盘突出症的基本病因是椎间盘退变。人在成年后椎间盘的血供减少，修复能力较差，且随着年龄的增大，椎间盘内髓核含水量减少，弹性降低，导致椎间隙变窄，周围韧带松弛，同时纤维环韧性降低，使椎间盘变得不稳定。加之长期反复的劳损或突然的外力损伤均可导致椎间隙压力增高，纤维环发生破裂，引起髓核的膨出或突出，压迫神经根或硬脊膜，产生神经压迫的症状。此外，一些诱发因素也会导致椎间隙的压力突然升高而导致椎间盘突出，如怀孕、腹压增加、受寒受湿等。腰椎间盘突出后，髓核对受压的结构通过某种机制的作用，会产生相应的刺激征象，并表现出一定的症状，形成腰椎间盘突出症。目前学术界对其作用机制的解释分为三种学说：机械压迫，炎症浸润，自身免疫。

（1）机械压迫学说。椎间盘损伤后，髓核向正后方及侧后方突出，压迫了血管，从而影响了局部的血运而产生水肿，或长期压迫使神经营养不良，或椎间盘突出物直接压迫神经根及马尾神经而产生腰腿部的疼痛、麻木。在临床上发现，腰腿部的症状通常与腰椎间盘突出物的大小、疼痛时间长短不成正比。

（2）炎症浸润学说。本病发作时，椎间盘的突出刺激了硬膜外及神经根鞘膜外脂肪组织，形成原发的无菌性炎症，产生化学性刺激，作用于鞘膜外神经末梢从而引起腰腿痛、下肢麻木等症状。

（3）自身免疫学说。腰椎间盘突出时，髓核溃出纤维环及后纵韧带，髓核基质中的糖蛋白及β-蛋白质与机体接触，形成抗原，使机体产生自身免疫性疾病，刺激局部神经而表现出症状，同时还会影响其他节段椎间盘的病变而产生疼痛。

腰椎间盘突出症属祖国医学“痹病”范畴，其病因病机可分为外邪入侵、瘀血痹阻、肝肾不足三类。风寒湿热等外邪侵犯腰部经脉，致气血运行不畅，脉络壅滞，不通则痛，发为痹病，天气变化时证候更甚；或起居不慎、劳逸失调、跌打损伤等使腰部肌肉筋脉受损，瘀结在内，动则痛甚，是为血瘀在内之证；或素体亏虚，过度劳累，伤精耗气，致使内在空虚，肝肾不足，气血化生无源，脉络空虚，筋肉失养，不荣则痛，亦发为痹病。

四、临床表现

临床上腰椎间盘突出症通常表现为腰痛合并下肢放射痛，部分患者髓核经终板软骨突向椎体内而仅表现为腰痛，马尾神经受压者可表现为双下肢麻木及鞍区感觉异常。患者常因疼痛致腰部活动受限，以及代偿性的腰椎侧凸。严重者可出现受压迫的神经所支配的部分皮肤感觉异常以及所支配的肌肉萎缩、肌力下降等表现。

五、诊断

（1）一般有长期劳损史或外伤史，好发于中青年人，以重体力劳动者及汽车驾驶员多见。

（2）腰部疼痛，腰痛向臀部及下肢放射，腹压增加（如咳嗽、打喷嚏）时疼痛加重。腰部板滞，活动受限。椎间盘突出物向椎管内突出及椎管狭窄者可有间歇性跛行症状。

（3）病变部位椎体有叩击痛，椎体旁可有压痛，并向下肢放射。腰椎侧凸，为减轻疼痛的代偿性姿势，且腰部活动受限。下肢受累神经支配区有感觉过敏或迟钝，病程长者可出现肌肉萎缩。直腿抬高试验及加强试验阳性，突出髓核较大时，坐位屈颈试验和健侧直腿抬高试验亦为阳性。患侧膝、跟腱反射减弱或消失，踇趾背伸力减弱。股神经牵拉试验阳性。

（4）X线检查可见病变椎间盘变窄，腰生理曲度消失，可有脊柱侧弯，相邻边缘有骨赘增生。CT、MRI检查可显示椎间盘突出的部位及程度。

六、鉴别诊断

（1）梨状肌综合征：表现为臀部疼痛及下肢放射痛，一般没有腰痛。其严重者直腿抬高试验亦为阳性，但梨状肌处有明显压痛，梨状肌紧张试验阳性，CT或MRI检查可鉴别。

（2）股骨头坏死：表现为髋部及下肢的疼痛，而腰部疼痛不显，无下肢麻木症状，影像学检查可鉴别。

七、治疗

患者取俯卧位，根据患者症状确定病变的神经节段，于病变神经节段相对应的腰椎棘突下旁开1.5寸处直刺进针，向椎间孔方向行针，用“苍龟探穴”法行针，至相应患侧下肢有针感后出针。见图3-6-48至图3-6-50。

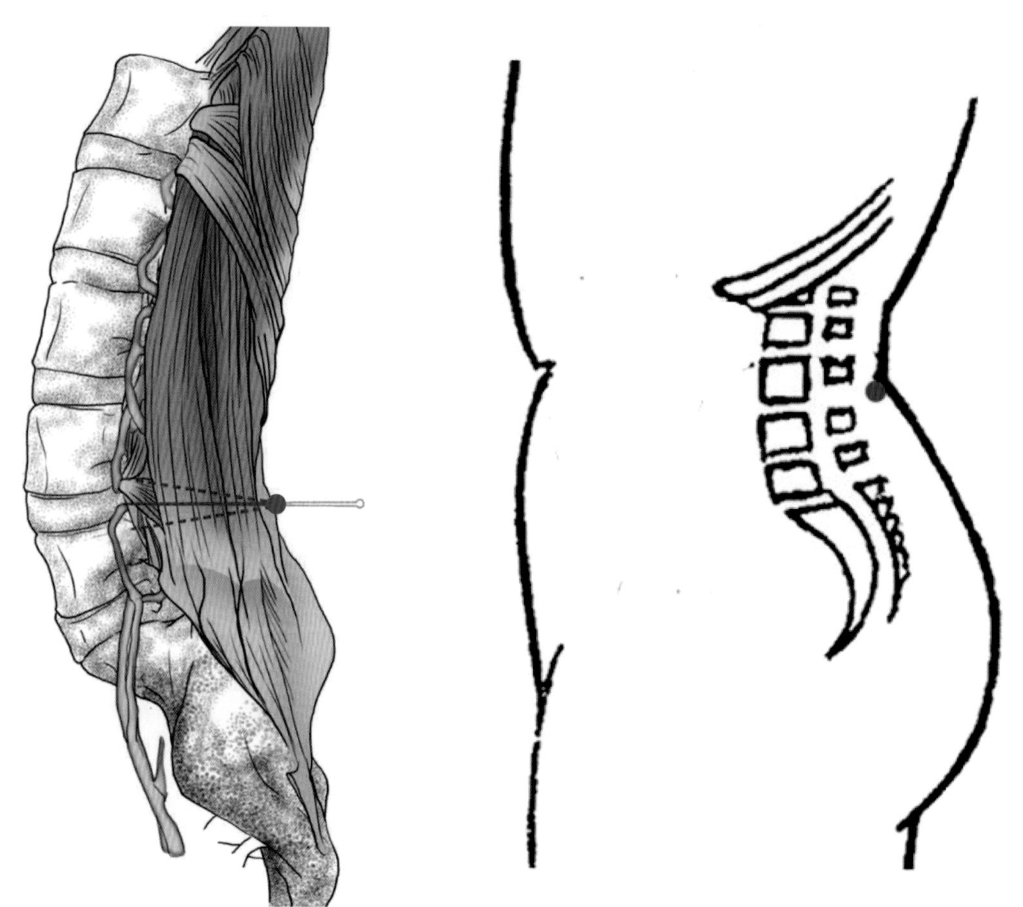

图3-6-48　腰椎间盘突出症的治疗示意图　　图3-6-49　腰椎间盘突出症的治疗穴位图

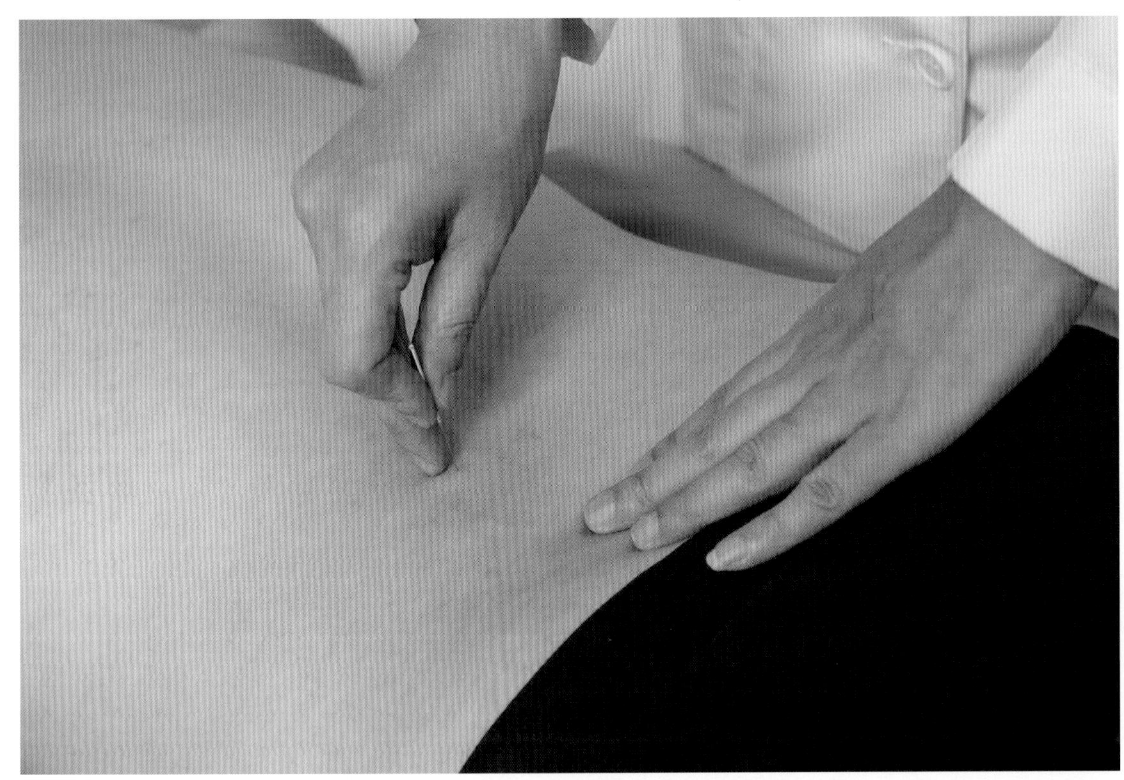

图3-6-50 腰椎间盘突出症的芒针治疗图

八、预防护理

平时要有良好的坐姿，注意桌椅的高度，床、沙发不宜太软。长期伏案工作者应注意定期改变姿势。常弯腰工作者，应定期做伸腰、挺胸动作。避免弯腰取物，应采取下蹲取物动作以减少腰部压力。注意加强腰背部肌肉的训练，增强脊柱的稳定性。

第十节　退变性腰椎滑脱

一、概述

退变性腰椎滑脱是指由于腰椎间盘退变，周围韧带松弛，椎间隙不稳而引起腰椎椎体间自发性的移位，从而产生腰腿痛等临床症状的一种病症，又称腰椎假性滑脱。临床上表现为腰腿痛，下肢麻木、无力，间歇性跛行等症状。多见于40岁以上中老年人，女性多见。

二、解剖

椎管由游离椎骨的椎孔和骶骨的骶管连成，上接枕骨大孔，与颅腔相通，下达骶管裂孔而终，其内容物有脊髓、脊髓被膜、脊神经根、血管及少量结缔组织等。椎管前壁由椎体后面、椎间盘后缘和后纵韧带构成，后壁为椎弓板、黄韧带和关节突关节，两侧壁为椎弓根和椎间孔。椎管骶段由骶椎的椎孔连成，为骨性管道。在腰部，以第四腰椎活动范围最大，第五腰椎次之，因此第四、第五腰椎之间滑脱的发病率最高，约占95%。

三、病因病机

本病病因为腰椎间盘及关节突关节发生退行性变，引起椎间隙不稳、关节突关节软骨磨损，周围韧带松弛，导致椎体关节不稳定，椎体间前后移位滑脱。其中关节突关节退变，产生退行性骨关节炎，关节囊、韧带松弛，导致椎间关节对抗水平剪力的能力明显下降，是退变性腰椎滑脱的主要病理基础。椎体滑脱可使椎管内径变小，造成椎管狭窄，加之关节周围组织增厚和骨赘形成，卡压神经根，易造成腰部疼痛，并牵涉至臀腿部。如出现感觉障碍或肌肉无力，亦可能是椎管狭窄压迫马尾神经的症状。此外，由于妊娠、生产或月经期韧带松弛，增加了椎体的不稳定性，而绝经期后骨质疏松也可使关节突关节损伤退变，因此临床上女性发病率高于男性。

中医认为，本病属于“腰腿痛”“痹病”范畴，主要因素体亏虚、肝肾不足，加之天癸绝，肾气衰减，气血化生不足，不能濡养筋脉，筋骨不强而发病。

四、临床表现

本病主要表现为长期的腰骶部及下肢的牵拉痛，伴双下肢麻木、乏力，部分可见间歇性跛行（即行走一段距离后出现下肢疼痛、麻木，无法继续行走，需坐下休息一段时间方可继续行走）。严重者可出现排尿困难、二便障碍、鞍区麻木及双下肢不完全瘫痪。

五、诊断

（1）多见于40岁以上中老年人，女性多见。

（2）腰部疼痛，伴臀部及下肢牵拉痛，下肢麻木、乏力，部分有间歇性跛行。

（3）局部压痛，过伸试验阳性，即腰部过伸时下肢疼痛、麻木加重。部分可见直腿抬高试验阳性，可出现下肢肌肉萎缩，以胫前肌和趾长伸肌最明显，常见小腿外侧痛觉减退或消失，跟腱反射减低或消失，膝反射无变化。若马尾神经受压可出现肛门括约肌松弛、男性阳痿。

（4）影像学检查可见椎体向前或向后移位，无椎弓根峡部裂，CT及MRI检查可见椎管内径缩短。

六、鉴别诊断

腰椎间盘突出症：表现为腰部疼痛及下肢的放射痛，腹压增加时疼痛加重，直腿抬高试验及加强试验阳性。当椎间盘向椎管突出较大时，椎管内径变小，可有椎管狭窄表现。影像学检查可鉴别。

七、治疗

（1）患者取俯卧位，根据患者症状确定病变的神经节段，于病变神经节段相对应的腰椎棘突下旁开1.5寸处直刺进针，针尖向椎间孔方向行针，用“苍龟探穴”法行针，至相应患侧下肢有针感后出针。见图3-6-51至图3-6-53。

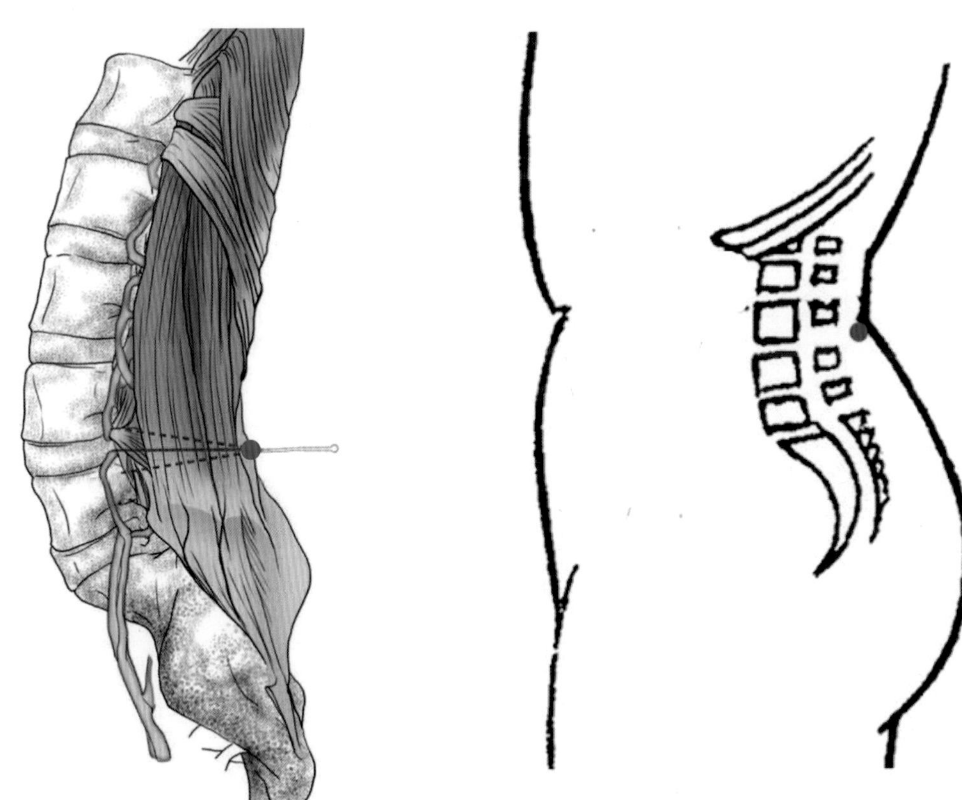

图3-6-51　退变性腰椎滑脱的治疗示意图（1）　　图3-6-52　退变性腰椎滑脱的治疗穴位图（1）

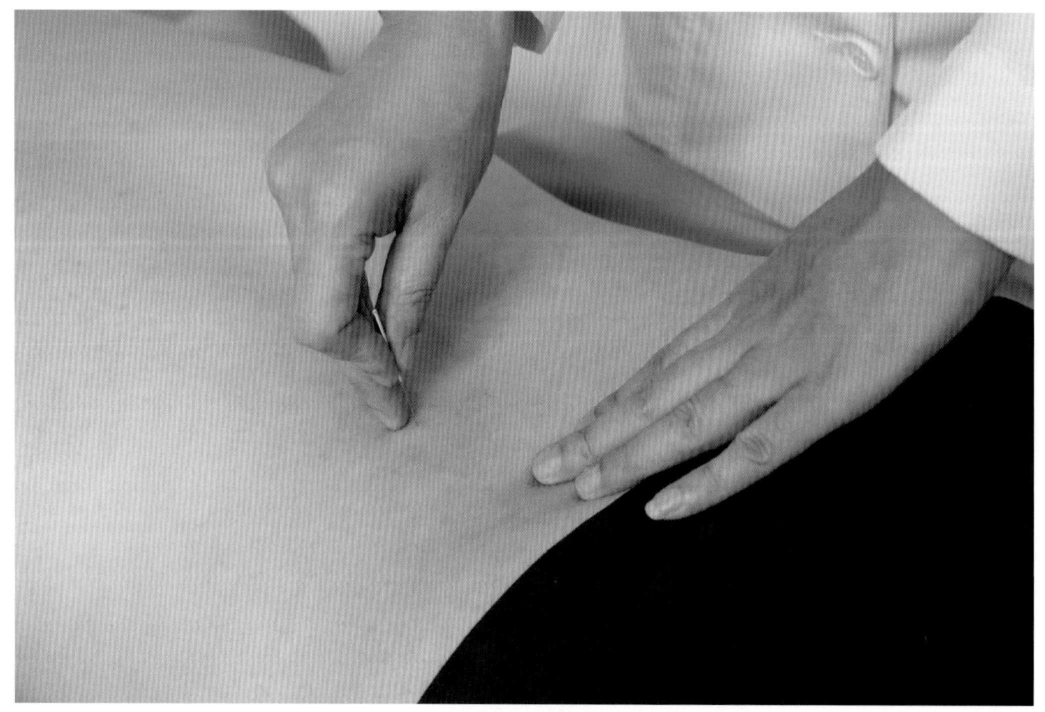

图3-6-53　退变性腰椎滑脱的芒针治疗图（1）

（2）患者取俯卧位，于督脉上病变部位寻找阿是穴并做标记。于督脉上阿是穴直刺进针，针尖到达病灶后进行捣刺，针刺时需注意深度，运针至得气后出针。见图3-6-54至图3-6-56。

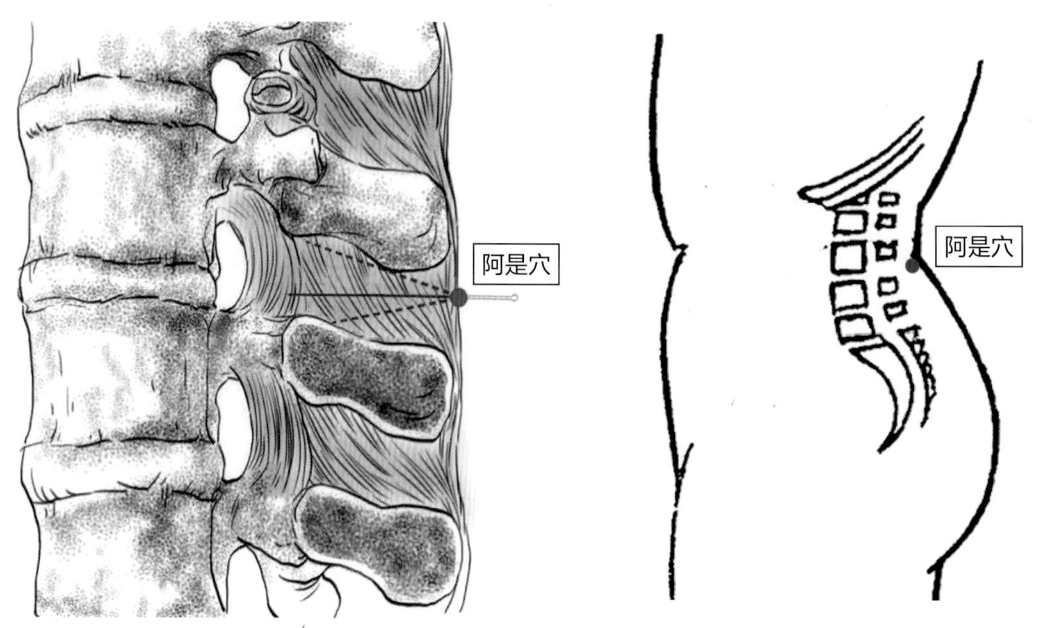

图3-6-54　退变性腰椎滑脱的治疗示意图（2）

图3-6-55　退变性腰椎滑脱的治疗穴位图（2）

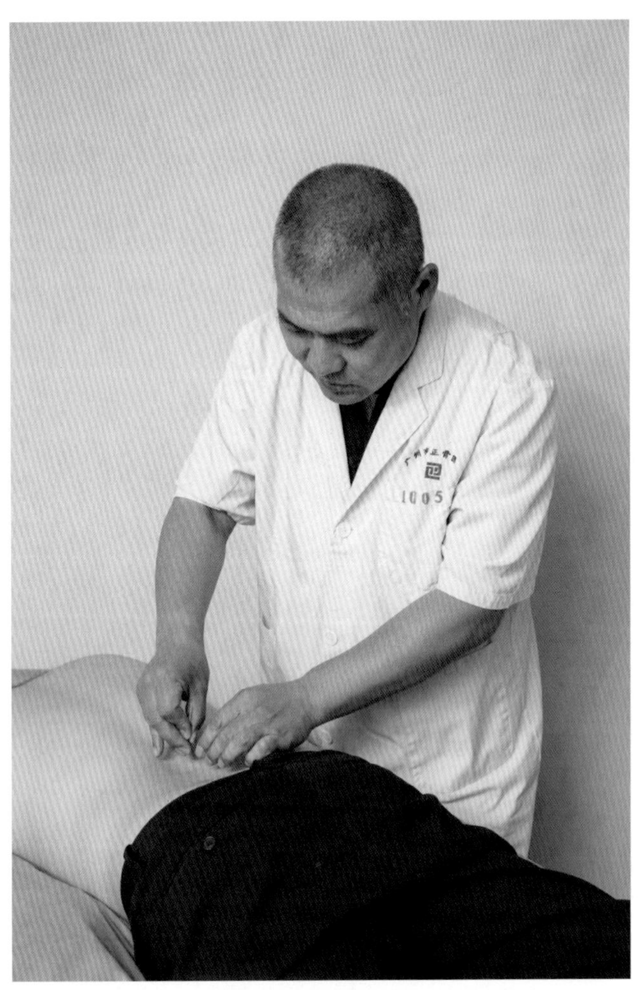

图3-6-56 退变性腰椎滑脱的芒针治疗图（2）

八、预防护理

避免腰部外伤、长时间超负荷运动，症状严重时可佩戴腰围。平时应注意腰背肌肉的锻炼，并注意控制体重，减轻腰部负担。

第十一节　骶尾部筋伤

一、概述

骶尾部筋伤是指由于外伤或慢性劳损导致的尾骨部、骶骨下部及相邻软组织疼痛的疾病。临床上女性多见，一般预后较好。

二、解剖

骶尾部主要由骶椎和尾椎及其周围软组织组成。骶椎和尾椎间借纤维性椎间盘构成骶尾关节，前面和后面分别有前纵韧带和后纵韧带加强。骶尾关节也在尾骨肌作用下协助固定骶骨和尾骨，防止骶骨上端因承受重量而过度前倾。中年以后骶骨与尾骨中间的椎间盘常骨化而使骶尾关节变成不动关节。

三、病因病机

临床上外伤为本病的主要病因，多见于跌倒或撞击后局部软组织挫伤、疼痛。也有无明显外伤史者，常因长期从事坐位工作，压迫尾骨过久，造成尾部韧带劳损或关节退行性改变，产生炎症水肿，压迫尾骨附近的神经，导致疼痛。侧卧时疼痛可缓解。此外，本病可与解剖结构的改变有关。尾椎骨呈锐角向前弯曲时，常被干硬的粪块冲撞，从而造成对周围韧带、肌肉的反复牵拉而发生疼痛；本病亦可能为精神因素所致。

中医认为，本病为外伤或长期劳损导致局部经络受损，气机不畅，血运行失调而阻滞于脉中，气滞血瘀而发病。

四、临床表现

骶尾部疼痛，坐位时或由坐位站起时明显，为缓解疼痛患者多用软枕当坐垫，严重者大便时疼痛，偶有下腰骶及坐骨神经分布区疼痛。

五、诊断

（1）多有外伤史或长期坐位，女性多见。

（2）骶尾部疼痛，坐位或由坐位起立时明显。

（3）尾骨尖部或骶尾骨连接处压痛明显，局部无明显肿胀。

（4）影像学检查无明显异常，需排除骨折、骨病。

六、鉴别诊断

本病需与外伤后骶尾部骨折、脱位，或者骶尾骨骨病相鉴别。

七、治疗

患者取俯卧位，于腰俞穴向下斜刺进针后，针尖向长强穴方向透刺，针感需抵达长强穴附近，运针至得气后将针退至皮下，然后分别向左右两侧会阳穴透刺，针感需抵达会阳穴附近，运针至得气后出针。见图3-6-57、图3-6-58。

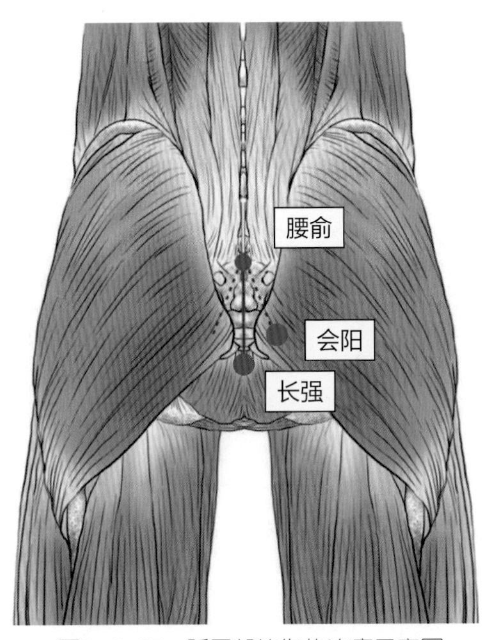

图3-6-57 骶尾部筋伤的治疗示意图

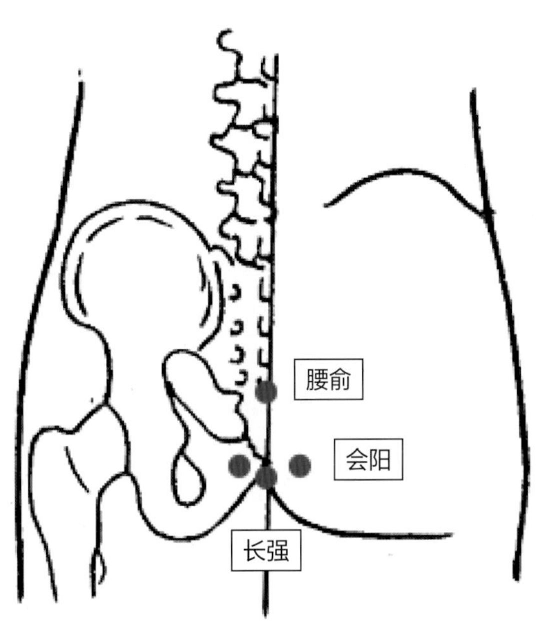

图3-6-58 骶尾部筋伤的治疗穴位图

八、预防护理

平时应注意锻炼臀部肌肉以增加尾骨稳定性，长期从事坐位工作者要适当变换体位并活动，端正坐姿，保持良好姿势。

（胡凤军 黄天纵 姜迎萍）

参 考 文 献

[1] 黄崇侠．黄氏理伤手法荟萃[M]．广州：广东科技出版社，2015.

[2] 黄崇博，霍力为．黄氏正骨手法荟萃[M]．广州：广东科技出版社，2017.

[3] 王华，杜元灏．针灸学[M]．北京：中国中医药出版社，2012.

[4] 樊粤光．中医骨伤科学[M]．北京：高等教育出版社，2008.

[5] 于长隆．骨科康复学[M]．北京：人民卫生出版社，2010.

[6] 严洁，朱兵．针灸基础与临床[M]．长沙：湖南科学技术出版社，2010.

[7] 薛立功，张海荣．经筋理论与临床疼痛治疗学[M]．北京：中国中医药出版社，2002.

[8] 黄敬伟．经筋疗法[M]．北京：中国中医药出版社，1996.

[9] 符仲华．浮针疗法治疗疼痛手册[M]．北京：人民卫生出版社，2011.

[10] 李义凯．软组织痛的基础与临床[M]．香港：世界医药出版社，2011.

[11] 李万瑶．经筋病针灸临床治疗方法探讨[J]．针灸临床杂志，2004，20（12）：2-4.

[12] MYERS T W. 解剖列车：徒手与动作治疗的肌筋膜经线[M]．关玲，周维金，瓮长水，译．北京：北京科学技术出版社，2016.

[13] 严振国．正常人体解剖学[M]．上海：上海科学技术出版社，2006.

[14] 孙树椿，孙之镐．中医筋伤学[M]．北京：人民卫生出版社，2011.

[15] 钟士元．人体经筋病治疗与扳机点图解[M]．广州：广东科技出版社，2013.

[16] FREEDMAN J. An audit of 500 acupuncture patients in general practice[J]. Acupuncture Med，2002，20（1）：30-34.

[17] 杨兆钢．芒针疗法[M]．天津：天津科学技术出版社，1980.